基层社会改革与城乡公共治理研究丛书

社会排斥的
生产与再生产

—— 对精神病家属照顾者的探索性研究

肖小霞 著

中国社会科学出版社

图书在版编目（CIP）数据

社会排斥的生产与再生产：对精神病家属照顾者的探索性研究／肖小霞著.
—北京：中国社会科学出版社，2018.7

（基层社会改革与城乡公共治理研究丛书）

ISBN 978 - 7 - 5203 - 1598 - 2

Ⅰ.①社… Ⅱ.①肖… Ⅲ.① 精神病—护理—研究 Ⅳ.①R473.74

中国版本图书馆 CIP 数据核字（2017）第 291593 号

出 版 人	赵剑英
责任编辑	孔继萍
责任校对	周　昊
责任印制	李寡寡

出　　版	中国社会科学出版社
社　　址	北京鼓楼西大街甲 158 号
邮　　编	100720
网　　址	http://www.csspw.cn
发 行 部	010 - 84083685
门 市 部	010 - 84029450
经　　销	新华书店及其他书店

印　　刷	北京明恒达印务有限公司
装　　订	廊坊市广阳区广增装订厂
版　　次	2018 年 7 月第 1 版
印　　次	2018 年 7 月第 1 次印刷

开　　本	710×1000 1/16
印　　张	17
插　　页	2
字　　数	270 千字
定　　价	75.00 元

目　　录

图 表 目 录

第 一 章

导　论

第一节　问题提出及研究意义

一　研究背景

世界卫生组织发布的《2001 年世界卫生报告》显示，全世界约有4.5 亿各类精神和脑部疾病患者，平均每 4 人中就有 1 人在其一生中的某个时段产生某种精神疾病。[①] 在中国，2009 年疾病预防控制中心精神卫生中心公布的数据显示，中国各类精神疾病患者人数上升到 1 亿人以上，重度精神病患者人数已超过 1600 万，以精神分裂症为主要代表的重性精神病的患病率为 1.5%，其中 80% 需要终身康复。[②] 如今，只要打开最有影响力的报刊和新闻网站，研究者们就会发现，关于精神疾病的各类报道层出不穷。但迄今为止，学术界对精神疾病的研究仍局限在医学、生物学等自然科学领域，社会科学领域如社会学、人类学等学科对日益普遍的精神疾病和精神健康问题的专题研究凤毛麟角。虽然自古至今精神疾病现象频频出现在中国的史籍、文学作品乃至社会生活中，但社会科学眼中的精神疾病就像大众眼中的精神病患一样，神秘、隐晦、恐惧，乃至不得不视而不见。日趋严重的精神疾病及与之密切相关的医疗、康复、照顾、服务问题，和无人问津的精神疾病的社会科学研究形成了强烈的反差。作为一门以回应现实社会需求为本并承载强烈人文关怀的学科，社会学有责任也有

[①]　转引自花菊香《跃进与整合：论精神病患社会支持的专业性与操作性》，《江苏社会科学》2010 年第 5 期。

[②]　中国疾病预防控制中心：《研究显示中国精神病患超 1 亿重症人数逾 1600 万》，http：//www.chinacdc.cn/mtdx/mxfcrxjbxx/201005/t20100531_ 39167.htm。

必要将对精神疾病的研究纳入其中，笔者愿意为此项工作做一些基础性和开拓性的工作，这也是本研究选题最重要的出发点。

二 问题提出

2010年4月，在某区残联负责人的授权和委托下，笔者带着一群社工进入针对残疾人家庭的服务项目——"阳光家庭"社会工作服务项目。以该项目为契机，笔者得以接触到生活在社会底层的残障人士及其家属照顾者，其中精神残疾人家庭占该项目服务家庭的50%。常识告诉笔者，残疾人可以分为五类：肢体、视力、听力、精神、智力，为什么在这个由政府提供的针对最困难残障家庭服务的项目中，精神残疾人家庭的比例如此之高？这是不是意味着精神残疾人家庭是弱势人群中的最弱势？在其后三年为他们提供社会工作服务的过程中，笔者证实了这个判断。相对于其他类别的残疾家庭，每一个精神残疾人的家庭背后都有一个故事，透过社会工作服务，笔者感同身受着故事中主人公们的悲欢离合，同时也思考这些个体化的故事背后有没有共同的逻辑，希望从中发现做理论研究和写博士论文的蛛丝马迹。

李生①是接受笔者进行深度访谈的第一个精神病人家属。他本人是下过乡的知识青年，父亲是中科院的教授，女儿患精神分裂症已超过20年。第一次与他在家中见面，60岁的他左腋下架着拐杖，右手扶着墙壁，慢慢地踱向门口，给笔者和社工开门。李生的房子在一楼，虽然笔者一行到时是盛夏下午三点钟，但屋内仍然昏暗得必须开灯，空气中弥漫着剩饭剩菜的馊味和厕所刺鼻的异味。这是一间三居室的房子，但留给李生和他女儿的只有拥挤的客厅和一个房间，另外两间房在李生父亲过世后被作为遗产分给了李生的姐姐和弟弟，他们各自生活条件优越，另有宽敞舒适的商品房居住。即便如此，他们还是将不住的房间常年锁住，以防李生和女儿使用。15平方米左右的客厅堆满了杂物，只留下了客厅中间一条一米宽的通道。而每到晚上，李生便铺一个折叠的沙滩椅在通道上睡觉，"为了防止女儿发病时跑出去"，李生一边笑着向笔者解释，一边指着大门上的铁锁，"你看这把锁就被她打烂过，她发病时力气很大的"。这次访谈进

---

① 按照学术惯例，本书中所出现的全部地名、人名均做了化名处理。

行了 90 分钟，从开始到结束，李生提到最多的是八个字"家破人亡、妻离子散"。

这次访谈成为笔者思考研究问题的起点，李生家庭曾经的辉煌和现在的破落、李生饱受摧残的身体、李生恶劣的生存和居住环境、李生与妻子的离异、李生与兄弟姐妹糟糕的亲属关系、李生由事业单位到做临时工乃至最终失业的职业生涯，所有的这些都和他作为精神病人照顾者的身份有着千丝万缕的联系。究竟怎样的理论概念可以描述李生的状态？究竟对照顾者的研究有怎样的社会学意义呢？照顾者的什么问题可以作为与经典社会学理论进行对话的学术问题？

由此笔者进一步思考，如果说罹患精神病、艾滋病等疾病污名严重的病人被社会排斥是共识的话，那么如何解释照顾病人的家属也同时受到了社会排斥？为什么这些牺牲自我、全力照顾家人、备受磨难与艰辛的家属们不能获得社会的支持，反而被卷进了社会排斥的旋涡？从家属到照顾者身份转变的哪些方面影响了他们的生活并导致了排斥？是什么让他们留在责任和照顾的循环里？又是什么支撑着他们面对并不友善的家人、邻居、朋友、医疗制度和社会福利？

带着这些疑问，笔者一边收集经验材料，一边翻看文献资料。笔者发现，如果要用一个理论概念来描述众多精神病人照顾者的状态——失业、无收入、贫困、疾病、无权、无亲朋邻里往来、孤独、焦虑、忧郁等，所有这些综合起来，"社会排斥"应该是最合适不过的。那么为什么主体在不是照顾者时没有出现社会排斥，而同样的主体成为照顾者后就出现了社会排斥呢？难道照顾是产生社会排斥的原因？那么又如何解释那些没有社会排斥状况出现的照顾者呢？进而又如何解释出现社会排斥状况的原因？这些问题推动着笔者不断思考寻找答案，寻找照顾、照顾意义、照顾者与社会排斥之间的关系。

首先，如何理解照顾和照顾者？这两个概念是社会工作专业认可的专业术语，如何使其与社会学公认的学术话语产生联系？在对大量照顾者进行观察、访谈和提供服务之后，笔者发现照顾不仅是普通人生活化的行为，更是社会学领域中、主体在具体情境下、一种有策略有意义的"行动"，是马克思所言"再生产劳动"的重要组成部分之一；而照顾者不仅是社会工作和社会服务的对象，更是一个可以抽象和化约的社会学的理想类型——有能动性和反身性的"行动者"。

其次，如何理解照顾和照顾意义？如果将照顾看作"行动"，那么照顾意义就是"行动意义"，两者之间是客观与主观的关系。行动意义的赋予既是行动的起点，也是行动的终极目标。行动意义是在社会结构和行动者的互动中生产和再生产的。

最后，如何理解和解释社会排斥？大量已有的文献要不停留在描述主体遭受的社会排斥状态，要不就将结果当作原因。譬如因为收入低所以产生了社会排斥，而社会排斥又导致收入低，这种因果循环论证显然无益于理论创新。笔者认为，首先，社会排斥是一个过程变量而非结果变量，因此对社会排斥的分析要纳入时间维度，从纵向时间的角度分析社会排斥的产生和演变。其次，社会排斥是一个关系变量而非特征变量，它反映了行动者和结构之间的关系，而非行动者或结构单方面的固有特征和属性，因而类似"排斥的社会结构"或"排斥的行动者"这样的说法并不合适。因此分析社会排斥时要纳入主体、制度、空间和话语等结构维度，在行动者和结构的互动、在各结构维度的关系中分析社会排斥的生产和再生产。

以上三个基本观点非常重要，它们构成了本研究论述的基础。本研究的观点是在经验研究与上述理论观点的碰撞中提出来的。如何从社会学的角度分析笔者的研究对象——精神病人家属照顾者的照顾行动，以文献回顾为基础，通过对收集经验材料的不断审读和思考，最终本研究的研究问题表述为：什么是家庭照顾？家庭照顾的动机、意义和本质是什么？家属照顾者的社会排斥状况如何？家属照顾者的社会排斥关系如何生产和再生产？

三　研究意义

（一）理论意义

1. 将照顾和照顾者为主体纳入社会学研究领域中，展现家庭照顾作为一种生产方式和生活方式的特点、形态、动机和意义，进而分析家庭照顾对照顾者本人及其家庭的深刻影响，描绘家庭照顾者的生活状况和困境。

2. 深化社会排斥的经验研究，探索社会排斥的生产机制。通过对照顾者社会排斥各个向度的"深描"展现精神病人家庭的边缘化生活状况，以及长期边缘化对病人、照顾者及其家庭的影响。探索疾病与社会排斥的关系，分析社会排斥的生产机制和再生产机制。

3. 推动国内精神病领域的社会学理论研究和经验研究。精神病研究一直以来都是西方社会学研究的重要领域，此领域诞生了如戈夫曼（Erving Goffman）的《精神病院》和福柯（Michel Foucault）的《不正常的人》、《疯癫与文明》等经典的社会学著作，但国内关于精神病领域的研究仍以医学为主，这与国内社会日趋恶化的精神疾病问题显然严重不符。本研究尝试抛砖引玉，就当前中国精神疾病的社会排斥、家庭照顾、医疗处境等进行初步的理论解释和经验证明。

（二）实践意义

1. 了解精神病人及其家庭照顾者真实生存状况，探索当前城市社会情境中家庭照顾者的照顾经验，提供相关知识和技能给护理实务、专业人员和政策决策者，以了解和帮助有相同境遇的家庭。

2. 在现有的以残疾人为核心的社会政策和资源配置的结构状况下，探讨构建以家属照顾者为中心的精神病人居家照顾支持网络，补充现阶段以医疗照顾、机构照顾和社区照顾为主要形式的精神病人照顾服务。

第二节　文献综述

一　精神病研究综述

（一）理论研究综述

社会学对精神疾病的理论研究与疾病、越轨、偏差行为的研究相互交融，主要有以下几种代表性观点。

1. 结构—功能分析

与生物医学从科学层面将疾病界定为生物机体功能的丧失不同，社会学结构—功能的视角将疾病视为社会功能缺失的表现。结构—功能主义认为社会是由紧密相关的多个部分组成的系统，每个部分有其独特功能，各部分之间相互作用，以保证作为整体的社会的功能正常发挥。某一个部分的变化必然在一定程度上影响社会系统的其他部分。对于精神病人来说，患病既是生理上的不适，也是正常社会功能的暂时、永久的紊乱或丧失；对病人家庭而言，患病既带来家庭功能的缺失，也导致家庭经济的拮据；对社会而言，患病削弱了由病人个体组成的社会群体、社会组织开展正常活动、履行社会功能的能力。

根据结构—功能主义的观点，病人和医生的角色是情境规范要求下形成的有普遍特征的行为。病人角色包括四个基本方面：其一，病人被免除了正常的社会角色，如从工作或者上课之类的常规的职责中解脱出来；其二，病人对自己的疾病状态没有责任，如病人并非故意让自己生病；其三，病人有想好转并尝试祛病的愿望；其四，病人会做恢复健康必须做的任何事情，包括寻求技术上的帮助、与医生合作等。医生则扮演了证实人们关于生病的说法并帮助他们恢复健康的角色。为了达到这个目的，医生利用他们的专业知识，期望病人与其合作，病人应当向医生提供所需的信息并遵照医生的指示完成治疗。

病人角色理论是在社会角色、社会态度、社会行为的框架内研究医生—病人关系的。病人角色理论隐含一个前提假设，即社会情境中的每一名参与者都熟知自己和他人的行为期望，以及各种社会行为的可能后果。在医生—病人关系中，医生角色取决于病人如何看待医生的社会角色——使病人恢复发挥正常社会功能的状态。病人角色取决于医生如何看待病人的社会角色——有义务寻求医生的帮助从而获得健康，没有一方可以单独确定自己的角色。因此，医生—病人角色关系不是一种自发、随意的互动关系，而是有明确行为期待的、由两个或以上的人、为了病人的健康而建立起来的相互关系。

医生—病人关系中双方的地位和权力不平等。医生占据着权力的主导地位，这种不平衡性是必要的，因为医生为了达到促进病人健康的目的，在治疗时病人必须接受和遵循治疗计划，即使治疗会给病人带来痛苦和不适。医生—病人的这种不对称关系通过医生的职业声望、权威及病人对医生的依赖而发挥作用。

帕森斯（Talcott Parsons）的分析为笔者理解疾病系统中相关行动者之间的互动关系提供了视角，但显然病人角色的概念比较适用于一些急性病（如流行性感冒或者断腿）病人，对一些不能治愈的慢性病（如心脏病、糖尿病）或类似慢性病的精神病却并不适用。随着慢性病、精神病患病率的上升和康复护理领域的专业化，照顾者的角色在疾病系统中日益凸显。因此，在疾病系统中嵌入照顾者角色，阐释特定文化和结构情境中照顾者的社会期望和社会行为，进而分析照顾者与病人、医生等行动者之间的关系，是结构—功能分析理论回应当前中国本土现实需求的必然趋势。另外，一个病人担任病人角色的能力取决于这个病人的经济能力，如许多有工作的穷人就不能承担病人角色。因此，病人、照顾者等行动者的角色既与疾病因素有关，也与非疾病的其他因素有关，对疾病系统内主体角色的分析要与其他社会系统如政治系统、经济系统、文化系统相结合。最后，生病并不完全是功能失调，它可能有一些积极的后果，许多生过重大疾病的人发现，生病给机会让他们重新评价他们的生活，并且更好地了解什么才是真正重要的。因此，简单的功能分析是不够的，还需要将行动者对疾病的认知、对生病的理解等主观因素纳入分析框架。

2. 冲突理论

冲突理论认为疾病、越轨的定义与利益相关，特定的社会关系和生产方式在特定历史时期塑造出某种社会秩序，精神疾病被解释为由权力结构造成的社会问题。马克思（Karl Heinrich Marx）认为精神疾病的原因是人与社会环境的异化，资本拥有者造成的无产阶级自我和社会他人的隔离，资本家控制社会（包括定义疾病和越轨）的方式，穷人被异化和剥夺，如低收入经济阶层更容易被定义为疾病和越轨。现代冲突理论则从阶级斗争解释模式转向利益群体竞争解释模式。

3. 符号互动论

符号互动论将个人看作有创造性、有思想的实体，能够选择自己的行为而不受宏观社会力量的影响而机械地适应。在这个理论模型中，疾病是被人们在日常互动中社会性构造的，人们认为什么是健康或什么是疾病，取决于很多非医学因素。社会对疾病的界定可能符合也可能不符合医学事实。譬如，携带 AIDS 可能会被迫面对没有医学根据的恐惧和偏见，或者精神病人被普遍认为是疯子会砍人伤人。因此，疾病并不是一个客观事实，而是人们在互动中建构的结果，人们如何界定疾病会影响他们的感受。一旦疾病被界定为真实的，那么结果它就成为真实的。这个理论认为不存在疾病的客观标准，而事实上某些物质条件确实导致人们健康的改变，无论研究者们如何看待这些条件，如缺乏足够的营养和安全卫生用水的人，人们因为不健康的环境而患病，不论研究者们将所处的环境界定为正常或不正常。

符号互动论的代表者戈夫曼在《精神病院》这本书中对以精神病医院为代表的全控机构进行了深入分析。全控机构具有阻碍其成员与外部交流或者使成员与外部世界相分离的共同特征，这种阻碍或分离主要是通过一些物质上的屏障来达到的，如紧锁的大门、高墙、带刺的金属线、悬崖、水潭、森林、沼泽等。典型的全控机构除精神病医院还有监狱、军队、宗教组织乃至学校。在全控机构的强制性限制下，人物、时间、地点、事件均被标准化、一致化，病人没有个人时间和空间，没有活动自由，更没有隐私。但是病人仍然会利用各种条件尽可能表达自己的要求和利益，譬如病人有一些"应付"（making out）的小技巧——偷一点咖啡——来使自己忍受这种制度，这类技巧使他们既能得到一些全控机构中难以获得的物资，又能证明他们自己还不是完全被制度和机构所控制着。在戈夫曼看来，全控机构实际上是整个社会规范化、组织化、制度化的一个典型缩影和极端表现。戈夫曼认为，任何行动者都是被限定的（con-fined self），社会制度和机构（social institutions）既是行动者互动的产物，又是其条件。社会制度和机构处于角色互动网络之中，在互动过程中呈现出动态的生命力，既对互动进行监控，又为互动提供方便。显然戈夫曼是从个人行动的视角，特别是在行动者的社会形塑的意义上，揭示了社会规范、组织、制度的性质及其对行动者的角色行动和互动秩序的影响。

在符号互动论的基础上发展出的标签理论将疾病、越轨的标签或标定视作一种社会地位的作用过程，越轨者是那些被社会成功标定的人，而越轨行为就是被标定者的行为。首先将标签理论应用于精神疾病领域的是萨兹（Thomas Steplen Szasz），他是少数认为精神疾病完全不是躯体疾病而是非常态行为的学者，"一个人不能遵从行为的正常规则，即多数人遵从的规则，我们就说他是精神病，当他不按照我们期望的嘉奖与惩罚做出反应，我们就说他有严重的精神病"[①]。他认为除了器质性精神病以外，精神失常是人们不能有效解决社会困难的一种表达方式，从而倡导社会容忍政策。

4. 福柯的精神病学研究

福柯将话语、权力和空间等纳入对精神疾病以及现代知识和理性的理解中。在《不正常的人》这本书中，福柯提出了对现存知识、话语体系

---

① 转引自花菊香《跃进与整合：论精神病患社会支持的专业性与操作性》，《江苏社会科学》2010 年第 5 期。

（尤其是精神病医学）的质疑。在分析精神病学（或知识）对病人的权力时，福柯写道"不正常的人在某种意义上以非常不同的方式承担同样的角色，这就是退化的概念。由于退化，就有了某种抽出、达到和划分出一个社会危险的区域，同时给他一个疾病的、病理学的身份，形成一种把社会危险编码为疾病的话语方式"①，"从人成为坏人开始，他就潜在的被医学化了"②，原来"由家庭、学校、邻居、教养所确定的纪律领域现在正成为医学干预的对象……更进一步精神病学权力不可思议的扩张。实际上，在精神病学获得了把任何异常、偏离、迟钝都归于退化的时候，它就有可能对人类行为进行无限的干预"③。

　　福柯在《疯癫与文明》一书中分析了人们对精神疾病知识（或者说话语）的进展如何导致疯癫之人社会空间的变迁，进而为权力的实施提供合法性的过程。他指出，中世纪伴随着麻风病在西方世界的消失，接替麻风病人的角色被排斥于社会之外的，是贫苦流民、罪犯和"精神错乱者"。人们对待疯癫的做法就是隔离，将他们托付给海员，让他们搭乘"愚人船"去流浪，这种习俗在德国尤为普遍。④ 中世纪法国实行大规模禁闭后，精神错乱者开始被监禁在禁闭所或"教养院"，这不是为了治疗病人，而是出于治安的考虑，被监禁的还有罪犯、流浪汉和穷人。现代世界则把他们释放出来，病人交由精神科医生去断定且置于医学空间进行治疗。精神病人社会空间的变迁揭示了空间和知识的关联性。

　　福柯的权力分析还有一个重要的路径，就是从纪律及空间之间的关系入手。纪律是现代社会重要的权力技术，而纪律的实现需要封闭的空间，需要规划出一个与众不同的、封闭的空间，空间的边界就是纪律（或权力）的边界，如精神病医院、学校、军营等，都有明确的边界并且是封闭的，限制成员离开其空间范围。在医学上，空间的隔离是管制精神病人的重要策略，专业人士和官员明确精神病医院空间的细致安排和设计，在空间里将精神病人组织起来并进行规训。空间是权力运作的场所，是权力

---

① ［法］米歇尔·福柯，《不正常的人》，钱翰译，上海人民出版社 2003 年版，第 13 页。
② 同上书，第 165 页。
③ 同上书，第 355 页。
④ ［法］米歇尔·福柯：《疯癫与文明》，刘北成等译，生活·读书·新知三联书店 1999 年版，第 355 页。

实践的重要机制。

尽管福柯并没有试图给出一种关于精神疾病的一般社会理论，但他以空间、权力和话语的思维重构包括精神病历史在内的知识和社会生活的理论是非常富有启发性的。福柯的理论重新阐释了权力的运作、知识（话语）的系谱和空间三者之间隐而不显的关系，这为研究者观察现实社会打开了一个新的窗口，也为研究者理解精神病提供了一个新的分析框架。

（二）实证研究综述

精神病人求医行为研究。K. M. 林等[1]报道了美国一项针对不同种族精神疾病患者求医行为的研究，发现亚裔患者延迟就医时间平均为 1078 天（白人仅为 324 天），家庭成员对就医过程产生很大的影响。该研究显示在东西方社会对于精神疾病认识的差异，华人家庭对家人患有精神疾病感到羞耻，由此导致华人对精神医疗资源利用比西方国家少。

精神病人治疗和康复研究。李淑然等采用多重逐步回归分析法，对全国 12 个地区精神疾病流行学调查所得的关于精神分裂症的数据，发现影响精神分裂症预后的主要因素依次是家庭照顾、复发次数和治疗情况。家庭照顾、复发次数和治疗情况三个因素相互关联：家属的指责和情感冲突会给病人造成负担，促使其再次发病；复发次数越多，预后越不好；治疗越少或越不系统，预后越不好。[2]

精神病人污名和歧视研究。国际研究有 1999 年萨彻（Satcher David）提出污名影响了患者的治疗依从性、寻求治疗的行为、自尊和社会适应功能等，对患者康复造成危害，污名是未来精神卫生领域工作中最大的障碍。[3] 鲁施（Rusch Nicolas）等认为污名是患者不参与治疗或不依从治疗的原因。此外，污名还会蔓延到患者的家庭成员，产生"连带污名"，家属的耻辱感受和主观悲伤反过来又会影响家庭关系和对待患者的态度，进

---

[1]　Lin K. M., Inui T. S., Kleinman A. M., "Sociocultural determinants of the help-seeking behavior of patients with mental illness", *Journal of Nervous and Mental Disease*, 1982, 170: 78 – 85.

[2]　李淑然、陈昌惠、张维熙:《家庭照顾对精神分裂症预后的影响》,《中国心理卫生杂志》1987 年第 4 期。

[3]　转引自徐晖、李峥《精神疾病患者病耻感的研究进展》,《中华护理杂志》2007 年第 5 期。

而影响患者的预后①。

关于污名和歧视的国内研究有：高文珺等 2008 年对 1028 名中国普通公众，利用自编的心理疾病社会表征问卷等工具进行调查发现：首先，污名社会表征各维度对公众行为意愿的影响主要有："不可预测"和"沟通困难"两个维度对公众接近和帮助患者的意愿有显著负面影响，"需要照料"维度则对公众的态度及自身的求助意愿均有显著正面影响；其次，降低污名负面影响的策略：改变社会表征可减少污名的负面影响，即可采用各种手段让公众获得心理疾病的正确知识，例如提供有关心理疾病的基本知识或信息的公众宣传材料，并针对患者"不可预测"和"沟通困难"这两方面内容集中宣传。② 陈熠等 2000 年调查了 72 例住院时间不少于 1 个月的重性精神障碍患者及其家庭监护人，结果显示总体样本中家庭监护人隐瞒病情者中，配偶及子女的评分显著高于父母，教育程度较高者隐瞒病情和社交被回避评分显著高于教育程度较低者。回归分析显示每提高一个教育程度等级，产生病耻感的危险性增加 5.358 倍，污名普遍存在于重性精神障碍患者的家庭，社会地位较高者尤为显著。③ 花菊香 2010 年在中国对知识分子社区、产业工人社区、富人社区、机关社区和农业社区五类不同类型的社区实证调研发现，产业工人、知识分子社区对精神病的包容性相对较高，机关社区的包容性相对较低。这表明亚文化群体包容性特征决定着精神疾病患者的康复环境是支持性的还是压制性的。④

二　照顾者研究综述

国内外关于照顾者的研究以实证研究和经验研究为主体，基本没有理论研究。主要包括以下部分。

---

① Rusch N., Angermeyer M. C., Corrigan P. W., "Mental illness stigma: Concepts, consequences, and initiatives to reduce stigma", *European Psychiatry*, 2005, 20: 529 – 539.

② 高文珺、李强：《心理疾病污名社会表征公众影响初探》，《应用心理学》2008 年第 14 卷第 4 期。

③ 陈熠、岳英、宋立升：《精神病患者家属病耻感调查及相关因素分析》，《上海精神医学》2000 年第 3 期。

④ 花菊香：《跃迁与整合：论精神病患社会支持的专业性与操作性》，《江苏社会科学》2010 年第 5 期。

(一) 照顾者基本情况

1. 照顾者基本状况

国内外残障子女照顾者以父母（尤其是母亲）为主。中国台湾地区吴慧婷的硕士学位论文，发现台北市领取"居家生活补助"在家居住的成年智障者的主要照顾者平均年龄是 55.5 岁，而 60 岁以上者占 36.7%。[①] 心路文教基金会社区家园（1995）针对台北市文山区所有成年智障家庭的访问研究，发现有 88.8% 的成年智障者是与家人同住，主要照顾者是父母。[②] 台湾学者周月清针对台湾残障者家庭的访问研究中发现，这些在家庭系统内的女性照顾者除了要照顾残障家人外，还有其他的家事要做，譬如，一个未成年残障者（智障者）的母亲或是成年残障者（植物人）的配偶，可能在照顾残障子女之外，还要照顾家中年老的公婆或是其他幼小未成年的子女，同时煮饭、洗衣、买菜、清洁等家务事也由她包办。[③] 在西方国家，戴依与亚尔斯滕（Day & Alston）的研究发现生理障碍者有 94% 其主要照顾者是家人，残障儿童照顾者 94% 是其母亲[④]；史耐德与奎飞（Snyder & Keefe）的研究发现成年残障者或病弱者的主要照顾者为老年女性，照顾者平均年龄为 60 岁。[⑤] 而针对需要长期照顾的智障者而言，谢渥岑（Seltzer）指出在美国智障者有 80% 以上是由家庭照顾，医学的进步使智障者生命期延长，但相对的家庭的责任也增加，尤其是其老年母亲的负担，除了要照顾智障子女外，还要照顾家中的另一位老人。[⑥]

2. 家属照顾者的适应过程

库伯勒·斯（Kuebler Rass）将照顾者的适应过程分为五个阶段——

① 吴慧婷：《台北市残障居家生活补助对成年智障者家庭影响之研究》，硕士学位论文，东吴社会工作研究所，1994 年。

② 财团法人心路社区家园，台北市文山区成年智障者社区照顾实验计划：第一阶段执行报告：《"台湾社区照顾研讨会"会议手册暨论文集》，台北市政府社会局赞助出版，1995 年。

③ 周月清：《残障照顾与女性公民身份》，刘毓秀主编：《女性·国家·照顾工作》，台北女书文化事业有限公司 1997 年版，第 95 页。

④ Day, A. M. & Alston, P. P., "Stress in primary caretakers of chronic physically disabled children and adults", *Rehabilitation Psychology*, 1988, 33 (2): 113 - 119.

⑤ Snyder, B. & Keefe, K. "The Unmet Needs of Family Caregivers for Frail and Disabled adults", *Social Work in Health Care*, 1985, 10 (3): 1 - 14.

⑥ Seltzer, M. M. & Heller, "Families and caregiring across the Life Course: Research advances on the Inflaence of context", *Family Relations*, 1997, 46 (4): 321 - 323.

否认、愤怒、协商、沮丧、接受。"否认"阶段：照顾者对诊断的结果感到意外和惊讶，认为不幸不会发生在自己身上，拒绝专业人士的协助和服务。"愤怒"阶段：当遍寻专家意见也改变不了事实，照顾者会产生愤怒和埋怨的情绪，向自己、家人、病人或专业人士发泄。"协商"阶段：照顾者将发病的原因和责任揽在自己身上，因病人的疾病令其他家属承受压力而感到内疚和羞愧。"沮丧"阶段：照顾者开始领悟到弱能的事实而感到悲痛不已，感到孤独、无助，同时对孩子的将来感到不明朗而心生恐惧，对前景失去信心。"接受"阶段：要达到这一阶段，照顾者需要经过一段漫长而痛苦的日子，才能接纳病人患病的事实，以及作为家属照顾者的身份。上述五个阶段发展的特点：①上述情绪反应和感受不是直线前进；②情绪反应的差异与个人价值观、性格、应付能力、外界的态度、疾病的情况和程度而有不同；③在家庭发展不同阶段及病人成长的不同阶段，上述情绪反应会反复出现；④有些家庭成员可能会停滞在某些情绪反应上，有些则可能很快便能接纳病人。①

　　布里尔顿和诺兰在 2000 年的质性研究中，探访中风患者的照顾者，了解到照顾者从陪伴住院到准备出院回到家中的照顾经验可分为四个阶段：①"到底是怎么一回事"：照顾者对于病情的发生、原因和目前的治疗状况，从完全无知到急于了解和分辨病情好坏状况；②"孤单收集资料"：不论是政府补助、辅助器具，或其他任何申请，都前往收集咨询，后来发现能真正得到的资源实在是有限；③"担任照顾者角色"：从四处请教到开始照顾病人到错误尝试与调整，对病人和照顾者而言，都是慢慢适应的过程；④"照顾者怎么走下去"：这种茫然不仅发生在病人身上，也发生在照顾者身上，当一切紧急时间慢慢恢复到日常生活之后，真正较深层的疑问也一一浮现，此时就需要个人性的、整体性的知识去协助双方重新开始另一个起点。在研究过程中，布里尔顿和诺兰发现对于照顾者而言有三个方面很重要：①角色的调适，很少有人能及时告诉照顾者，怎么做才是符合期待的；②资讯的提供与理解，一直是一个很大的阻碍；③角色的重

---

① 迈克尔·奥利弗：《残疾人社会工作》（第二版），中国人民大学出版社 2009 年版，第 42 页。

新调试、定位和再开始是被忽略的。①

考克思（Cox）和杜利（Dooley）1996 年同时拜访照顾者和接受照顾的老年人，共 91 对（31 名黑人、30 名西语系的中南美人和 30 名白人），询问老人们对于接受服务的感受以及他们自己现在的角色。大多数老人很难接受自己现在需要别人照顾的事实，因为这个社会太过歌颂独立的意义，因此他们的情绪大都是负面的，如成为别人的负担、有罪恶感以及对于未来是否会完全丧失自主和独立性充满焦虑和愤怒。研究指出，以下因素决定了好不好照顾的关键（平等互惠关系）：①老人自己是否有尽心力去做些努力和学习？②是否给予照顾者一些鼓励和感谢的回应？③是否有些幽默感和有趣的特质；④是否有太多的抱怨和不满？⑤合理的要求。⑥清楚地告知需要和期待。而照顾起来相对困难的老人通常有以下特征：①拒绝接受服务；②没有动机去学习和生活；③太多的要求远超照顾者负担（体力和经济上）。②

3. 照顾动机

Kyu T. Sung 1996 年对 226 名韩国和 203 名美国主要照顾者的照顾动机进行了研究，显示这两个国家的受访者均引述感情或爱（affection/love）、回报或互惠（repayment/reciprocity）、子女的责任和义务（filial responsibility /obligation）作为主要动机。V. G. Cicirelli 1981 年提出依恋和义务两个因素对照顾动机加以解释。依恋代表一种持久的情感联系，促进接触和沟通，并最终导致保护所依恋的人。提供照顾所表达出来的帮助行动，可以看作亲属间相互依恋的一个逻辑结果。同时，子女的义务、家庭的团结及一致也对提供照顾有很强的解释力。③

（二）照顾压力和需求

1. 照顾者的压力

照顾者负担的研究源于 20 世纪 60 年代，赫尼希（Hoenig）和汉密尔

---

① Brereton, L. & Nolan, M. "You do know he's had a Stroke, don't you? Preparation for family caregiving-the neglected dimension", *Journal of Clinical Nursing*, 2000, 9: 498 – 506.

② Cox, E. O. and Dooley, A. C., "'Care-receivers' perception of their role in the care process", *Journal of Gerontological Social Work*, 1996, 26 (1/2): 133 – 52.

③ 转引自陈树强《成年子女照顾老年父母日常生活的心路历程：以北京 15 个案例为基础》，中国社会科学出版社 2003 年版，第 33—34 页，原出处不详。

顿（Hamilton）最早对负担作出了解释。① 蒙哥马利（Montgomery）等将照顾者的负担区分为主观负担与客观负担两个方面进行评价②，Chou③ 对照顾者的负担则从生理、经济、社会、情绪等方面行评价。

中国台湾邱惠慈的研究指出老人照顾者感受到较重的负荷项目为：必须时时刻刻注意老人、外出旅行受到影响、自己不舒服还要照顾老人、照顾老人感到疲倦及心力交瘁等。④ 汤丽玉在痴呆症老人照顾者的研究中，负荷最重的前五项依序为：必须协助病人处理很多日常事务；病人的依赖程度高；必须一直注意病人，以防止危险状况发生；有被绑住的感觉，无法做想做的事；照顾病人的工作影响了照顾者的正常社交生活。⑤ 徐亚瑛和张媚的研究则指出：在身体负荷方面，疲倦与睡眠受到的影响最严重，照顾者极易出现疲倦、胃口不好、睡眠不足等症状；情绪负荷方面，心情沉闷、没有自己的时间、对于自身日后如何被照顾的担心则是常提到的；社会负荷方面，许多需要时间的活动，如外出旅行、家庭活动计划及休闲活动等受到较严重的影响。林万忆等针对宜兰县残障者福利需求估量的研究发现，主要照顾者受到的影响包括：外出旅游、拜访亲友、睡眠、健康、就业、经济等生理、心理及社会方面。⑥

张东枚在对广州市海珠区 486 户残疾家庭的调查显示，残障人士家属认为残疾给家庭带来多方面的负担，其中经济负担最重，有 57.61% 家属认为残疾造成家庭经济方面较大负担甚至沉重负担；其次是精神心理负担和日常生活负担，分别有 47.74% 和 40.32% 的家属认为这两方面有较大

① Hoening J., Hamilton M., *The Desegregation of the Mentally Ill. London*, UK: Routledge and Kegan Paul, 1969.

② Montgomery, R. J. V., Gonyea, J. G., & Hooyman, N. R., "Caregiving and the experience of subjective and objective burden", *Family Relations*, 1985, 34: 19－26.

③ Chou K. R., "Caregiver Burden: Structural Equation Modeling", *Nursing Research*, 1998, 6 (5): 358－370.

④ 邱慧慈：《社区失能老人非正式照顾者的特性与负荷》，硕士学位论文，台湾大学公共卫生研究所，1993 年。

⑤ 汤丽玉：《痴呆症老人照顾者的负荷及相关因素之探讨》，硕士学位论文，台湾大学护理学研究所，1991 年。

⑥ 林万亿等：《宜兰县残障福利需求估量之研究》，《宜兰县政府社会科委托研究》，1995 年，转引自刘毓秀主编《女性·国家·照顾工作》，台北女书文化事业有限公司 1997 年版，第 100 页。

负担甚至沉重负担。残疾者家属中 43.27% 有抑郁症状,残疾者家庭功能轻度障碍占 39.51%、重度障碍占 12.96%。[①]

照顾者的压力是长期且与日俱增的,尤其当智障者成年时,家中照顾者成为中年或老年,以致照顾的负担对家庭的影响越来越大(Heller & Factor)。[②] 霍尔依德(Holroyd)等人[③]的研究中发现年龄大的智障者其家庭压力大于年龄小的家庭,同时还有研究发现长期照顾智障者的老母亲所承受的压力大于其他种类照顾者(Friedrich et al.)。[④] 70% 的老年女性照顾者本身也有老年健康、情绪和经济问题,而且这种不领薪的照顾者都只是家中的某一个人,而不是很多人,她们大部分缺少非正式社会支持,而必须依赖专业的正式社会支持(Snyder & Keefe)。[⑤] 马尔迪罗斯(Mardiros)的研究也发现残障者的母亲经常成为家中唯一的主要照顾者,缺乏社会支持,包括来自家人、朋友及社会的支持。因此他们的老年母亲或老年妻子成为容易发生身心问题的高危险群。[⑥]

从上述文献可知,家属照顾者承受着巨大的负荷与压力,尤其是照顾残疾人的家属照顾者除了有长期照顾上的压力要面对外,还有照顾者自身身体健康、贫困、缺乏社会支持等的危机。事实上,他们可能处于比残疾人更为孤立无援、更为弱势的处境。

2. 照顾者的需求

华东师范大学对 1000 名长期照顾者的一项调查显示,照顾者都希望

---

① 张东枚:《模糊综合评判法在评价残疾人家庭负担研究中的应用》,《数理医药学杂志》2004 年第 4 期。

② Heller, T. & Factor, A., "Aging Family Caregivers: Support Resources and Changes in Burden and Placement Desire", *American Journal on Mental Retardation*, 1993, 98 (3): 417 – 426.

③ Holroyd, J., Brown N., Wikler, L., & Simmon Ⅲ, J. Q., "Stress in Families of Institutionalized and Noninstitutionalized Austic Children", *Journal of Clinical Psychology*, 1993, 3 (1): 26 – 31.

④ Friedrich, W. N., Grennberg, M. T., Crnic, K., "A Shortform of the Questionnaire on Resoures and Stress", *American Journal of Mental Deficiency*, 1983, 88 (1): 41 – 48.

⑤ Snyder B. & Keefe, K., "The Unmet Needs of Family Caregivers for Frail and Disabled Adults", *Social Work in Health Care*, 1985, 10 (3): 1 – 14.

⑥ 周月清:《残障照顾与女性公民身份》,刘毓秀主编:《女性·国家·照顾工作》,台北女书文化事业有限公司 1997 年版,第 101 页。

能有"喘息"机会,希望一个月休息一次的超过 1/7,近 1/10 的照顾者希望每月最好休息 2—3 天;照顾者还希望能有机会学习专业的老年人照料知识和护理技能。[①] 张东枚对广州市海珠区 486 户残疾家庭的调查发现,残疾家庭希望得到的帮助主要是社会援助(82.30%),其次为康复治疗(46.12%)和劳动就业(45.66%),其中有 36.35% 家庭认为同时需要以上三者的帮助。[②]

中国台湾学者邱启润等人在 1988 年的研究中发现,照顾者有相当大的照顾压力,其中 80% 的主要照顾者因此希望得到以下的帮助:照顾的知识与技能,居家护理服务及情绪行动的支援;九成的照顾者认为病患本人也需要外界的医疗、复健及精神上的协助。许枥文收集台湾有关残障的实证研究,针对残障者家庭的需求进行分析,发现残障者家庭优先的需求包括喘息照顾方案,这项结果间接显示,家属照顾者因为长期照顾残障者而导致心理不能放松,以致需要舒解。[③]

在 2011 年 3 月 8 日香港妇女中心协会"照顾者生活状况问卷调查"简要报告中显示:照顾者在照顾工作中最常遇到的困难,包括感到照顾压力沉重(58.0%)、经济负担沉重(52.5%)以及缺乏私人时间(51.9%)。而需要照顾多于一类有需要人士的照顾者,所面对的困难比只需照顾一类有需要人士的多。

(三) 照顾者的社会支持

曾莉以"social support"为主题对 1970 年 1 月至 2009 年 12 月 10 个数据库中的 3325 篇文献(最后纳入分析的有 16 篇)进行分析,发现为照顾者提供社会支持的主体有国家(政府)、社区(包括医院、养老院、日托机构等正式组织和老年人协会、特定疾病组织等非正式机构)、家庭(如亲友、邻居、同伴等),支持的形式有家务助理服务、暂托服务、成人日间照顾、个案管理、家庭负担或心理治疗、照顾者支持小组、以计算机为中介的沟通,支持的内容有工具性支持(提供医疗护理、生活护理、经济援

---

① 刘雅文、庄秀美:《中低收入老人特别照顾津贴之相关探讨:关于福利使用自主权与照顾者女性化议题》,《台湾社区发展季报》1998 年第 108 期,第 237—247 页。

② 张东枚:《残疾人日常生活能力与家庭负担研究》,暨南大学,2003 年。

③ 转引自赵善如《失能老人女性照顾者的经济生活现况》,《第六届全国妇女国是会议经济安全区域论坛手册》,高雄市政府,2001 年。

助）、信息性支持（提供知识技能指导、支持类信息获取）、社会陪伴支持
（文化娱乐活动、照顾者交流会、亲友探访），社会支持存在的问题有"高
提供、低利用"（如药物管理服务）、"高需求、低提供"（如社区送餐服
务）、服务可及性差、服务费用高等问题。[①] 花菊香等对精神病人照顾者的
研究发现，照顾者的社会支持系统是以个体为中心，由"亲缘"、"医缘"
和"德缘"三个支持圈所组成。[②] 以家庭为核心、血缘和姻缘关系所形成的
"亲缘支持圈"是照顾者的第一支持圈，是"帮助意愿"（57.5%）和"实
际帮助水平"（65.9%）最高的支持网络。

三 社会排斥研究综述

社会排斥理论是在对贫困问题研究基础上建立的新的解释框架。社会
排斥理论最早可以追溯到亚当·斯密（Adam Smith）。在《国富论》中，
他认为贫困的可怕之处不仅仅是缺少生活必需品，更可怕的是因此导致的
被排斥在社会生活之外。"二战"后，西方经济全面复苏，进入辉煌的全
盛时期，福利国家在欧洲遍地开花。20 世纪 70 年代以来伴随着福利国家
危机的出现，西方经济由辉煌转入发展比较缓慢，但贫困并没有随着经济
发展和福利国家的出现而消失。造成贫困的原因也不仅仅是个人能力问
题，也与社会结构转型、大规模社会变迁相关，这些状况已无法用原有的
贫困理论、阶层理论或社会分层理论解释。据此，法国经济学家勒内·勒
努瓦（Rene Lenoir）提出"社会排斥"概念，用以分析由新原因引起的
新贫困。当前，社会排斥的概念被广泛用于社会学、社会工作、社会政策
及相关研究领域，成为一个跨学科的、适用范围广泛、解释能力较强的分
析工具。从国内外研究文献来看，研究者在分析社会排斥现象时主要围绕
三个问题，一是社会排斥的内涵，什么是社会排斥，什么原因造成了社会
排斥；二是社会排斥的属性，它的本质属性有哪些，它与贫困、边缘化、
被剥夺等对弱势人群的分析视角有何不同；三是在实践中，社会排斥发生

---

① 曾莉：《上海市老年人家庭照顾者社会支持性服务的研究》，博士学位论文，第二军医大学，2011 年。
② 花菊香：《跃迁与整合：论精神病患社会支持的专业性与操作性》，《江苏社会科学》2010年第 5 期。

的社会领域有哪些，测量指标是什么。这三个问题构成了分析社会排斥的基本范式。

（一）社会排斥理论研究综述

1. 社会排斥的内涵

莱维塔斯（Levitas）在探讨社会排斥成因时提出三种视角："资源再分配论"认为被排斥不是因为自己不努力，而是处于一个资源分配不公的社会；"个人责任论"认为个人对社会排斥负有责任，依赖文化和次文化（非主流文化）使下层阶级被排挤，不参与社会；"社会整合论"认为排斥是因为没有工作，工作兼具经济和社会功能，经济功能是工作能赚取经济资源以满足生活需要，社会功能是以工作为纽带建立相互间的社会关系，从而实现社会团结和整合。[1] 受此启发，笔者将已有对社会排斥的理论研究分为三种视角。

（1）结构视角

该视角从系统和结构角度出发，认为社会排斥是制度系统化拒绝向某些群体提供资源和认可形成的。代表性观点有卡贝尔（Kabeer）认为社会排斥发生在不同的制度层面：全球（经济、统治）、宏观（国家集合体）、中观（国家/市场、社区/市民社会）、微观（个体、家庭和社会群体）等，特别关注中观的制度层面，"制度在社会排斥的过程中非常重要，它们一方面构建宏观经济变化和经济增长方式之间的关系；另一方面又构建了个人、家庭和群体正在变化的生活环境之间的关系"[2]。

彼得·萨默维尔（Peter Somerville）认为社会排斥根源在于结构不平等，结构性因素包括传统性别角色、劳动力市场、国家以及社会孤立、种族主义，其中劳动力市场和国家对社会排斥形成起最重要作用。他将社会排斥的过程分为三个阶段：第一阶段，即资本—家务劳动的划分产生基于阶级、性别和技能的社会排斥，如双重劳动力市场过程导致无技能者、高龄者、女性由主要劳动力市场挤压到次级劳动力市场；第二阶段，第一阶段形成的社会排斥通过劳动过程外的社会制度，如法律制度、政治制度、

---

① Ruth Levitas, *The inclusion society*: *Social Exlusion and New Labour*, Hampshire: Macmilla, 1998.

② Iils, Social exclusion and anti-poverty policy: a debate, *Research Series*, No. 110, 1997, Geneva: International Institute For Labor Studies.

教育制度、福利制度得以保存和延续；第三阶段，进一步的排斥在道德和意识形态层面产生。在现实生活中三个阶段的排斥层层卷入、层层加深，最终形成削弱和断裂的过程，形成了特定群体的全面排斥和隔离。

（2）行动者视角

该视角从个体角度出发，认为社会排斥是个体没有有效参与主流生活或个体没有实现公民权、政治权的问题，是个体自身主动或被动造成的问题。代表性观点有欧盟的观点，社会排斥是一些个体因为贫困、缺乏基本能力、终身学习机会，或者因为歧视而无法完全参与社会，处于社会边缘的过程。这个过程使这些个体很少获得工作、收入、教育和培训的机会，无法参与社会和共同体的网络及活动。[1] 欧洲基金会认为，社会排斥指的是个人或群体被全部或部分地排斥在充分的社会参与之外。[2] 联合国开发署则采用个体权利路径，将社会排斥定义为基本公民和社会权利得不到认同（比如，获得充足医疗、教育和其他非物质形式的福利），或在有认同的领域缺乏实现这些权利所必需的政治和法律体制的渠道。[3]

从个体行动者视角理解社会排斥的关键词是参与和权利。其一是参与，伯查特（Burchardt）、勒格兰德（Le Grand）、皮尔特（Piachaud）认为社会排斥是生活居住在社会中的个人没有以公民身份参与正常活动的状态，个人在生产、消费、政治、社会互动方面的参与不足、不参与都被认为是社会排斥的存在。[4] 其二是权利，茹姆（Room）和阿特金森（Atkirson）直接指出，社会排斥是对公民地位与身份所赋予的公民政治及社会权利的一种否定。[5] 德文（De Hann）认为社会排斥反映了群体差异，这

① Document of World Bank, "Social Exclus ion and the EUs Social Inclusion Agenda", *Paper Prepared for the EU8 Social Inclusion Study*, 2007, p. 4.

② Naila Kabeer, "SocialExclus ion: concepts, findings and miplications for the MDGs", *Institu te of Developm ent Stud ies*, University of Sussex, p. 1.

③ 转引自丁开杰《西方社会排斥理论：四个基本问题》，《国外理论动态》2009 年第 10 期。

④ 转引自彭华民《社会排斥与社会融合：一个欧盟社会政策的分析路径》，《南开学报》2005 年第 1 期。

⑤ Room G., "Social Exclusion, Solidarity and the Challenge of Globalization", *International Journal of Social Welfare*, 1999 (3); Atkirson R., "Citizenship and Struggle Against Social Exclusion inthe Context of Welfare State Reform", *Citizenship and Welfare State Reform in Europe*, London: Rutledge /ECPR Studies in Political Science, 1999.

种差异否定了个人进入和参与社会交换、社会互动的权利。①

（3）整合视角

该视角强调个体和结构间社会关系的断裂。用此种视角分析社会排斥可以追溯到社会学中迪尔凯姆（ Durkheim）的社会分工、机械团结和有机团结的理论，帕森斯（Parsons）为代表的宏观社会系统与社会分化和社会整合的理论。2000 年，法国学者卡斯特尔（Castel）在此基础上分析了在工作组织（如企业）中从社会整合到社会排斥的连续谱。在整合的情况下，个人有稳定的工作和社会保障，可以从社会关系中得到有力的支持；在脆弱的情况下，有工作的个人没有社会保障，个人不容易得到社会资源，其社会关系是脆弱的，从而陷入孤立的状态；在有援的情况下，个人有工作和社会保障，能得到社会福利方面的援助。卡斯尔特认为：整合、脆弱、有援和孤立四种状态可以相互转换，依照动力学原理，不同的群体在社会结构中的位置可重新分配。在卡斯特尔的分析框架中，工作、社会关系网络、社会援助与个人状态的这四个概念成为分析社会排斥概念内涵的重要内容。但他的分析框架（见图 1 - 1）是基于法国历史形成的，并非严格的定量或定性分析的操作框架，因此在借用该框架时要考虑对本国情况的适用性和可操作性。

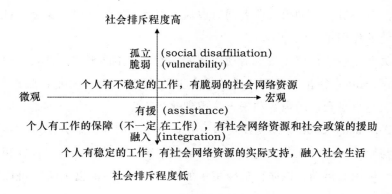

图 1 - 1　社会排斥的程度

资料来源：转引自陈方玺《社会排斥概念研究综述》，《天水行政学院学报》2011 年第 2 期。

---

① 转引自许小玲、魏荣《社会排斥与弱势群体：一个中国情境下的分析框架》，《前沿》2012 年第 11 期。

（二）社会排斥实证研究综述

1. 国际研究

（1）社会排斥各向度间的关系分析

社会排斥是多向度的，但由于市场、福利国家、家庭系统、社会关系系统各有特色，体现为社会排斥各向度之间的关系具有很强的地方性，在不同国家和地区有不同的特征和模式。

失业与贫困、家庭关系排斥、社会关系排斥之间的关系具有地方性。在欧洲的研究发现，多数欧陆国家（如丹麦、芬兰、法国、意大利）失业率大幅上升时并没有伴随贫困率的大幅上升，对社会排斥的分析还应加入市场经济之外的部分，如国家福利制度、家庭制度、社会关系，这些制度和系统会对失业影响加以缓冲。鲍格姆（Paugam）[①]对西欧国家研究发现，在法国、德国、英国，劳动力市场确实和社会关系排斥相关，在西班牙、荷兰和丹麦，失业者与非失业者在家庭关系的质量上没有差异，而在意大利，失业者与家庭的关系反而更紧密（可能是失业者有更多时间进行社会交往）。因此劳动力市场排斥（失业）会导致收入降低及消费市场排斥，但福利国家制度、家庭制度、社会关系起到缓冲作用，因而失业并不必然带来贫困。如果失业者同时被福利国家制度排斥时，家庭、社会关系系统的作用是有限的。

失业者政治排斥因政治活动内容的不同而有不同形式。彼希·史密斯（Percy Smith）指出，英国失业率高的地区投票率低，失业者脱离工会，缺乏表达自身利益的声音和渠道，遭到政治排斥；与此相反的是，阿德尔曼（Adelman）2000 年发现在英国失业者更多与国会或地方议员联系，积极参与政治运动。在美国的研究也有类似情况，最贫穷的居民往往积极参与社区组织及活动，以防范贫穷集中的不良效应。[②] 由以上研究可以得出两个基本结论：其一，失业者较少参与选举活动；其二，在非选举活动方面，失业者政治排斥的程度不能确定。

---

① 转引自曾群、魏雁滨《失业与社会排斥：一个分析框架》，《社会学研究》2004 年第 3 期。

② 同上书，第 15—16 页。

失业、贫穷和文化排斥的关系还有待进一步论证。李维斯（Leris）[1]认为，在阶层分化和高度个人化的资本主义社会，穷人由于缺乏有效参与社会的途径，逐步形成一种个体应对贫穷的生活方式，即贫穷文化。贫穷文化一旦形成，与其他文化一样具有代际传递的特点，在这种文化环境中成长的年轻一代也逐步丧失主流生活方式的机会。那么这种现象出现的原因是什么？与文化、结构性力量、个人能动性有什么关系？是归咎于个人的行为，还是强调经济重构等结构性因素？

（2）社会排斥的结构性因素分析

在研究香港的大陆籍新移民遭遇的社会排斥时，罗（Law）发现促成社会排斥的三种结构性因素：由全球化过程引起的经济重建、政治合法性与管制能力建设的政治企图、地域为本的社会身份系统的实践。[2]巴特利（Bartley）为笔者提供了穷人如何被所谓的社区重建规划及其实施过程所疏离、排斥的经验证据，在社区重建的过程中，贫苦劳工阶层的声音常常无人关注、理睬，他们处于一种隐形失声的存在状态，被来自主流社会的规划制定者与实施者所忽视、淡漠和排斥。[3]

（3）残疾人的社会排斥风险和社会排斥形态

被社会排斥的人更有可能成为残疾人，而残疾人被社会排斥的风险也更大。布尔查特（Tania Burchardt）（2003）的研究发现，老人、家庭收入低于平均收入的人、收入分配是最低的第五部分的人、没有有偿收入的工作或教育水平低于平均的人更容易成为残疾人。其中收入分配是最低的第五部分的人成为残疾人的风险是收入最高部分的人的 2.5 倍。

安格迈尔（Angermeyer）在 2001 年对德国 4020 名居民的调查[4]发现，

① 转引自曾群、魏雁滨《失业与社会排斥：一个分析框架》，《社会学研究》2004 年第 3 期，第 16 页。

② Law, K., & Lee, K., Citizenship, "Economy and Social Exclusion of Mainland Chinese Immigrants in Hong Kong", *Journal of Contemporary Asia*, 2006 (2)：217 – 242.

③ Bartley B., "Exclusion, nvisibility and the neighbourhood in West Dublin", *Social Exclusion in European Cities：Process, Experience, and Response*, New York：Routledge, 2003：131 – 156.

④ Angermeyer M. C., Matschinger, H., *Causl Beliefs and Attitude to People with Schizophrenia：Trend Analysis Based on Data fron two Population Surveys in Germany*, Br J Psychiatry, 2005 (186)：331 – 334.

63%的居民不愿把房子租给精神分裂症患者家属，66%的居民拒绝与患者或其家庭成员结合，84%的居民拒绝请他们做保姆。65%的患者家属会因惧怕患者的行为和症状使他们感到尴尬，拒绝外人到家中会减少社交活动。约翰尼斯（Johannes）等访谈52名精神分裂症患者配偶，访谈对象表示花费大量时间照顾患者，社交机会和时间明显减少。[①]

2. 国内研究

（1）社会排斥的研究对象

社会排斥已成为国内弱势群体研究的重要学术概念。国内已有的社会排斥研究涵盖的研究对象包括农民工（胡杰成，2006；李景治，2006；闻英，2005；银平均，2007；潘泽泉，2004；张雪筠，2008）、城市贫困弱势人群（安月兴，2005；崔凤，2005；易成栋，2004；彭华明，2005；祝建华，2006）、城市下岗工人（石彤，2004；黄艺红，2006）、女性就业（张静敏）、艾滋患者（苏一芳，2005；向德平，2006；秦广强，2008）、艾滋孤儿（行红芳）、艾滋高危人群（刘宏伟、孙茗达，2005）、同性恋（厦门大学）、残疾人（周林刚，2003）、失业青年（曾群，2004）、新失业群体（陈庆滨，2006）、社区矫正对象（骆群，2010）、青少年乙肝病毒携带者（侯志阳，2004）、农村离异丧偶妇女（卓惠萍，2006）、城市移民（景志铮，2007）、农村东部地区移民（姚洋，2001）。涉及的社会排斥向度有就业、收入、消费、居住、教育、文化、政治权利、家庭关系、社会关系、社会参与、社会支持、国家福利制度等，但目前还未构建一个社会排斥的完整统一的向度，研究者根据自己研究的重点，选择相关维度，在每个维度下构建具有代表性的测量指标。

（2）社会排斥的形成原因

从结构——如国家（社会福利制度）、市场（就业制度）、家庭（家庭制度）——多元组合的角度分析社会排斥的形成原因是国内学术研究的主流。代表性的研究有彭华民探讨城市新贫穷社群被排斥的制度因素——社会福利制度、就业制度、家庭制度，主要结论有就业制度是自变项，它会影响贫穷社群参与劳动力市场而产生社会排斥，家庭制度和社会

---

① Johannes J., Bettina W., and Sandra D., et al., "the disregarded Caregivers: Subjective burden in spounses of schizophrenia patients", *Schizophr Bull*, 2004 (3): 665 – 675.

福利制度是参与变项，它不产生社会排斥，但会减少或增强社会排斥的程度。类似的观点还有曾群对上海市的实地研究发现中国福利制度、家庭及市场功能的不完备是失业青年社会排斥的根源。

从结构变迁的角度分析社会排斥形成的原因，如石彤在对国有企业下岗女工社会排斥的研究认为，"单位保障"向"社会保障"的转型引发的旧保护机制的弱化和新体制的不完善是造成社会排斥的重要原因之一。

也有少量研究将个人因素纳入对社会排斥形成原因的分析中。如陈琦以艾滋病群体为研究对象，通过定量研究和深度访谈的方法，指出艾滋病群体的社会排斥是制度因素和个体因素共同作用的结果。其中个人因素方面，艾滋病患者的年龄、文化程度、是否任职、婚姻状况、健康状况、亲戚数量、朋友数量等均有影响，主动排斥与能力贫困是遭受社会排斥的主要原因。

还有研究在结构因素和个人因素之外分析了社会关系网络与社会排斥的作用机制。陈黎 2010 年研究发现，珠三角外来工感受到的经济排斥较其感受到的心理排斥强烈，社会关系网络有利于削弱其心理排斥感。但是网络的封闭性和性别趋同性特征不利于削减其社会排斥感。网络规模大、网络异质性高、强关系提供资源能力较强的外来工，其经济排斥感较弱；认为自身在网络中的位置重要及最好朋友全是企业内成员的外来工，其心理排斥感较弱；而第一次打工时多人一起外出，网络中性别趋同性高的外来工，其心理排斥感较强。因此，外来工扩大其社会交往范围，增强网络的异质性有助于削弱其排斥感。[①]

（三）已有社会排斥研究的不足

1. 强调结构的制约性而忽略主体的能动性

对社会排斥形成机制的研究只见结构，不见主体（行动者），更无对主体能动性和反思性的探讨。如果社会排斥是社会结构的必然产物，那么在同样的社会结构下，为什么有的行动者遭遇社会排斥，而有的没有。譬如在国家和地方社会福利政策无区别的结构性制约下，为什么有的行动者获得了政策救助，而有的没有？又如在相同的家庭制度的制约下，为什么有的精神病人和照顾者可以获得来自其他家庭成员的关照、保护和情感支

① 陈黎：《外来工社会排斥感探析：基于社会网络的视角》，《社会》2010 年第 4 期。

持，而有的却面临家庭功能缺失乃至家庭解体。已有研究片面地认为受排斥者只是被动的外部影响因素的"接受者"，受排斥者作为社会主体的能动性无从发挥，将受排斥者的微观生活世界"硬生生地从生活的舞台上拽了下来"。此类研究虽然没有全盘否定受排斥者主体性的存在，却机械地要么认为结构性因素作用不可改变，要么认为受排斥者"应该这样"、"应该那样"，对他们生活世界的行动过程、行动效应、行动意义缺乏足够认识。这种人为地将行动与结构二元分割的视角既难以回应真实的社会生活，也难以生发更有解释力的理论。因此不仅要将主体（行动者）因素纳入社会排斥机制形成的分析中，更要在结构和行动的互动中分析社会排斥的形成和变化。

2. 强调国家、市场、家庭三种结构性因素而忽略了"社会"的崛起

当前中国结构层面发生的重要变化之一是在国家和市场之外，公民社会作为一种新兴的结构力量开始产生并发挥作用。虽然国家—社会高度一体化仍是国内社会结构的主要特点，但不能忽视的是，在经济相对发达的城市社会，公民社会在不断拓展其生长领域。其中，社会服务机构（社工）、志愿机构（志愿者）、大众传媒（记者）、社区（小区居民）是与社会排斥议题密切相关的公民社会的主体，必须作为公民社会的重要组成部分，与国家、市场、家庭并列作为影响社会排斥的四大结构性因素之一。

3. 强调社会排斥的问题形态而忽略了社会排斥的关系形态和正面意义

从上文的综述可以看到，社会排斥某种程度上已经代替贫困成为分析弱势人群的主要理论工具，这一发展趋势不可否认是进步的，但现有社会排斥研究更强调其问题属性而忽略了其关系属性。社会排斥作为结构和行动者之间的关系形态之一，本身是中性的，没有好坏优劣之分。

社会排斥的后果可能是负面的，也可能是正面的，就像贫困有正功能和负功能一样。社会排斥的正面意义体现在以下几个方面：一是对社会联系的强化功能，社会排斥可以加强具有共同利益的行动者之间的联系；二是对行动者的聚合功能，社会排斥可以使行动者形成群体意识，建立群体疆界，增强群体的团结，促进群体进一步发展壮大；三是对社会结构的平衡功能，社会排斥的消解可以使社会结构趋向平衡；四是激发新的社会规

范和社会原则的功能，社会排斥的消解可以打破旧的社会规范和社会原则，缔造新的社会结构和社会规范。

第三节 研究框架与研究方法

一 研究框架

（一）核心概念

为了更好地阐释本书的研究框架，下面对社会排斥、照顾者等核心理论概念进行说明。

1. 社会排斥

本研究将社会排斥界定为行动者与结构在互动过程中形成的一种关系形态。笔者认为社会排斥的发展及其结果不仅取决于结构因素和行动因素，而且取决于既有制约性又有使动性的结构与行动者的互动过程。这意味着即使是相同的结构性因素，由于其作用对象的不同（行动者的行动能力不同、对行动意义的理解不同），也会产生完全不同的结果，可能是制约和限制，也可能是影响和反作用。并且结构不是恒定不变的，在与行动的互动中，结构和行动互相改变、互相构建。与已有的研究不同，本研究对社会排斥的分析中，在经验层面加入行动分析（行动能力与行动意义），深化结构分析（强调"公民社会"作为一种重要的结构性因素与"国家"并列），在理论层面探讨社会排斥的形成机制——体现为不同结构因素和行动者的互动机制（如制度机制、空间机制、话语机制）。

2. 照顾者

照顾者是行动的主体，是具有认知能力（即有能力表现出作为社会成员理应具备的技能）和反思能力的主体。[①]

照顾者是有限理性的主体。传统的完全理性预设为个体行动决定是合乎理性的（为达到目的而选择的手段）；个体可以获得足够充分的有关周围环境的信息（完全信息假定）；以及个人根据所获得的各方面信息进行计算和分析，从而按有利于自身利益的目标选择决策方案，以获得最大利

---

① 刘爱玉：《选择：国企变革与工人生存行动》，社会科学文献出版社 2005 年版，第 61—62 页。

润或效用（利润或效用最大化假定）。而西蒙提出行动者自身计算能力有限，决定也不以信息完备为前提，甚至一些重要的信息也是缺失的，这样导致行动者决策后才发现自己做出的决定很糟糕（有限理性命题）；同时这样的选择是以"满意"为目标，一旦有令人满意的选择，行动者就会停止进一步寻找，也就是说，这种结果不是最优的，而是最低限度使行动者满意（满意准则命题）。① 西蒙提出的有限理性和满意准则两个命题，是对传统理性选择理论的反思和校正，拉近了理论与现实的距离，倡导站在行动者的角度看待行动者的行为。正如科尔曼所言，判断理性与非理性不能以局外人的标准，而要用行动者的眼光来衡量。

照顾者是有认知能力和反思能力的主体。行动者在行动中既不是完全不受社会结构约束，也不是消极遵守社会规则，而是在社会结构中能够根据规则约束，进行各自决策的能动者；行动者既执行社会规范，又能对社会规范和行动环境做出新的、有时甚至是出乎意料的个人解释。行动者通过有目地收集、筛选和组织信息，选择对自己有利或经过重新组织后偏向于自身的社会规则，进而做出决定。

（二）论文的结构安排

围绕着照顾者的照顾行动这一主题，在行动和结构互相构建这一基本理论的指导下，从社会排斥的视角，本研究的内容结构安排如下：

第一章"导论"对本研究的主题即"照顾者的照顾行动"问题产生的背景、研究的现实和理论意义进行介绍，对相关文献进行述评，并阐述本研究的理论视角和具体研究问题，说明本研究的研究方法、资料来源、研究对象的选择、研究伦理等。

第二章"精神病人及其照顾者概述"描述精神病人及其照顾者的基本面貌、压力、需求、照顾动机和照顾方式，并在此基础上分析照顾者对行动意义的理解。

第三章"照顾者的社会排斥分析"从经济、社会关系、政治、文化认知等向度考察行动者社会排斥的基本状况和特点。

第四章"照顾者社会排斥的生产"，分析照顾者社会排斥形成的显性

---

① 邓汉慧：《西蒙的有限理性研究综述》，《中国地质大学学报》（社会科学版）2004年第12期，第38页。

机制：制度机制、话语机制、空间机制，阐释三种机制的作用方式。

第五章"照顾者社会排斥的再生产"，分析照顾者社会排斥形成的隐蔽机制——排斥向度的再生产、制度空间话语机制的再生产、自我与社会排斥的再生产。

第六章"结论与讨论"，对研究的基本思路和观点进行总结，并进行相关讨论，提出改善照顾者照顾行动和社会排斥状态的对策。

二 研究方法

（一）方法论

研究采取质性研究的分析方法，按照可靠性和一致性原则对资料进行收集、整理和甄别，获取具有典型性的关于行动、行动意义、社会排斥、社会结构的资料，然后以类型学的方法归纳核心概念的不同类型进而分析其相互关系。

质性研究方法是一种将观察者置于现实世界之中的情境性活动。它由一系列解释性的、使世界可感知的身体实践活动所构成，这些实践活动（资料收集、整理和表述方式）将世界转变为一系列的陈述，包括实地笔记、访问、谈话、照片、记录和自我的备忘录。[1] 这一传统包括民族志、现象学、传记研究、扎根理论、叙事分析、个案研究以及行动研究等方法。质性研究具有如下优点：（1）比较适合微观层面对个别事物进行细致、动态的描述和分析；（2）擅长对特殊现象进行探讨，以求发现问题或提出新的看问题的视角；（3）使用语言或图像作为表述的手段，在时间的流动中追踪事件的变化过程；（4）强调从当事人的角度了解他们的看法，注意他们的心理状态和意义建构；（5）重视研究者对研究过程和结果的影响，要求研究者对自己的行为进行不断的反思。[2] 与定量研究侧重"检验研究者的理论假设"相比，质性研究重在"发现问题"和"产生认识"，通过对研究对象长期深入细致的观察和体验，形成对事物的"质"的整体性、解释性理解。需要指出的是，无论是定量研究还是质性

---

[1] ［美］诺曼·K.、伊冯娜·S.：《定性研究：方法论基础》，邓津、林肯、风笑天等译，重庆大学出版社 2007 年版，第 4 页。

[2] 陈向明：《质的研究方法与社会科学研究》，教育科学文献出版社 2000 年版，第 10 页。

研究，都无强弱好坏之分，研究者可根据自己的研究对象和研究目的进行取舍。当代社会研究的一个重要特点是定量研究和质性研究的结合，而做得比较好的研究也一般采用这种混合途径。

基于本研究重点分析照顾者照顾行动、结构、社会排斥的动态变化过程，而每一个照顾者的行动都呈现出不同的变化曲线和途径。因此，质性研究方法更适合本研究。当然，质性研究方法的局限是很明显的，如研究过程无法重复故必须对过程进行记录，研究对象少故个案质量要求高，研究者与研究对象互动时如何避免价值涉入，等等。为克服这些局限，笔者尽量做到以下几点：（1）在研究过程中尽量做到收集各种材料，细致记录田野笔记；（2）在追求个案深度的同时尽可能多地获得更多个案以进行比较和归纳；（3）这些残疾人及照顾者都属于弱势群体，从社工的角度，笔者会情不自禁地进行反移情理解。但从专业的角度，笔者会尽量避免这些移情或反移情所带来的偏见或预判，尽量从当事人（native point of view）观点出发。这是因为，笔者的目的在于挖掘这些照顾者如何赋予自己的生活世界以意义，并了解他们社会行为的意义，而不进行基于主流文化的价值评判。

（二）抽样策略

本研究属于探索性研究，通过对行动者的参与观察、深度访谈和收集整理资料而达到逐步明晰的研究设计。在此过程中，抽样是循环往复的，而非单一的线性过程。这种抽样策略具有一定弹性，避免研究过于僵化。笔者采取了两种抽样方法，偶遇抽样（前期研究）以及目的抽样（中后期研究），分别对行动者、事件进行抽样。

第一阶段，偶遇抽样。笔者在市残联、区残联、利康、家康、扬爱等组织中均是旁观者，由于还未明晰研究对象的基本情况，笔者的资料来源目的性并不是特别强。在这种情况下，笔者陪同社工一起上门探访残疾人及其家属，观察他们的日常生活、饮食起居；与社工一起开展小组活动和社区活动，共同参与他们的小群体活动。这一阶段的抽样策略更多是为确立研究题目而服务的，也使研究计划更加明晰。在这种开放性的抽样指引下，笔者与许多照顾者认识并建立了良好关系，这个阶段极其重要，它直接关系着后续抽样是否成功。

第二阶段，当明确研究设计之后，笔者的抽样转化成了目的抽样或理论抽样。细分成以下两种抽样方法：

首先，对行动者的抽样。依据第一阶段偶遇抽样所掌握的资料，笔者能够判断出哪些行动者信息含量比较集中，哪些行动者的人生经历更能集中体现笔者的研究思路。在此基础上通过深度访谈来获得资料，当然也要与观察紧密联系。

其次，对事件的抽样。根据偶遇抽样对潜在研究对象的初步接触，结合社工和残联工作人员、负责人的介绍，笔者了解到发生在某些行动者身上的一些重大事件。这些事件有的涉及较多主体，有的信息含量较为丰富，有的甚至产生了一定社会影响力。在确立了对哪些事件进行分析之后，笔者重新返回行动者，将行动者和事件建立联系，更加有目的地去了解呈现在事件中的行动者变化和行动者的感受。

（三）资料来源

在资料收集上，自2010年4月起，笔者和团队成员先后赴广州市残联、越秀区残联、广州市民政局下属精神病医院、桂林市民政局下属精神病医院、广州市利康家属资源中心、广州市家康社会工作服务中心、广州市扬爱特殊孩子家长俱乐部等地，开展了为期两年六个月的调研，其间先后走访了精神病人、照顾者、残联负责人、家属组织负责人、街道工作人员、精神病医院领导和医生、社会服务机构负责人、一线社会工作者和实习社工（共48人），收集了约50万字的经验材料，根据材料的来源主要分为十类：

（1）照顾者深度访谈的录音及转换文本资料，照顾者的信件、日记等资料。

（2）社会工作者深度访谈的录音及转换文本资料，社工开展的精神病人及照顾者服务的计划书、个案或小组活动记录报告、评估报告、总结报告，社工撰写的工作日志、周记等。

（3）社区居民深度访谈的录音及转换文本资料。

（4）研究人员撰写的工作日志、拍摄的照片等。

（5）广州市民政局下属精神病医院系列资料，包括院内规章制度、日间中心会刊、日间中心个案记录。

（6）广州市利康家属资源中心系列资料，包括年刊、总刊、家属心声等内部刊物。

（7）广州市家康社会工作服务中心开展的"阳光家庭"服务项目资料包括项目计划书、项目季刊和年刊、项目评估报告。

（8）广州市扬爱特殊孩子家长俱乐部开展的"关心照顾者"服务项目资料，包括项目计划书、照顾者需求统计报告、项目评估报告。

（9）残疾人（特别是精神残疾人）权益保障相关政策、法规、地方性文件。

（10）网站（如天涯社区的天天公益论坛）、媒体（如信息时报、新快报、G4）的新闻报道、评论文章。

上述十类资料的整理方法和文中呈现形式解释见表1－1。

表1－1　　　　　　　　资料整理方法和文中呈现形式

资料来源	编号方式	文中呈现形式举例
照顾者深度访谈资料	用 ZG 表示该资料来自照顾者的访谈，用数字1、2、3等表示不同的照顾者，共30名照顾者接受了深度访谈	ZG－1 表示该段资料来自编号为1的照顾者的深度访谈
社工深度访谈资料	用 SG 表示该资料来自社工的访谈，用数字1、2、3等表示不同的社工，共12名社工接受了深度访谈	SG－1 表示该段资料来自编号为1的社工的深度访谈
社区居民深度访谈	用 JM 表示该资料来自社区居民的访谈，用数字1、2、3表示不同的居民，共6位居民接受了深度访谈	JM－1 表示该资料来自编号为1的居民的深度访谈
其他资料	无编号，直接用文字表示	如报纸杂志报道、网络媒体报道、照顾者的信件、利康家属资源中心的内部刊物"家属心声"等

（四）资料收集方法

为了收集以上资料，笔者使用了各种各样的方法：直接观察、深度访谈、聆听对话、参与小组活动、阅读报纸杂志等媒体报道、研究个案记录、小组活动记录、阅读日记、信件、观后感、微博、查阅地方性社会福利政策、查阅机构管理文件和规章制度。使用这些方法的目的有：第一，为了获得行动者家庭及其私人经历的蓝图，通过对其生平的叙述解释照顾事件的来龙去脉，这构成了照顾行动模式出现和存在的背景；第二，显示行动者的主观倾向——他眼里的世界，他对自己所遇到的情境所下的定义，他的态度及评价方式，照顾或不照顾、疾病、人生等对他而言具有的价值和意义；第三，关注过程，行动者对过程的控制，他遇到困难、挫折和问题情境时如何操作：幻想、逃避、计划、决策以及其他方式等。

收集资料的过程，笔者始终遵循自愿、平等参与、保密等学术伦理和专业伦理。自愿是指被访谈者在没有受到欺诈、胁迫等外界干扰而自治的前提下愿意接受访谈。平等参与是指笔者、访谈者、被访谈者都是该研究项目的参与者和主体，并在人格平等的基础上开展项目研究、实施访谈和收集资料。保密原则是指被访谈者的姓名、住址、收入状况、家庭状况等情况及访谈时的态度、情绪等信息以及其他相关资料均只作为研究需要，并经过资料的保密处理。

因此笔者在研究过程中尽量选择科学、合理的具体研究方法及研究步骤，这些具体研究方法包括：

（1）参与观察

参与观察是研究者深入研究对象的生活背景中，在实际参与研究对象日常生活的过程中所进行的观察。参与观察时由于身临其境，观察者可以获得较多的内部信息，而且由于观察者不带"任何理论预设"地进入研究对象的生活世界，故研究者往往能收集到一些未曾料到的情况、问题和经验，同时也能获得更加贴近社会现实图像的资料。在本研究中，笔者在三个领域中共同参与了研究对象的生活，进行细致观察并撰写了观察日志和工作日志：一是参与研究对象的日常生活，包括陪同就医、买菜、购物和会见社工；二是参与社工组织的、为研究对象服务的小组活动；三是参与研究对象与媒体记者、慈善组织负责人等社会力量的沟通和互动。当然由于参与观察的特殊性，笔者在观察时也面临需要为自己作为一个陌生人出现而进行某种方式的解释、如何使自己"先融进去、再跳出来"、尽量减少与研究对象的相互作用而造成负面影响等问题的挑战。

（2）深度访谈

访谈是质性研究的一种基本手段。通常是研究者在参与观察的基础上，针对研究论题或者要解决的问题，与研究对象进行面对面的交谈，通过他们的回答，掌握基本的资料，了解基本的态度。访谈法尤其擅长描述

"社会和政治过程"，也就是事物怎样变化和为什么变化[①]，特别符合本研究的要求。

深度访谈是一种无结构的、直接的、面对面的访问形式。与结构式访谈相反，它不根据事先设计的问卷和固定的程序，而只有一个访谈主题或范围，由研究者与被访者围绕这个主题或范围进行比较自由的、深入细致的交谈，从而获得丰富生动的定性资料。深度访谈不在于解释疑惑，也不在于验证假设，核心是了解其他人的鲜活经历，理解他们对其经历生成的意义。[②] 研究者通过主观的、洞察性的分析，从中归纳和概括出某种结论。多别尔本（Dolbeare）和（Schuman）（1982）设置了富有特色的三轮访谈序列。第一轮访谈着眼于生活史，探询受访者获得经历的背景；第二轮访谈强调目前的经历，让受访者在其所处背景中重构亲历过程的细节；第三轮访谈强调意义的反思，鼓励受访者反思其经历对自己的意义。访谈的长度基本保持 90 分钟左右，当然可以根据实际情况，如受访者的情绪、身体等情况进行临时性变更。而三次访谈的间隔最好介于三天到一周，确保已经消化上次访谈内容且尚未遗忘。[③] 在本研究中，为了全方位了解研究对象的生命史、生活史、文化环境和社会结构特征，笔者采用了三轮访谈序列，即对同一研究对象分三次（连续三周，每周一次）进行访谈的方式，既能拉近与研究对象的距离，也能收集到更多更详细的资料，从而做到资料的首尾呼应、相互印证。

同时，由于深度访谈的研究过程是一个递归循环的过程，访谈问题在研究过程中不断变化、调整，资料分析与收集同时进行，结果的推论则是一个持续演化的过程。故笔者针对访谈对象前后进行了访谈重点各不相同的两轮访谈（第一轮访谈在 2011 年 5 月至 9 月完成，第二轮访谈在 2012 年 5 月至 9 月完成，两轮访谈的提纲见附件），从而更好地凸显本研究主题。

---

① 赫伯特·J. 鲁宾、艾琳·S. 鲁宾：《质性访谈方法：聆听与提问的艺术》，重庆大学出版社 2010 年版，第 3 页。

② 参见埃文·塞德曼《质性研究中的访谈：教育与社会科学研究者指南》，重庆大学出版社 2009 年版，第 9 页。

③ 原出处不详。转引自埃文·塞德曼《质性研究中的访谈：教育与社会科学研究者指南》，重庆大学出版社 2009 年版，第 17—24 页，但该书参考文献中无此书目。

（3）焦点团体调查

同一时间进行多位参与者的访谈被称为团体访谈法（group inter-view）。焦点团体（focus group）法表示特定的一种团体访谈，特别强调团体成员间的互动模式，以及他们如何产生相互理解和想法。① 焦点团体能够集中在一个特定的议题焦点上，并且由调查者扮演中介角色，促进这些成员间的互动，并协调可能产生的不一致，指导或引导讨论的方向。

调查者可以根据调查内容，或者目标团体来拟定好大致提纲或研究主题，然后进行分类访谈。"议题访谈"（topic interview）表示该访谈只包括一个主题，而访谈将紧紧围绕这一主题展开。生命史（life-history）或者生命故事（life-story）访谈则是以某位传承人的整个生命历史作为研究的议题。

焦点团体是一种很好的方式，其特点是能够集中人力和时间，在短期内更多地掌握田野资料，可以起到事半功倍的效果。参加调查会的人员要经过仔细筛选，人数要适当控制，不得过多，4—10个为宜，否则难以控制现场、调查效果受到影响。而在提问的环节要参照非结构访谈，做到收放自如。最好能够有多位调查者同时在场，分别担任主持人和助理，这样才能在兼顾现场的同时做好资料的记录工作。助理不需要参与讨论，但是会做笔记，贯彻团体互动，并且监督录音设备、提醒主持人。开调查会不是一件容易的事，需要多方面的配合，特别是对于初到一个地方调查的人员，往往要借助当地政府部门的力量进行组织。

（五）研究困境及其超越

1. 研究方法上的困境

（1）行动者的行动与回忆描述的一致性困境。深入访谈过程中照顾者的叙述几乎都是回忆，是已经发生的事情，他们用自己现在的认知、态度和观念来重新整合过去的行动和生活，这就是记忆的选择性。记忆表达的过程本身就是一个选择和重新建构事实的过程，正如哈布瓦赫（Halbw-achs）所说"过去不是被保留下来的，而是在现在的基础上被重新建构

---

① Duggleby, "What about focus group interaction data?", *Qualitative Health Research*, 2005（6）: 832 – 840.

的"①。在访谈中，笔者的身份强化了"笔者们"和"他们"、"社会"和"照顾者"之间的区隔和对立，所以他们更倾向于讲述自己在照顾过程中的困难、需求、彷徨和疑惑以维持他们与笔者之间的不同。有关照顾的资料几乎都是一面倒的负面叙述。而笔者等无从判断这种负面叙述究竟是真实的日常生活还是向笔者表达的需要。

（2）行动者的主观意义与研究者的客观理解的一致性困境。舒茨认为，研究者理解他人行动的主观意义时，只能"在自己的意义脉络内，重新组织研究者所看到的"②，"研究者对你意识生活的所有认识事实上是根据研究者自己的经验知识而来的"③，因此"对他人研究的诠释行为就是诠释研究者的经验"④，而这"意味着研究者们所拥有的对他人意识的知识原则上总是存疑的，而研究者们对自己意识的知识，由于奠基于内在行为，所以总是确定的"⑤。那么，这是不是意味着研究者们不可能理解他人行动的主观意义呢？当然不是。舒茨（Schutz）提出，当行动者对研究者而言所具有的具体化或隐匿化程度不同，研究者对行动者主观意义的"客观"理解与行动者主观意义之间的一致性程度也会有所不同。在研究者与行动者面对面直接交往的情境中，行动者隐匿化程度最低，具体化程度最高，"客观"理解与主观意义最为接近，反之则两者之间的差距会愈来愈大。

为了解决上述两个困境，笔者采取了以下办法：通过参与观察、深度访谈等方法改变行动者的具体化和隐匿化程度；将访谈录音转录成文本资料后返还给行动者审阅，获得认可后才予以采用；针对同一个行动者，将笔者收集的资料与社工的个案、小组活动记录等资料对照，采用一致或差距最小的资料信息。

2. 确定研究对象的困难

笔者之所以选择"精神残疾人的家属照顾者"而非"残疾人的家属

---

① 哈布瓦赫：《论集体记忆》，上海人民出版社 2002 年版，第 71 页。

② 舒茨：《社会世界的现象学》，卢风兰译，台北桂冠图书股份有限公司 1991 年版，第 123 页。

③ 同上。

④ 同上书，第 129 页。

⑤ 同上书，第 123 页。

照顾者"作为研究对象,有如下原因:

(1) 残疾的类别对残疾人家属照顾者的照顾策略、照顾方式、照顾劳动、照顾体验等论文的核心内容有决定性的影响。如果对五大类(肢体、精神、智力、听力、视力)残疾人分别进行调研,再加入照顾者与残疾人的亲属关系(父母、祖父母、子女、配偶、兄弟姐妹等)、照顾者与残疾人的居住方式等变量后,对样本数量的要求就相当高(保守估计最少需要 60 个样本),如果按计划对每个样本进行 3 次每次 90 分钟的访谈,那么调查访谈的工作量太大将难以完成。故需要对残疾类别进行筛选,以减少访谈的工作量。

(2) 在五类残疾人中,不同级别残疾人的劳动能力和生活自理能力差异很大。如肢体一级残疾和肢体三级残疾的功能差别非常大,但即使同样是肢体一级残疾,由于残疾的身体部位不同,如上半身肢体的残疾和下半身肢体的残疾对人的功能发挥的作用不同,故肢体一级残疾人之间的差别也很大,有的生活可以自理,有的却需要人全天候照顾。听力和视力的一级残疾很多也可以生活自理甚至有劳动能力。只有精神和智力类残疾,同级别的残疾人一般功能差异不会太大,1 级、2 级等重度精神、智力残疾的情况差不多,大都需要人全天候照顾。

(3) 需要人全天候照顾的重度精神残疾人,家属照顾者身体上、心灵上背负着沉重的负担,为什么不把他们送去医院或其他托养机构呢?有的照顾者曾尝试将其送去精神病院,但得知残疾人在那里遭到捆绑、打骂甚至电击等处置后,很多照顾者又将其接回家;而养老院等托养机构,收费低的养老院不愿接收精神残疾人,收费高的养老院,残疾人家属经济上又无法承担。对于那些不需要人全天候照顾的、病情相对稳定的重度精神残疾人,通过吃药等方式可以控制病情使其与正常人无太大差别,残疾人家属试图给其找工作或寻找挂靠单位。但对方工作单位一听说是精神残疾人便会立即拒绝,害怕承担责任,不给任何机会。所以,重度精神残疾人面临的状况是只能选择待在家里,既无法去托养机构,也无法就业;很多轻度的也一样。这就意味着,在所有残疾类别中,需要家属照顾者常年地、不间断地照顾和看管,无任何替代和选择的途径。

(4) 精神残疾人面临着来自亲友、邻里、社区、社会乃至其他类别残疾人的严重歧视。残疾人本来就是一个被社会所歧视的群体,而社会对精残的歧视最为严重。譬如，媒体对肢体残疾人的报道，很多都是正面和积极的，如对张海迪的报道，坚强、不折不挠，是青少年学习的楷模、劳模、英雄……但对精神残障，媒体上见到最多的报道是他们伤人、砍人甚至伤害亲人等负面新闻，因此，提到精神残疾人，社会大众无不摇头，唯恐避之不及。而其他残疾人如肢体、听力、语言等也歧视精神残疾人，曾有残联的工作者戏说：残疾人之间相互歧视，体力、视力、肢体残疾人地位最高，他们瞧不起精神残疾人，精神残疾人又瞧不起智力残疾人，而智力残疾人最受歧视。

（5）与肢体、听力、视力等残疾类别相比，精神残疾人享受到的政府福利政策最少。如广州市最近新出台的针对肢残的救助政策，肢体残疾一级的、全身瘫痪的每月可享受政府发放 2700 元救助金。而精神残疾人无论你本人的功能多差，除非整个家庭的收入低于最低生活保障线，否则连低保都无法享受。而在所有的残疾类别中，只有精残是需要常年吃药的，这意味着绝大多数精残家庭都要常年负担医药费，故这些家庭很多生活非常困难。可是政府对他们的福利却没有任何倾斜，对比其他残疾类别是最少、最低的。

总之，精神残疾人在各种残疾人中具有较强的特殊性、典型性，其照顾者则面临着比其他残疾人照顾者更多的困难和更大的心理障碍，更能体现"再生产"这一过程。

第 二 章

精神病人及其照顾者概述

第一节　精神病简介

一　精神疾病基本情况

1. 精神疾病的类型多样

根据我国现行的分类与诊断标准《中国精神疾病分类与诊断标准第3版》（CCMD－3），精神障碍（或精神疾病）分为10类：（1）器质性精神障碍；（2）精神活性物质或非成瘾性物质所致精神障碍；（3）精神分裂症和其他精神病性障碍；（4）心境障碍（情感性精神障碍）；（5）癔症、应激相关障碍、神经症；（6）心理因素相关生理障碍；（7）人格障碍、习惯与冲动控制障碍、性心理；（8）精神发育迟滞与童年和少年期心理发育障碍；（9）童年和少年期的多动障碍、品行障碍、情绪障碍；（10）其他精神障碍和心理卫生情况。[①] 从这个分类标准中可以看到，精神疾病涵盖的病种范畴很广泛，既有我们通常理解为精神病的精神分裂症、妄想症、躁狂症、抑郁症；同时也有一些我们通常并不认为是精神疾病的人格障碍、品行障碍、心理障碍等。

2. 精神疾病的症状复杂

CCMD－3中包括有焦虑症、厌食症、失眠症、同性恋、摩擦癖等大家有所耳闻却又不甚理解的"精神障碍"，这几类精神疾病通过日常

[①]　相关的国际通行的精神疾病诊断标准还有美国《精神疾病诊断与统计手册》（现行版本DSM－Ⅳ－TR）与世界卫生组织的《国际疾病与相关健康问题统计分类》（现行版本为ICD－10）。

交流是难以发现其有精神异常的。即使同一种疾病，其表现症状也会各不相同，如精神分裂症患者有的持续发作，有的间歇发作。处在疾病间歇期的患者几乎表现不出疾状，而持续发作的患者通常表现为阴性病症和阳性病症中的两种或一种：阳性病症又称为急性病症，会反复出现，包括妄想、幻觉、思想紊乱、行为怪异等；阴性病症又称为慢性病症，相对于阳性病症较难察觉，一般在患者的阳性病症消减后变得明显，病症包括社交退缩、缺乏动力、思想行动缓慢、面无表情等。精神分裂症患者的急性病症消减后，慢性病症便变得明显。如果没有适当的治疗，慢性病症会逐级恶化，急性病症也可能反复出现，最终甚至丧失工作及自我照顾的能力。

3. 精神疾病的诊断相对主观

精神医学的诊断目前在国际上都是相对主观的，因为科学上还找不到仪器可以直接测出"精神病"，各种量表也只能作为辅助手段①，不能作为确切的诊断依据。在我国目前使用的精神疾病诊断标准是CCMD-3。我们来看看其中关于"精神分裂症"的诊断标准，症状标准至少有下列2项，并非继发于意识障碍、智能障碍、情感高涨或低落：（1）反复出现的言语性幻听；（2）明显的思维松弛、思维破裂、言语不连贯，或思维贫乏或思维内容贫乏；（3）思想被插入、被撤走、被播散、思维中断，或强制性思维；（4）被动、被控制，或被洞悉体验；（5）原发性妄想（包括妄想知觉，妄想心境）或其他荒谬的妄想；（6）思维逻辑倒错、病理性象征性思维，或语词新作；（7）情感倒错，或明显的情感淡漠；（8）紧张综合征、怪异行为，或愚蠢行为；（9）明显的意志减退或缺乏。严重标准：自知力障碍，并有社会功能严重受损或无法进行有效交谈。病程标准：符合症状标准和严重标准至

---

① 流行病学调查之后，现代西医对精神病人"正常"和"异常"的诊断是按照对于某一指标在人群正态分布曲线的某可信区间（例如95%）来划分的。举个例子，在还没有空腹血糖正常参考值之前，怎么判断血糖多少才是正常？抽样100个人测空腹血糖，对得出的结果进行分析，我们假定的是95%的人是正常的，那么，按照这一比例，就可以算出血糖达到6.1mmol/L以上的人才是异常的，不到6.1mmol/L的就是正常，从而这个6.1就成为了诊断糖尿病的一条分界线。也就是说，"正常"和"异常"、无病与患病都是人为划定的，必须要有一部分是"异常"，才能有"正常"一说。

少已持续 1 个月。排除标准：排除器质性精神障碍、精神活性物质和非成瘾物质所致精神障碍，尚未缓解的分裂症精神病人，又罹患本项中前述两类疾病，应并列诊断。①

这就是精神分裂症诊断依据的全文，可以看到这样的标准比较主观，没有任何实验室检查或化验结果作为客观依据。精神科医生本身对精神疾病的诊断也存在很多争议和不满。首先，医生的专业身份要求他们必须为患者确诊，根据患者疾病种类的划分写医嘱；由于精神病的生理病因还在探索中，医生为患者确诊的依据只是一些所谓权威书籍。这些书籍都是根据患者的症状归类的，每种疾病罗列出很多症状，这些症状并不一定要完全具备，也没有严格规定要具备其中几条，而书上的症状不能穷尽显示生活中复杂个体的情形，医生只能根据自己的经验为患者的病情归类。而一旦在疾病的分类上失之毫厘，后来的治疗和药物就会谬以千里，精神科的药物如果使用错误将会给患者带来巨大伤害。

4. 精神疾病极易复发

精神疾病病因复杂②，尚未完全阐明，虽然可以确定一些影响因素，但对疾病没有明确的因果关系。因此，目前的医学治疗水平只能对症治疗，达不到对因治疗即除根治疗。实际上，我们日常有许多病如高血压、糖尿病等，都是对症治疗，不是除根治疗。以精神分裂症为例，即使病征已消除，精神病人仍需长期服用有关药物。服用时间的长短视病情而定，半年至终身不等，以减少复发机会。统计数字显示，70% 的精神病人在病发后的一年内便会复发，复发的风险在减低服药量或停止服药后特别高，适当的药物治疗可将复发的几率减低至 15%。

---

① 《CCMD‐3 精神障碍的诊断标准》，中国心理咨询网，http：//www.xl995.com/online/yysx/200810/3950.html。
② 通常认为精神疾病没有单一或明显的病因，而是由多种诱发因素互相影响而产生：1. 生理因素：脑部化学物质失调、脑部受损、身体疾病；2. 非生理因素：个人性格、情绪；3. 环境因素：生活压力、重大转变、创伤经历、药物作用；4. 遗传因素：精神分裂症、抑郁躁狂症等精神疾病有遗传倾向。

二 被照顾的精神病人基本情况

（一）人口学特征（见表 2 -1）

表 2 -1   接受深度访谈的被照顾的精神病人基本情况

编号	性别	年龄（岁）	精神病类型	患病时间（年）	入院治疗（次数）
1	男	25	精神一级，智障和精神分裂	22	多次
2	男	24	精神二级，智障和精神分裂	9	3
3	男	41	精神三级，精神分裂	18	2
4	女	45	精神二级，精神分裂	8	2
5	女	46	精神一级，癫痫	11	—
6	女	31	精神一级，抑郁躁狂	20	3
7	男	45	精神一级，癫痫	18	多次
8	男	63	精神二级，精神分裂	25	多次
9	女	25	精神一级，癫痫	23	多次
10	女	36	精神三级，智障和精神分裂	28	多次
11	男	37	精神一级	2	多次
12	女	70	精神分裂	20	3
13	男	44	精神二级，智障和精神分裂	20	3
14	女	25	癫痫	25	—
15	男	18	精神二级	17	≥3
16	男	55	精神一级	16	多次
17	男	16	智力一级，脑瘫 + 癫痫	16	每年几次
18	男	48	精神一级，妄想幻觉幻听	13	多次
19	女	34	精神二级	10	多次
20	女	25	智力一级	21	多次
21	男	25	精神一级，分裂	5	≥3
22	男	45	精神二级，分裂	12	多次
23	女	40	精神二级，抑郁躁狂	3	2 次
24	男	18	精神一级，分裂	3	1 次
25	男	20	精神二级，妄想	6	2 次
26	女	32	精神一级，妄想	15	多次
27	男	52	精神二级，抑郁躁狂	11	多次

编号	性别	年龄（岁）	精神病类型	患病时间（年）	入院治疗（次数）
28	男	48	精神四级，焦虑症	11	多次
29	男	45	精神一级，妄想	20	多次
30	男	45	精神二级，癫痫	7	多次

几种主要的精神病类型：精神分裂症患者（占全部精神病人80%，有的精神病医院甚至90%的患者都是分裂症）、癫痫①、抑郁、焦虑、强迫、妄想、幻觉等。

（二）精神病人发病病症——以精神分裂症患者为例

1. 急性病症和慢性病症

很多家属照顾者对疾病病症的特点不了解，一旦发现用药后精神病人的急性病症消退，就以为精神病人的病已康复，同时考虑到精神科药物的副作用很大，便擅自减药或停药，导致精神病人急性病症再起，疾病再次复发。而精神分裂症每多复发一次，其康复的难度便会增大很多倍（如精神分裂症患者复发两次基本需要终身服药），且再次康复后其社会关系和自我照料的能力将严重下降。有的精神病人照顾者因为不了解精神分裂症阴性病症的特点，以为病好了就擅自停药，结果导致病情恶化最终精神病人无法复原，需要终身吃药。笔者在访谈过程中也接触到这样的例子，下面是其中一个照顾者对这个惨痛过程的回忆：

> 阿彪发病的时候是2003年3月，在他升职业中学的时候，那时我们学费、书费等都交齐了。他发病那天，我们发现他讲话语无伦次，那时很多问题他都答不上来，他是知道他名字的，但他就是故意不说，而且很激动，我们两个拉都拉不住。我们立刻送他去了省中医院，医生跟阿彪打了镇定药也没用，还跟我们说阿彪的情况要尽快送去中山三院或脑科医院，脑科医院更好，像阿彪现在那么年轻，越快

---

① 癫痫等脑部慢性疾病发病时的症状与精神病有相似之处，譬如都会有脑部放电，而且长期病患（持续性癫痫患者）其精神状况也会伴有不同程度的障碍，而且该病对病患社会功能的损伤与精神疾病相同，因此在残疾评定的实践中仍会将其归类为精神残疾。

就医越好。那时我们不认识路，而且阿彪还是很激动，那个医生很好，帮我们拉着阿彪，告诉我们路线，还帮我们叫好车，于是我们就去了中山三院。去到那边医生帮他打了镇定针，阿彪就镇定下来了，之后回到家，阿彪去厕所时，全身动弹不了，我们就立刻送他去脑科医院，最后医生评定他为精神分裂。(ZG－2)

（现在看病和吃药的情况如何？）我们都少去看病了，当初呢，就带上阿彪去医院会诊的，后来医生看得多了，经验也多了，知道这个病不是一两个月或一两年可以康复的，需要很长很长时间。现在，我们都少带阿彪去看病了。当初就带上阿彪去医院会诊，现在不带他了，直接去医生那儿拿药回来吃。月头他爸爸去医生那儿开单子拿药，拿完就拿一张清单回来，现在不用看医生，自己去拿药，反正我们的药都不变的。之前就紧张嘛，年尾、过年就加一颗药，退药的时候就不要说退一颗那样，就按 1/4、1/6 那样来退。就一路这样。(ZG－2)

2. 阳性病症和阴性病症

下面是社工在探访过程中观察到的患有精神分裂症（躁狂抑郁症）的精神病人在发病期间病症表现，具有典型的阳性病症特点：

（2011—08—03）探访中，案主（指精神病人）多次表现出眼神怪异，又会按着女儿的喉咙，说女儿那里会发出声音，不停地提到没钱，想到外面走动等。当问到想去哪，又说不出来，还表示带女儿去野外生活一下，社工问原因，就表示没钱，只能去野外了……案主的被害妄想加重，社工与女儿一同吃巧克力，案主多次让女儿不要吃，说融化了，吃了不好，又说有毒，不要别人给什么就吃什么。

（2011—10—09）案主当天的精神状态极为不佳，据闻昨晚一晚都没有睡觉也没有吃药，案主不停地说自己头疼，社工关心案主的身体情况，但案主一直不说话……社工关心案主，案主只是说了一句："在这里很痛苦啊，不想留在这里！"就跑到阁楼去了。在没人来的时候，案主突然在阁楼说："你们大队长刚才过来干吗啊？"案主幻听的情况较为严重。

（2011—12—08）案主坐着坐着，突然说自己是这个村子里最不正常的，连昨晚见到的那位白发的老伯都比她正常，社工问哪位老伯，为何这样想，案主表示自己的事自己知道。社工想再进一步了解，但案主已经不愿意再讲了。

（2012—01—04）案主夫妻俩当天主动来到社工办公室，在聊的过程中，案主不停地说"有人控制她"并且还说想到高的地方去，想到田里去，社工问她是什么人控制她时，她却突然拿出刀子来，脸部有点抽搐地问社工："有没有水果啊，我想切水果！"未等社工反应过来，她突然将刀子捅向一旁刚回来问候她的社工，并且口里说道："我怕自己把你当成水果切了！"但案主最终还是控制住自己了，没造成伤害。社工见她情绪有所安稳，脸部肌肉有所缓松，问她怎么回事。案主表示没事，就提醒社工们不要靠近她，她怕自己做出什么事来，她自己都控制不住，又不停地拉着丈夫要离开。（上述资料均来自社工的探访记录）

（三）精神病人发病病程

一般精神疾病都会经历"病发—康复—顶峰点—下滑—复发—停滞不前"的生病历程。有的照顾者这样形容精神病人的康复过程："就像过山车，有起有跌，在起伏中成长。起的地方是慢慢迈向目标，过上理想生活，跌的地方是生活上遇到困难，精神病复发等。"

第二节　照顾者基本情况

国际上对家属照顾者尚无统一的概念，2000年美国家庭照顾者支持法案为家庭照顾者下的定义是指在居家环境下负责为需要照顾的家庭成员提供生活、情感和经济照顾的人，该法案定义的家庭照顾者主要指与被照顾者有亲缘关系的家庭成员。在香港，家属照顾者指为长期病患、残疾、年老家人、幼儿提供无偿照顾的人。内地学者刘春年（1998）认为主要照顾者为"每星期照顾5天以上，每天照顾时间至少8小时，承担大部分照顾工作的家人"；刘腊梅（2007）指出照顾者是提供主要照顾服务即每周至少提供 40 小时的照顾且持续时间在 3 个月及以上的人。[①] 综合以上概念对家庭照顾者的概念界定，本研究将精神病人家属照顾者定义为：无偿为精神病人提供生活、情感或经济等照顾服务的与被照顾者有亲缘关系的家庭成员，每周的照顾时间不少于 40 小时，且持续照顾时间不少于 3 个月。

一 人口学特征

调查对象同时符合以下标准：首先，领取残疾证的精神病人家属（有血缘关系或姻缘关系）；其次，家属照顾者每周的照顾时间不少于 40 小时，且持续照顾时间不少于 3 个月；最后，家属照顾者在精神病人发病前后无精神障碍史。在接受访问的 30 个家属照顾者中，有 3 个作为试调查样本，余下 27 个被访者作为正式研究样本。被访者居住的地区分布在广州市 4 个城区、8 条街道、10 个居委会中。本研究中接受深度访谈的家属照顾者基本情况如表 2 - 2 所示。

表 2 - 2 　　　　　　　接受深度访谈的照顾者人口学资料情况

编号	性别	年龄（岁）	与被照顾人关系	照顾时间（年）	职业	个人收入状况（元）	受教育程度
1	女	66	母子	22	退休	低保	高中
2	女	54	母子	9	失业	无	中专
3	女	50	姐弟	18	事业单位	4000—4500	高中
4	男	22	子母	8	服务业	3000	大专
5	男	39	夫妻	11	理发师	5000—6000	中专
6	男	59	父女	20	失业	低保	高中
7	女	40	妻夫	18	失业	低保	初中
8	女	60	妻夫	25	退休	2000	初中
9	女	49	母女	23	提前退休	3000	大专
10	女	60	母女	28	退休	2200	初中
11	男	42	兄弟	2	临时工	1000	小学

---

① 曾莉：《上海市老年人家庭照顾者社会支持性服务的研究》，博士学位论文，第二军医大学，2011 年。

续表

编号	性别	年龄（岁）	与被照顾人关系	照顾时间（年）	职业	个人收入状况（元）	受教育程度
12	男	50	子母	20	物业经理	4000	大专
13	男	50	兄弟	20	无业	无	大专
14	女	49	母女	25	无业	无	高中
15	女	43	母子	17	临时工	2000	小学
16	女	49	妻夫	16	失业	无	初中
17	男	48	父子	16	临时工	2000	初中
18	女	47	嫂叔	13	清洁工	1000	初中
19	女	57	母女	10	单车保管员	1500	初中
20	女	50	母女	21	鞋面加工	1800	高中
21	女	51	母子	5	退休	3000	高中
22	女	43	妻夫	12	临时工	1000	初中
23	男	43	夫妻	3	服务业	3000	高中
24	女	39	母子	3	服务业	2500	高中
25	女	45	母子	6	服务业	2000	初中
26	女	54	母女	15	服务业	3000	初中
27	女	50	妻夫	11	无业	低保	初中
28	女	45	妻夫	11	临时工	2000	初中
29	男	48	兄弟	20	失业	低保	高中
30	女	40	妻夫	7	失业	低保	高中

二　照顾者特征

1. 性别特征

照顾责任女性化。被调查的30位照顾者中，男性10位，女性20位，女性是男性的2倍。在"男主外、女主内"的传统观念影响下，家庭中的女性成员被赋予"照顾提供者"的角色是理所当然的。家务劳动与照顾服务具有"技术性低"、"缺乏社会认可"的特点，向来被视为女性的天职。男性大多不愿从事这类"女性的工作"，两性角色是他们解释自己成为精神病人照顾者的最常见理由。因此，女性照顾家中精神病人，远比男性多，男性只是在家庭缺乏女性成员的情况下才承担起照顾者的职责。家属照顾者多为精神病人的母亲、妻子。家属照顾工作清楚地呈现出"女性化"的特征。

> 她（指妻子）本来身体是好的，现在得了这样的病，她因为家庭负担比较重。我就顾外、她就顾内嘛，就说两夫妻，一个内一个外嘛。我就在外赚钱，她就在内照顾家庭和儿子。这样，她由于劳累过度得了这样的病，而我赚钱呢我在外面接触人有说有笑，我就没这样的病。那就说我也有一点责任，就说我照顾家庭就比较少一点咯。就说重力功夫就我做，譬如扛煤气啊、买米啊那些重力功夫，比较重、比较辛苦的事，在家庭里我就承担这些。但一般照顾儿子、买菜啊、洗衣服啊、煮饭啊，她就做这些工作，虽然说做这样的工作看来很平常、很简单，实际上这个担子是很重的。我这些日子以来做这些任务，从现在开始承受这个任务，她做不来了嘛，换成我去做，我觉得这个担子是很重、很重的。我现在接了这个担子，哎，原来是这么辛苦的。（以前您并不觉得照顾家人和家里的事情有多辛苦？）从我来看，这些东西很简单而已啊！买菜，多容易就去到市场，我一路走一路就想买两棵菜心、买二两猪肉、买多少鱼，回来煮就是了，煮了吃就是了。吃完给他冲凉、洗两件衣服，就有时间休息咯、午睡了可以，很简单嘛。啊！原来现在这么辛苦，这么多活儿干，忙个不停！工作真的没得停下来！照顾他们早餐，吃完早餐你们没来之前我还是工作的，洗米、洗菜什么的洗衣服，尽是做这些功夫，那下午又要做，你们走之后又要做，又要给他们洗衣服洗澡，又得做，那你说多辛苦！哎，那就说，原来做家庭工作是这么辛苦的。虽然在外面赚钱呢也是辛苦，但辛苦中呢也有时间休闲，但做家庭工作根本没有，没时间休闲，很少时间看看电视。就只是吃饭的时候就一边吃一边看看这样子，除此之外都没什么时间休息。（受访人眼眶红了，头扭到一边，访谈中断）（ZG-1）

照顾内容女性化。不同性别的照顾者在照顾的具体内容方面具有明显差别，女性照顾者提供的照顾内容具有密集性、长期性、持续性的特点；

男性照顾者提供的照顾则具有周边性、替代性、临时性特点。照顾者的性别分工依循社会对两性的性别规范，男性被要求具有进取、坚强、独立、冒险的特质，而女性则被塑造为温柔、贤惠、利他、重感情的特质。这种性别规范导致男性在照顾内容上更多承担金钱、决策等工作，而女性则被分配了身体照顾、情感关怀等烦琐、重复性的工作。就具体照顾项目而言，男性照顾者提供的照顾项目主要有：一是经济支持，如提供精神病人及全家的日常开支、医疗费用、物质供给等；二是需要加大力气的照顾工作，如精神病人发病时身体控制及陪伴就医、修理家居和电器、房屋维护等。女性照顾者提供的照顾项目主要有：一是日常生活的具体事务，如做饭、洗衣、室内清洁、购物等，为行动不便的精神病人提供进食、更衣、沐浴、如厕等起居照料；二是情感关怀，和精神病人说话聊天，从言语上给予其关心和安慰，通过日常交流和互动维系精神病人及其他家属的情感。

照顾感受女性化。在诊断初期，女性照顾者的悲伤情绪比男性照顾者更为显著。在回忆诊断时，随着诊断结果的确定和照顾时间拉长，女性照顾者在第二年、第三年以后悲伤程度下降，而男性照顾者没有明显变化。笔者认为可能是女性比男性有更多直接照顾病人的行为，更频繁地面对触发悲伤情绪的情境刺激，会产生类似于"视觉疲劳"的感觉疲劳，而与病人的持续接触也提供了女性照顾者更多的思考时间，从而变成有利因素。而男性照顾者由于远离触发悲伤情绪的情境刺激而暂时被保护，远离病人使思考时间减少，从而使男性照顾者更难走出与诊断有关的悲伤情绪。因而在回忆诊断时，男性照顾者的悲伤并未减少。男性和女性照顾者的差异还体现在对情境的消极定义上。女性照顾者对情境的消极定义往往与病人的行为问题有关，如吵闹、骂人、打人、乱丢物品、沉默无语等，而男性照顾者的消极定义则往往与其感受到的社会对病人的接纳程度有关。

2. 年龄特征

照顾者年龄跨度大，最小年龄 22 岁，最大年龄 66 岁，平均年龄 48岁。其中，40—60 岁中年人群体占总人数的 80%（见表 2 - 3）。

表 2 - 3 照顾者的年龄结构状况

年龄（岁）	样本数量	百分比（%）	累加百分比（%）
19 岁以下（含 19 岁）	0	0	0
20—29 岁（含 29 岁）	1	3.3	3.3
30—39 岁（含 39 岁）	2	6.7	10
40—49 岁（含 49 岁）	14	46.7	56.7
50—59 岁（含 59 岁）	10	33.3	90
60 岁以上（含 60 岁）	3	10	100

照顾者多重角色的冲突。首先是家庭角色的冲突，中年照顾者是家庭的中坚力量，一方面他们扮演为人父母的角色，需要养育后代；另一方面家中的长辈也进入老年期，需要赡养和照顾；同时中年人自身生理功能与健康状况在走下坡路，由于缺乏充分的时间和精力，常常会顾此失彼，无法满足这些角色所提出的期望。其次是工作角色和照顾角色的冲突。由于要提供照顾，照顾者不得不改变工作时间、减少工作时间、利用休息时间做没有薪水的工作乃至放弃原有工作岗位，有工作的照顾者常常感到难以平衡工作和照顾家中精神病人之间的关系。这表示只靠个人力量，很难解决工作角色和照顾角色之间的冲突。在没有其他家庭成员、政府、工作单位或其他力量的援助下，这些中年照顾者只能忍耐。中年照顾者如果辞去工作，专事照顾，该家庭将会面临极大的经济困难。多重社会角色交缠在中年照顾者一身，当这些角色期待彼此矛盾时，就会产生角色冲突，进而严重影响到自身的发展，如身体素质下降、生活水平降低、精神生活得不到满足等。

3. 就业和收入特征

照顾者大部分是无业、失业、退休或打散工人员，且多为低收入或中低收入者，其中获得政府低保救助的有 5 人，本人无收入靠其他家人供养的有 7 人。据照顾者提供的资料，其中月平均收入最低的 0 元，最高的 3600 元，平均约 1420 元，低于广州市城镇居民月人均可支配收入 2858 元。虽然由于深度访谈并没有获得每一位照顾者的具体收入金额，但在访谈资料中我们还是可以看到对照顾者的贫困生活描述：

（你在照顾他的过程中有哪些困难吗？最困难的是什么？）怎么

说好呢，一句讲到尾，都是钱的问题咯。我差不多一份工资养全家，平时想买个衣服什么的，都不敢，我这些衣服都是亲戚他们不穿给我的。（ZG－9）

社工这样解释照顾者贫困的原因：

我认为主要是因为精神病是需要长期照顾、长期吃药、长期治疗的疾病，并且治疗效果具有不确定性，很容易复发，漫长的治疗过程给家长们带来了沉重的经济负担，家长们为了更好地照顾病人也失去了工作，没有收入。因此即使原来家境不错、家底丰厚的家庭，散尽家财、倾家荡产的也比比皆是，更不用说那些原来经济就困难的家庭了，"因病致贫"、"因病返贫"说的就是这回事。（SG－7）

4. 关系特征

根据照顾者与被照顾者的关系，可分为父母照顾者、配偶照顾者和其他。在本研究中，发现照顾者的身份主要有：父母 13 人（其中母亲 11 人，父亲 2 人）、夫妻 10 人（其中妻子 7 人，丈夫 3 人）、子女（儿子 2 人）、兄弟姐妹（其中姐姐 1 人，兄长 3 人），其他（嫂子 1 人）。可见，父母和夫妻（尤其是母亲和妻子）是最主要的照顾者，共占样本总量 76.7%（见表 2－4）。

表 2－4　　　　　　照顾者与被照顾者的关系

照顾者与被照顾者的关系	样本量	百分比（%）
父母	母亲 11 人	36.7
	父亲 2 人	6.7
夫妻	妻子 7 人	23.3
	丈夫 3 人	10
子女	儿子 2 人	6.7
兄弟姐妹	姐姐 1 人	3.3
	兄长 3 人	10
其他	嫂子 1 人	3.3

此外，研究发现不同身份照顾者的照顾工作有很大差异：父亲和母亲通常被视为责无旁贷的照顾者，其中母亲更积极、更重要；而配偶往往是最主要的照顾者，且妻子较丈夫承担更多照顾责任。研究还发现，从事家庭照顾的父母、配偶与成年子女相比，在照顾的介入程度上要深得多，个人压力和面对的问题也更严重。出现这种差异的原因，一方面相对于子女，父母和配偶没有其他可以依赖和替换的对象；另一方面父母和配偶把自己定位为一个理所当然的照顾者，父母的责任不可推脱，配偶甘当照顾者也有为子女考虑、替子女分担的因素在内。而成年子女有自己的事业、家庭等重心，在一定程度上缓解了父母疾病所致的应激紧张度。

三　照顾劳动基本情况

照顾劳动是指对人的直接照料活动，比如给被照顾者洗澡、喂饭、带他们去看医生、和他们交谈，以及陪他们休息娱乐等。照顾劳动不仅包括直接照料活动，还包括与被照顾者建立情感上的联系以及对他们福利的关爱。

（一）劳动内容

从劳动内容看，照顾工作是一种密集性劳动，主要依靠大量使用人力，而对技术和设施的要求和依赖程度低。照顾工作并非专业所称的"护理技术服务"，而是"喂药"、"精神病人三餐的准备和喂食"、"大小便处理"、"陪同就医"、"扶精神病人、陪精神病人、看精神病人"。

（你照顾两位亲人的工作大概是包括哪些工作呢？可不可以用你一天的生活来描述一下？）早上起床，首先看看他们的精神状况，你一早去关心一下他们，我感觉他们也会感到放心一些的。这可能是心态问题。然后是早餐，添衣加被的。看一下他们各方面的情况，这就基本上是吃和睡。关心到他们之后，他们就开始幻想他们自己的东西，做自己的事情。和他们聊一下天，有时候他们两个也会相互聊一下天。也会出去走一下，和邻居坐一下，聊天。那好了，到了中午，就煮中午饭给他们。最重要的是，她年纪比较大，适合吃的东西，这几十年也积累了，喜欢吃什么东西，会吃到怎么样。有时候会不知不觉大小便，自己就要搞卫生。中午自己喜欢睡觉就睡觉，喜欢做什么就自己做。到了晚上了，做饭就做全家人的。吃完饭，喜欢看电视就看一下电视，或者听一下收音机。他们喜欢做自己的事，就会做一下自己的事。一天下来就差不多是这样子。就是很平凡，很多琐碎事。有时候我也会和他们聊一下天，开导一下，有些什么事随便和他们说一下。答非所问也好，在他们心目中是……（是一种关心？）对对，没错。这是很重要的，如果他们发病你就很麻烦。他们两个会互相传染。我妈妈会不分青红皂白骂我一顿，又会拿东西扔我，打我。就是很多这种事情的。弟弟有时候也会跟着的，很奇怪，他们两个会这样。因为弟弟他从小，两个就生活在一起，分开不了。一分开，从心理上，他们两个就接受不了的。那个时候自己就……（被访谈者哽咽）（ZG－12）

（二）劳动方式

照顾者的劳动方式具有长期性、持续性、紧密性特点。

首先，从照顾时间看，照顾劳动具有长期性特点。连续照顾 10 年以上的照顾者共计 22 位，占样本总数的 73.3%（见表 2－5）。因此，照顾者的照顾可谓是"贴身"、"长期"。在笔者的调查中还发现照顾者为了做到 24 小时持续不间断照看自己患了精神分裂症的女儿，因为女儿发病时会用刀划自己的手臂、手掌和身体的其他部位，甚至在女儿的房间、客厅两处装上了摄像头，方便自己做家务或在其他房间时可以观察到女儿的行动。

表 2－5　　　　　　　　照顾者的连续照顾时间

	样本数量	百分比（%）	累加百分比（%）
20 年以上（含 20 年）	10	33.3	33.3
10—19 年（含 19 年）	12	40	73.3
9 年以下（含 9 年）	8	26.7	100

从照顾空间看，照顾者与精神病残疾人的关系非常紧密。两人同住的有 29 位，同住且同房间的有 19 位，同住但不同房间的有 10 位，不同住

的仅有 1 位（见表 2 - 6）。在国外一项对 38 名家属照顾者的定性和定量
研究发现，所有精神病人家属都居住在病人家庭以外。[①] 而在本研究中，
照顾者与病人空间的紧密重合，一方面显示了照顾者与病人关系的紧密程
度；另一方面也意味着照顾者更低的生活满意度和更大的照顾压力。

表 2 - 6　　　　　　　　　　　照顾者与被照顾者的居住状况

	样本数量	百分比（%）
两人同住且同房间	19	63. 4
两人同住且不同房间	10	33. 3
两人不同住	1	3. 3

（三）劳动分工

劳动分工是指人们社会经济活动的划分和独立化、专门化，它体现了
劳动过程中劳动成员之间的关系，即专门化协作形式。本研究中 30 名照
顾者都独自承担照顾精神病人的全部或大部分责任，很少获得来自其他家
庭成员的支持。其他家庭成员是补充性或间断性照顾的提供者，家庭照顾
呈现个别化特点，基本没有劳动分工与合作。这与已有的国内外对老人照
顾研究的结果很不一样。如美国学者 Carolyn Keith1995 年通过研究 31 个
老年痴呆症患者的成年子女提出了照顾者的三个模型，即主要照顾者模型
（primary caregiver）、伙伴照顾者模型（partnership caregiver）、团队照顾
者模型（team caregiver）。[②] 主要照顾者模型意味着一个人履行全部或大
部分照顾责任；伙伴照顾者模型意味着家庭成员相对平等地承担照顾工
作，在权威、责任、决定、执行决定等事务中也是平等的，虽然他人也可
能参与照顾但角色有限；团队模型意味着子女把自己看做被一种计划和整
合的方式组织起来，由大家一起分担所有的照顾工作。上述三种模型前两
种在本研究中均占一定比例，第三种情况没有出现。而且调查中还发现，

---

　　① Yulia Kartalova-O'Doherty and Donna Tedstone Doherty，"Satisfied Carers of Persons With
Enduring Mental Illness：Who and Why?"，*International Journal of Social Psychiatry*，2009（3）：
257 - 271.

　　② 转引自 Jenny Morris Social Exclusion and Young Disabled People with High Levels of Sup-
port Needs，原文出处不详。

父母和夫妻扮演主要照顾者，即一个人承担绝大部分照顾的责任。而子女和兄弟姐妹则多以伙伴间共同承担责任的方式照顾，譬如病人的子女和病人的父母共同照顾病人，或病人的兄弟姐妹共同照顾病人等，详情见表2-7。

表 2-7　　　　　　　　　　　　照顾劳动的分工

	主要照顾者	伙伴照顾者
父亲	2	
母亲	11	
丈夫	3	
妻子	7	
子女		2
兄弟姐妹		4
其他		1

（那平时儿子有没有帮你承担一点照顾丈夫的责任呢？）有时候就是背他爸爸上床睡觉，或者是上街的话，就是推一下他爸爸，回来的时候就跟爸爸聊一下天。（ZG-16）

大部分照顾者是独自一人负责照顾，没有人轮流接替。其他家属，要么斤斤计较于做多做少（如兄弟姐妹照顾者），要么干脆袖手旁观，这使他们的身体长期处于疲惫和压抑状态不能得到舒缓。部分人表示晚上也不能安然入睡，因为晚上仍需要协助精神病人如厕。沉重的压力破坏照顾者及其家庭的健康和福祉，过重的照顾任务不仅给照顾者一人带来身体和精神上的双重负担，也会影响到照顾病人的效果。

（四）劳动特点

照顾劳动有三个特点。

第一，照顾劳动是爱的劳务。"照顾"（care）一词在英文中有两层含义：照顾和关怀。首先，没有情感关爱的照顾不完整，劳动效果和劳动质量受到损害。比如缺少父母情感关爱的儿童，他们的认知能力往往受到损害。而其他劳动则不同，比如打扫房间，劳动者有没有关心房间主人对房间是否能打扫干净没有太大的关系。其次，与其他劳动相比，照顾劳动更需要供方发自内心的激励。这是因为照顾劳动的监督成本很高，对照顾的要求很难在合同中明确规定；同时，照顾的需方，如儿童、老年人、残疾人通常没有能力决定谁来照顾自己和为自己提供多少服务。他们得到的照顾往往是由照顾者决定的，而照顾者的决定不一定代表被照顾者的利益。也就是说，被照顾者的消费者主权是不完整的。因此，对被照顾者发自内心的爱对照顾质量非常重要。照顾时间越长，照顾者对被照顾者的感情越深。对被照顾者的感情使照顾者能得到高质量、低成本和稳定的服务。可是，照顾者却往往要为这种利他主义的爱付出代价。譬如，为了照顾精神病人，照顾者不得不放弃工作和减少闲暇。而有偿照顾部门的工作者，如保育员、护士等，他们的工资较低，有研究表明往往是因为他们不愿意通过罢工来改进工资待遇，担心这会伤害儿童和病人的利益。①

第二，与其他生产活动相比，照顾劳动具有非规模经济效应，通过增加人均照顾人数来提高劳动生产力的企图往往导致照顾质量的下降。由于照顾服务劳动生产力提高的速度低于其他部门，即有偿照顾的单位劳动成本增长快于劳动生产力的增长。因此，工作和照顾的矛盾很难通过机器对人的替代来解决。由于照顾受非规模经济的影响，高质量的有偿照顾服务是昂贵的，低收入家庭往往支付不起。所以，低收入家庭的照顾者通过市场替代（如雇佣保姆）来缓解工作与照顾的矛盾的能力是有限的。市场在追求经济效益最大化时，必然选择容易获利的人群服务，绝大多数精神残疾人无法就业，无法享受到企业对精神残疾人提供的福利。同时以营利为目的的机构照顾，也会有选择地提供服务，这必然导致一些急需服务的人士得不到协助。同时，营利性机构照顾，使用者要多付费用。根据调查，多数精神残疾人家庭收入较低，交易成本较高和监管成本等不足。而且由于照顾带有更强的个人化特点，很难以标准化的服务或产品，通过商业化方式实现运作。

① England, Paula and Nancy Folbre, "The Cost of Caring", *Annals of the Am Erican Academy of Political and Social Sciences*, 1999 (1): 39 – 51.

第三，家庭照顾有溢出效应。[①] 对儿童照顾的研究发现，对儿童早期发展和教育投入的社会回报率很高[②]，对儿童照顾的社会回报率高于家庭私人回报率。因为父母没有对子女财富和收入的产权，他们不能完全收回对子女投入的回报，而社会则获得了发展所需的高素质劳动力。育儿直接成本和机会成本越高，社会回报率与家庭私人回报率的差异越大。社会回报率高于家庭私人回报率的结果是家庭照顾的投入低于最优社会投入量。与儿童照顾类似，老人、病人和残疾人得不到从社会角度来说理想的照顾，企业也不愿意补贴员工对孩子和老人的照顾，因为企业不能得到直接的回报。

随着经济的快速发展，政府出于减负、为非政府机构增权的考虑，通过引进市场竞争机制，让服务的使用者拥有真正的选择权，来实现残障人士及其家庭的服务需求。但是，由于照顾劳动具有消费者主权不完整、非规模经济效应、信息不对称、溢出效应等特点，并且市场化照顾以营利的出发点提供照顾服务，这必然导致一些急需服务的人士得不到协助。因此，照顾劳动市场化在实现资源合理配置方面存在极大局限。21 世纪以来，政府加大了对社会保障的投入，但针对残疾人及其照顾者的保障体系建设远远不足。市场和家庭都无法满足的需求，政府需要通过政策干预提供。照顾劳动不应继续仅是市场、家庭或个人事务，照顾劳动福利化和社会化改革应逐渐成为政府和学界共识。

第三节　照顾者压力和需求

一　多重压力交织

国内外许多学者对家庭照顾者的情绪和心理压力进行了研究。我国学者认为，"照顾者负荷" 即照顾者因提供照顾工作，对身、心、社会各层

---

① Folbre, N., "A Theory of the Misallocation of Time in Folbre", N. and Bittman, M. (eds) *Family Time: The Social Organization of Care*, New York: Routledge, Ch, 2004, 1004 (1): 7 - 24.

② Carneiro, Petro and James Heckman, "Human Capital Policy", *NBER Working Paper Series*, 2003: 94 - 95; World Bank, "World Development Report 2006: Equity and Development", *Oxford University Press*, Now York, 2006.

面的改变所感受到的压力。① 现有研究对照顾者负荷的定义集中在两个方面：第一是照顾经历给家庭照顾者带来的负面结果；第二是对照顾压力的反应或感知。② 照顾者的负担有客观负担和主观负担，家庭照顾者的客观负担主要包括：照顾、经济、精神、工作、家庭和社交休闲；主观负担，包括焦虑情绪、疏离、愤怒等。③ 张红彩、李峥④在对精神分裂者家庭负担的研究中通过相关的量化指标总结出了相关家庭的心理负担、生理负担、社交负担、日常生活负担、家庭关系负担和经济负担。Berg⑤等的研究指出，98 例家庭照顾者中 30% 有抑郁症状。

本研究中，所有受访者都表示照顾家中的精神病人会面临方方面面不同程度的压力和紧张，主要体现在以下几个方面。

1. 工作压力

提供照顾对照顾者工作方面的影响是显而易见的。照顾者在讲述面临的困难时，工作角色和照顾角色之间的冲突是很多照顾者都谈到的一点。提供照顾对其工作方面的影响有两种表现形式：一是照顾者为了照顾精神病人，放弃了正在从事的工作，或放弃了继续寻找工作的努力；二是某些照顾者为了照顾日常生活，不得不放弃原来的工作，而调换到离家较近的工作单位。这些影响还会产生连带后果，有的收入水平降低，甚至不再有收入，有的即使坚持边工作边照顾精神病人，但在工作时也会感到不安心，进而会影响到他们的工作表现和晋升机会。

2. 经济压力

如前所述，照顾者的月平均收入仅占所在城市 GZ 的居民月人均可支配收入 2858 元的一半，而照顾者照顾精神病人，往往面临着看病、吃药、全天候照顾无法外出工作、收入低等经济压力，因此，基本上所有被访的

① 杨嘉玲、孙惠玲：《"照顾者负荷"概念分析》，《马偕学报》1992 年第 3 期。

② 张锦玉、吕探云、王君俏等：《脑卒中居家照顾者负荷的研究进展》，《护理学杂志》2007 年第 22 期。

③ 唐咏：《女性照顾者的压力与因应研究：基于深圳的个案》，《社会工作》2006 年第 12 期。

④ 张红彩、李峥：《精神分裂症患者家属感知病耻感的调查分析》，《中华护理杂志》2009 年第 12 期。

⑤ Berg A, Paloma KiH, Lonnquist J. Depression Among Caregivers of Stroke Survivors, Stroke, 2005, 36: 639 - 643.

照顾者都叙述经济压力是照顾者承担的最大压力。

照顾者在整个受访过程中，不断提及经济资源不足，并认为这是导致他们身体健康不良、精神压力大的重要原因。

（为治病你们应该花费了不少钱吧？）是啊。好多年啦，都不记得了，你想，他当时入院，一个月都整万块啊，芳村那边第一个月因为要做全身检查，就已经一万多块了。当时我们不知道这些病，也没有医保。之后我回来就跟居委会说，我们家的经济状况还有孩子的病情，吃药当时一天四十多粒，一个月都要400—600多块钱。所以之后街道就同意了我申请低保。街道都很关心我们的，不时都会问下我们儿子怎样了，因为当时我们真是经济不好，我又没退休，先生也是做一些值班的工作。（ZG-21）

3. 照顾劳动压力

照顾者每天除了要解决全家一日三餐、衣食住行等基本生活需要，针对精神病人，更要协助大小便、协助吃饭、协助洗澡、督促吃药、外出看病、在病发第一时间采取紧急措施等照顾劳动。而当精神病人是中年人，照顾者日趋年老时这一压力将变得更加凸显。很多照顾者都形容"特累"、"累死了"。

（在照顾护理方面遇到最困难的，令阿姨您感受到印象最深刻的是哪一个方面呢？）最困难的是大小便的问题。（那是怎样的一种情况呢？）反正有时候他拉不出来，那时候我就是要去帮他，就很麻烦的，自己最怕就是那个情况。（就是相对于换尿管，大小便是会更加令你烦恼的，令你头痛的，那个时候自己是会怎样去解决的呢？）呵呵，有时候就是自己做起来也会很烦躁的，第一次不行就第二次吧。（ZG-22）

（那在照顾玉婷方面你有没有遇到什么困难呢？）有啊，最惨就是带她下楼看病，真的惨啊，上一年年末，接近过年的时候，生病发高烧烧到40度，哇，足足……当时又下雨，一个星期天天背她下去吊针，夫妻俩，不对，三个人，加上儿子一起，一起搬她下去，下楼梯比较困难。她那么重，那时候天气又冷，今年接近过年的时候你说冷不冷，穿的衣服又多，背她下去，哇，第一天背她上来，七楼，我老公差点就……他们父女俩跌下楼梯了，惨就是这方面，如果不是这个方面就没什么所谓的，真的。哇，我老公背她出去，那腰差点都不能要了，还要背她到医院，外面街的医院啊。后来回来没办法了，就给了60元让一个保安小伙子背她上来，出去都是我老公背她的。（那除了上下楼比较困难，还有其他的吗?）对啊，所以那一段时间感冒了，我都怕了她，赶紧给她吃药，我真的怕了她了。我怕她那些痰，她如果不喝水，我就知道她喉咙痛了，赶紧给她吃药，吃了几天药，现在好了，我最怕就是她这个样子。她很少时候会感冒的，那一次就不知道是不是着凉了，那一天濑尿了，整个身子都湿了，毛衣也湿了，我就带她洗澡，可能迟了一些，冷一冷就变成气管炎了，就难搞了。晚上不能睡的，整晚起来，摸摸她，探热什么的，哇，那么烫，她又不喝水，不喝水没办法就灌。半个小时我就醒一次，你想睡一个小时都没办法，简直没办法睡。你一睡上床，闭上眼睛，听到她咳嗽就马上起床了，去摸摸她，哇，那么烫，快点扶她起床，灌水给她喝，半个小时起床一次，整晚都没睡好。（ZG - 20）

4. 身体健康压力

照顾是一条漫长而寂寞的路，作为家属照顾者往往是身体最差而且最后一个去看病的人。

困难就很难讲的，你想想看，请个保姆自己都没钱。现在我照顾她，像做保姆而且还要倒贴出来，给她治病，我现在单车棚的工作才收1000多元，那就全部都投入到家里面。你说她到哪里去攒钱给我做伙食呢，如果我不是因为她，不用承担照顾她的责任，我可以在外面去打一份工，随便都有2000多元，我自己更省心，回去我妈妈那里，和我妈妈两个一起住。到那时候就你（指精神病人）有你自己的生活，多么开心啊，等到够年龄了，然后就退休，拿一份退休金，那我自己都很安乐，实际上我自己就很好的啦，但是现在就不是这

样，反而变成是我去维护她，照顾她，弄得我自己的身体都差了。（ZG-19）

由于要搀扶病人、帮病人洗澡、发病时控制病人、送病人去医院等体力活儿，大多数的照顾者发现自己出现腰酸、腰痛、身体变差、抵抗力下降等健康问题。

> 腰很痛，医生都跟我说，你的腰有问题，要我去检查……现在就是腰酸酸地痛。就是这段时间才有，以前都没有。除了头痛、头晕、胸闷，还有就是视力下降。（ZG-16）
>
> 身体变差了，体重下降，现在只有八十几斤。抵抗力下降，试过无缘无故发烧感冒一个月。（ZG-9）

5. 心理压力

家属照顾者与患者朝夕相处，与患者接触时间最多，患者的幻觉、妄想等精神病性症状及伤人损物等暴力行为，使家属感到精神紧张，从而出现焦虑、抑郁、担心、恐惧等负性情绪。而社会对精神病人的偏见，也使家属产生自卑、耻辱、受排斥等心理，身心健康和社会功能受到严重影响。其中，烦躁、焦虑和抑郁是照顾者最常见的心理问题。

烦躁。照顾者每天重复着同样的、琐碎的照顾工作，长期以来，难免会产生厌倦和烦躁情绪。

焦虑。照顾者预期将要发生不良、危险后果时，表现出紧张、恐惧和担心等情绪状态。照顾者越感觉精神病人复原程度和复原概率没有达到预期期望时，越容易产生焦虑。照顾者对疾病的恐惧和接受治疗的精神病人的恐惧是一样的，"万一病情恶化，从家中再送到医院，可不可以处理得当，我也没有把握"（ZG-28）。

抑郁。指情绪低落、心境悲观、愉快丧失、对日常生活的兴趣缺失，有自责倾向，自我评价降低，伴有睡眠和食欲障碍，像是走到泥沼里，动弹不得。

6. 社交压力

由于承担照顾角色不得不减少社会联系和闲暇活动，减少拜访朋友的次数，使照顾者社会交往减少，对社会活动的满意水平降低。有的照顾者还同时照顾其他家庭成员，则会出现家庭成员间的冲突。"生活变得不方便"、"生活受限"、"家庭正常生活被扰乱"、"个人时间还要满足他人需要"、"被捆绑"、"没自由"，这些话语是受访照顾者在谈到该话题时频频提及的。

（照顾工作有没有影响到你的家庭关系、社会交往呢？）嗯，刚才说了，这肯定影响生活。还有一样，可能大家都很不愿意说的。这样，像我和我老婆都是，我们甚少，除非是很熟的朋友，亲戚才会来家里。一般的都是会拒绝，不会让人来家里的。这些还影响到我的小孩，她也是会有一样的心态。她的同学，不是很熟的都不会让他进来。这在无形中就影响到正常人的对外交往。这方面我不知道是不是很多人都不愿意讲，不知道能不能体会到这种感受。我自己这种感受就是很强烈的。很多时候就像，朋友同事来到你家附近，打个电话给你，你也招呼不了人家，也只能是到外面吃饭。人家就觉得你好像很神秘，但是自己内心又不想让人知道是这样。特别我这样，以前是做到中层阶段的，更加不愿意让人知道你家的底细。真正是内心话。（ZG－12）

儿子哭倒是不会哭，但是就是觉得好多同学就说你爸爸病成这个样子，有时候自己都会觉得很不开心，有时候一些东西讲出来又好像很难听，像是说"妈妈你为什么不和他离婚啊？然后带着我走啊？"小的时候都会有这样问过，长大之后的话都不会了。（ZG－28）

7. 多重压力交织

当我得知女儿患了精神分裂症后，内心万分恐惧，茫然失措。因为此病不仅对患者身心有伤害，家庭生活也得不到安宁，甚至对社会也造成危害。我感到自己的生活从此成为茫茫大海中一片浮叶，不知哪里是彼岸。我该怎么办？骤然感到各方面的压力接踵而来，使自己应付不下。首先是经济压力。因为女儿刚念完高中，尚未工作，没有任何经济来源，她今后的衣食住行医，做父母的必须一包到底。这个忙谁也帮不了，尤其是医疗费用的重压，更令人喘不过气来。其次是精神压力如大山重压，社会对精神病人及其家属的歧视，令人抬不起头来。另外，女儿患上精神病，发病时连她自己的生活都不能自理，作为父母不但生活上要照顾她，而且也是她行为的监护人，当我们年老体衰时，本身都要别人照顾，又如何能担起这个责任呢？心中这些苦水又向谁倾诉呢？这些压力使我对今后的生活感到痛苦、绝望，也想得很多很多……（家属组织内部刊物《凡人心声》"要变压力为动力"节选）

照顾者的经济压力、精神压力、社交压力层层交织。在堆积如山的压力面前，有的照顾者在多重压力面前甚至想一死了之：

我曾经有动过歪念，2009 年她发病了，大半夜睡不着，床那么窄怎么睡得下，她这么胖我也这么胖，她打完点滴很是有精神睡不着觉，我就推着轮椅……那医院出来就是江边，我就推着她到江边，半夜两三点，很安静，海风很舒服。我陪她在那里坐，想着想着说"莹莹，不如我们一起下去吧，那就什么都不用想了"，她竟然点头哦！哈哈！辛苦啊，她自己也觉得辛苦！我看着江水说"不如一起下去"，她点头了。江边有栏杆的，那么高的栏杆是无法冲破的，怎么办呢，还要把轮椅推下去，那怎么办，我也没法抱起她，那就放弃了。呵呵呵呵！我不会推她一个人去死，我也不会自己去死把这个包袱留给她爸爸，我肯定会陪着她的。想起来（东莞）那对孪生兄弟，他们不在了，她妈妈还在。这个（自杀）的念头是想过的，绝对想过！但真正要实施的时候，又没有这个勇气去做了。（ZG-9）

从以上资料可以看到，照顾者在照顾劳动、身体健康、经济、工作、社交、精神等方面都存在压力。照顾精神病人绝不是一个简单的给予过程，而是时间、情感和责任的全面关怀过程。

二 压力成因

照顾者压力或负担的成因：第一，精神病人的功能状况（疾病病情和失能状况）和问题行为（不合作引起麻烦的行为乃至破坏性的行为）；第二，照顾者特质，影响照顾压力的主要特质有年龄、性别、照顾时间、居住安排、共同照顾者人数、宗教信仰；第三，社会支持；第四，医疗费用来源。

1. 精神病人的功能状况和问题行为

精神病人病情与照顾压力。精神病人的病情拖得越久，精神病人受到的困扰越大，复原后精神病人复发的可能性越高，照顾者的压力则越大。当精神病人的病情拖得越久，其实表示精神病人可能在情绪上、思维上、行为上的阻碍不断持续。精神病人的幻象、幻听和情绪的起伏似乎已经成为生活不可分割的一部分。例如在幻象中想象自己很富有、英俊和充满才华，这些需要满足越久，越令精神病人陷在其中，无法自拔，甚至认为内在世界的可靠性和真实性比现实世界更好。病情拖得越久，精神病人受精神病的困扰越大，和社区、社会的距离越远，就代表他们复原的困难越大。而不断的住院、病情不断反复、不断的社会隔绝，间接让精神病人士习惯在病情和症状中打滚，使他们对精神病的适应比适应社会更容易。在社区中因为适应上的困难，在找工作、亲友相处、受人歧视等方面的压力下，很容易使病情转坏，又复发起来。而疾病的每一次复发又会带来新一轮照顾工作的启动，客观上延长了照顾时间，加大了照顾压力。

精神病人不合作与照顾压力。在本研究中，患精神分裂症、妄想症、抑郁症的精神病人疾病反复的重要原因之一是精神病人不合作，没有严格执行医嘱用药，有的忘记服药，有的擅自减药，有的中途停药，有的拒绝吃药。精神病人不依从医嘱、不与照顾者合作的原因有以下几方面：

一是自觉病情好转，不愿再服药。

（为什么不肯吃药？）她认为自己病情稳定，没什么问题，不需要吃药，量多了会想睡觉。以前她说吃药对病情没用，这次一开始推脱药很贵，不想吃。后来又说不喜欢吃药。每次说到吃药的问题，她的表情就变得很怪，话也变少了。我想过很多方法，但怎么劝说她都不愿吃，即使在面前吃了，过后又会到厕所吐出来，有时还将药融入水中或饭里，总之什么办法都试过。（ZG - 23）

二是用药时出现副作用，不能忍受。传统精神科药物容易产生肥胖、僵硬、行动缓慢、颤抖、流口水等不良反应和副作用，因而很多精神病人在服药一段时期特别是病情有所好转后都拒绝继续服药。

绝大多数精神科的药物都有很大副作用，最明显、最普遍的就是导致肥胖，所以很多女性精神病患者都不愿意服药。而且和进口药相比，国产的精神科药物副作用尤其大，会对身体的其他器官和功能产生损伤，譬如伤肝。所以很多医生在给病人开药时，除了开精神科药物，还会搭配护肝灵、肌苷片等这类保肝、护肝的药。我和香港的同行在交流时，他们就谈到这是很奇特的现象，因为在香港没有这样的做法。后来了解到香港医生用的都是进口药，而国内的病人一般用国产药，国产药的副作用比进口药大很多，因为这些药物的主要作用就是让病人大脑的思维不要那么活跃，简单来说吃了这些药会没精神、想睡觉。（那为什么病人和家属不转用进口药呢？）还是钱的问题，进口药的价格昂贵，是国产药的几倍甚至十几倍，这些病人的家庭不可能长年累月地支付这么昂贵的医药费。而且精神科的药物一般不能停，只能慢慢减，一停很可能会复发。另外药物的量也很大，我曾经看过病人服药，像我拇指大小的这种药（被访者伸出他的拇指展示给我看），病人每天要吃 12 颗，每天都要吃，不能停。这样的量谁受得了？一两天、一两个星期甚至一两个月你可以坚持，但一两年甚至一辈子你都要吃，谁受得了？如果是我，我也不愿意吃！（被访者很肯定地摇摇头）。（SG - 2）

接受治疗是很艰辛的日子，服药与注射药物后的副作用在她身上很明显，她的肌肉很僵硬，连说话也慢了下来，每次要想数分钟才能说出一句话，和以前那个活蹦乱跳的孩子简直就是两个人。看到这些，我心里真的很难受。（ZG - 28）

三是精神病未好，缺乏自知力，在幻觉、妄想的支配下不吃药。这样的精神病人与照顾者合作的意愿最低，不会接受任何劝说，有时需要连哄带骗，有时拿出家长的威严，有时甚至使用暴力手段来强迫病人服药。在笔者的调查过程中，接触到有的精神病患者由于有幻听和被害妄想等精神病症，不仅不愿吃药，而且有时连丈夫和女儿做好的饭菜都不吃，认为菜里有毒，有人要害她。

　　今天一天阿玲都不肯说话，一说话就要到外面去。她最近都没怎么吃东西，连水也很少喝，认为都是有毒的。早上我出去买了猪肠粉回来当早餐，她一直不愿吃，我问你怎么不吃，她也不回答。女儿在旁边偷偷说是妈妈怕有毒，于是就先拿起一块吃了。女儿一边吃一边告诉妈妈，肠粉没毒的，但她还是不愿吃，甚至连水也不愿喝。其实我和女儿都听到阿玲的肚子在"咕咕"叫，但她就是不吃。我问她饿不饿，她回答没感觉。最近她都吃得很少，怕她身体熬不住，就给她买了西瓜，希望她能吃点水分，但就连她以前最爱吃的西瓜也只吃了一点。（吃药的情况如何？）根本不肯吃药，哄也不吃，骗也不吃，吓唬她也不吃，只好想些硬办法（后来女儿告诉笔者，爸爸经常先打妈妈然后强行灌药）。不吃药怎么办，不吃药病就好不了，我们这个家还要不要过啊！（ZG－23）

　　除此之外，不愿与照顾者合作治疗的其他原因还有：用药方式或途径不方便，嫌麻烦；太忙，忘记按时服药，因而时断时续；经济因素，嫌药物太贵，或认为药价太便宜治不了病；不信任医师、怕中毒、怕成瘾，等等。

　　哄骗病人吃药是很多照顾者非常头痛的事情。因为药物的副作用，几乎很少病人会自觉自愿吃药。有的照顾者连哄带骗，比如说骗病人那是汤不是药，或者干脆把药混在汤里、牛奶里、饭菜里，让病人服下。但病人不是小孩子，就算是小孩子也会长大，长年累月这样做也肯定知道。时间长了，再高明的哄骗对病人也没作用。而且精神病人的服药量比较大，片数多，这种哄骗、暗服的办法非常困难。现在有一种口服长效药——"五氟利多"，为白色片剂，没味道，药效可维持3天至1周，可作为简便的暗服药，但它的副作用较大，服药后会手抖、四肢发僵、坐立不安，而且价格很昂贵，家属们也不太愿意病人服用。有的家属看到软的不行，就只能来硬的。（你是说用暴力的方法?）嗯，我能够理解他们很辛苦，这么做也是没办法的。但这样做只会让病人的抗拒更大更强，而且对家属来说也会加重他们的心理负担。（SG-3）

拒绝遵循医嘱服药的精神病人更容易复发精神病，多次复发后，一方面精神病人生活能力下降、工作退缩、社会活动能力也减退，精神病康复的时间延长，康复的概率降低；另一方面照顾者的照顾负担加重，照顾者为照顾不合作的精神病人付出了努力和艰辛，却不能得到精神病人的理解和合作，因此会产生委屈、抑郁、烦躁等负面情绪。

危害性、攻击性行为与照顾压力。如前文所述，精神病人发病时有阳性病症和阴性病症，如精神分裂症患者往往有较多的阳性病症，而抑郁症患者则更多表现为阴性病症。在照顾者看来，阳性病症特别是病人的危害性和攻击性行为具有破坏性和伤害性，将令照顾者感受到更沉重的身体负担和心理负担。

社会上经常会将精神病人称为疯子，这种说法有问题。在我看来，虽然都是疯子，都是家庭和个人的悲哀，但文疯子和武疯子的家庭命运并不一样。有文疯子的家庭，家人面临的问题一般是病人不能学习和工作，无法正常社交，家里开支增加、收入减少、经济困难这些。但有武疯子的家庭，家人除了要面对上面这些问题，还必须时时刻刻担心病人冲出家门伤人伤己，即使在家里关着，也要小心他黑白颠倒、乱喊乱叫、打扰邻居休息，这些家庭都知道要对病人做好"四防"，防伤人、防破坏、防出走、防自杀。家中有这样的病人，家庭成员的神经高度紧张，承受着巨大的精神负担，而且精神病病程长、容易反复发作，家人到最后往往彻底绝望，抱着过一天算一天的想法，非常辛苦。（SG-5）

2. 照顾者特质

杨倩华以 104 位台湾屏东县失能老人的主要照顾者为样本进行统计分析，以照顾者的个人特质为自变量，五大需求（由高到低排序是经济需求、生理需求、照顾相关资讯和技巧需求、心理需求、喘息服务需求）

为依变量，发现：生理需求显著受性别、宗教信仰影响，心理需求显著受年龄、教育程度、宗教信仰影响，照顾相关资讯与技巧需求受年龄影响，经济需求受教育程度、宗教信仰影响，而喘息服务受个人特质影响不显著（不论何种特质的照顾者都没有该种需求，因为这些老人已接受居家服务）。[①] 这一量化研究结论对本研究有参考意义。

照顾者年龄：年龄越大，感受到的负担越重。60岁以上的老年照顾者本身就存在年老力衰的问题，加之照顾病人，压力很大。随着年龄的增长，对病人的照料感到更加力不从心，担心精神病人今后缺乏生活照顾，从而产生抑郁、焦虑情绪。作为配偶，老来无依，产生很强的孤独感和绝望感；作为父母，由于子女生病，因病致贫，因患病无法像正常家庭一样老有所依、老有所养、传宗接代等，从而导致各种心理压力和负担。

照顾者性别：女性照顾者更倾向于在不同场合表达心理压力，如她们经常会寻求配偶、兄弟姐妹、子女的帮助和支持，较少寻求家庭外部的社会支持。但女性照顾者往往是全职照顾者，无工作，无收入来源，当配偶和家庭没有可靠的收入来源时，女性照顾者往往面临较大的经济压力。男性照顾者更善于寻求家庭之外的社会支持，找政府、找残联、找社工甚至找媒体解决看病、就医、托养、廉租房、低保等工具性需求和困难，如受访者ZG-1、ZG-5、ZG-6、ZG-17、ZG-28等。但男性照顾者需要同时肩负"养家糊口"和"照顾病人"双重责任，其心理压力比女性照顾者更大。

照顾时间和居住安排：随着照顾时间的延长，照顾者所承受的压力会增大。与精神病人一起住的照顾者比没与其一起住的照顾者承受的压力更大。在笔者的调研中，发现有一位照顾者因为无法忍受与患病弟弟共同生活的压力和煎熬，10年前与丈夫和孩子从原来的家中搬出，在病人居住的社区里另租了一套房子生活。在访谈中，照顾者始终不愿提及这一段转变的经历。

　　　有一阵子，我觉得很烦，我自己又经常病。我就想着说，不如放

---

① 杨倩华：《失能老人的主要照顾者之需求研究——以屏东县接受居家服务者为例》，硕士学位论文，台湾长荣大学，2010年。

弃。2002 年的时候，医生说我身体不好又要坐轮椅什么的（就是在去普陀山的前后吧），那个时候我身体很差很差，不能做重活，经常发晕，所以我就想放弃……我比他大 10 岁，他喜欢黏着我，经常想见到我，想我在他身边那样，我在他身边他情绪就会好点。不然的话就到处发疯似的打人。这些年我也被他打过不少。发疯的时候就打你。（他也打过你？）不少了。我的头发就是给他吃掉的，我这里啊，有一个洞就是他发疯的时候抓了我的头发咬掉的。（经常打你吗？）不是经常，控制不了就会打人，像是有人拿了他的东西，他认为那个人会伤害他、欺负他，他就会发疯。（有没有伤害你老公和孩子？）那倒没有。我老公人很好，不管我的钱，我的钱都用在我弟弟身上了。他好就好在这里，不管我的钱，他也知道我的钱都用在了我弟弟身上。但家里有这样的病人真是很烦，后来我老公也烦了，赌气叫我不要再管我弟的事，不然就和我离婚。听他这么说，当时我真想死了。我也曾经拿过敌敌畏回单位喝的，工友都劝我说不行的不行的，不要想不通。自己身体也不好，还背着一个包袱，很辛苦……（哽咽，眼圈红，访谈暂停）后来我们就搬出来住了，现在我每周去看他三四次，给他带点吃的喝的，顺便帮他洗洗衣服、搞搞卫生。（ZG－3）

3. 社会支持

社会支持能有效缓冲困难和压力对照顾者的刺激。当照顾者遭遇不幸时，家庭、亲友、同事及社会各方面的关心、支持和理解可以有效降低和缓解压力的强度，使其平稳应对压力，摆脱困境。缺少或不能很好利用社会支持系统的个体，面对同样强度的刺激时，生理和心理上的反应都较为显著。社会支持的程度越高，照顾者感受到的压力就越低。

4. 医疗费用来源

在当前中国，医疗保障仍以社会医疗保险而非医疗救助为主。虽然城镇居民可以选择参与两种不同形式的社会医疗保险——城镇职工医疗保险和居民医疗保险，但对失业的精神病人而言，居民医疗保险是其唯一的选择。而参与居民医疗保险，一方面无收入的病人必须自己缴纳参保费，不能获得政府救助；另一方面居民医保在精神科门诊和药物上提供的保障很有限，正如一位社工所言，"病人能从居民医保获得报销的药品不多，以国产药为主，这类药品虽然价格低，但需服用的药量大、副作用强、疗效一般，很多家属出于效果和副作用的考虑，不到万不得已，不愿长期给病人服用这类国产药"（SG-2）。而选择那些疗效好的进口药，则意味着医疗费用必须由家庭承担，由此会给照顾者及家庭带来沉重的经济压力。

三 照顾者需求

海尔曼（Hileman）等在针对照顾者需求的研究中指出，需求是指"一种对个人而言重要的情境，而且在个人所处的环境中并未得到满足"。麦金普（Mckillp）认为需求是某些事物的缺乏并可能导致个人生活受到影响，唯有提供所缺乏的事物，才能弥补所受的影响。莱思科（Leske）则以为需求是个人意识到的一种要求，而这种要求若能被满足则可以减轻或消除个人立即性的困境，以增进其感受上的满足。

本研究采用 Hileman 所做的定义，对该定义可进一步解读为照顾者在照顾的情境中，为了达到满足照顾工作目的的各种基本需求。而这些需求就照顾情境而言，有其迫切性和必要性，如能获得满足则可以减少烦恼。照顾者因为不同的压力、照顾情境而有着不同的需求，如果能够了解照顾者的需求，有计划地提供照顾者所需的支持，则可以减轻照顾者压力的程度，并维持其家庭功能。

（一）喘息需要

笔者所走访的 30 位照顾者无论个人特质、病人特质和照顾情形（照顾时间、照顾费用、照顾方式等）如何，都有强烈的喘息需要，这可能与照顾者长期个人承担主要照顾责任，无人替代有关。

（那现阶段，你最希望得到哪方面的帮助呢？）两方面，一方面呢就从他们精神病人康复的角度去看，一个是外界多一点人来与他接触，谈一下他的情况，和他沟通。这个其实是一个心理治疗。另一方面是一个经济角度，对于一个家庭来说，我们家本来是一家三口，是一个很幸福的家庭。家里有两个精神病人，就拖累了整个家庭。经济，生活，甚至包括思想，很多方面是受影响的。反过来说，一个正常的家庭不能够正常地为家人、社会去付出，做有价值的事情，创造财富等的事情。你的专注完全在这里，说句不好听的就是他完全拖累你。分了很大一部分时间、精力、金钱去照顾。而这一部分社会上很多的人是看不到的。（那你刚才说到，两位亲人是影响到你原来的生活。）对对，所以我就想能不能有机构，政府部门可以收留他们，然后解放我们呢？这一个是我自己很想。但是换个角度来想，政府可能没有那么大经济能力来负担。那自己经济又不允许，又做不到，所以这是个矛盾。另外，自己又很想过正常家庭的生活，正常的工作。所以这方面比较矛盾。（ZG－12）

（那成哥病发之后，会不会对阿姨您原来的生活产生影响呢？）有啊，最大的影响就是我没有自由了。一天都得困在家里，我哪里也去不了，我出去的话不用对着他，就是去市场，不然就是在家里。没有办法走出去，好像说是回乡下，去亲戚家是根本没有办法走开的。（在成哥出事之前的自己是自由很多的，是吧？）是啊，自己想去哪里就去啊，也能够出去啊，现在的话他就是我每一天的中心。（有没有跟成哥提起过自己需要出去走走？）有说的啊。（那成哥是怎样的反应的？）他就说"你有本事的话，你就去吧"，不过他始终都没有让我出门。就像我说想要出去走走，或者出去玩一下，如果哪一天他让你出去了，那回来接下来的几天他都是不会再理睬你了，就是大发脾气。（ZG－16）

我自己一个人真的很烦，没地方发泄，有时候烦得心都在喘气。没地方喘气很压抑，都会找惠贤发泄的，她有时候就说："妈妈，你无端端的发我脾气干什么？"我就说我看着你就觉得烦了，我买完东西回来自己都没怎么吃，我都想找个人聊聊天，散散心，没有的啊，我唯一可以就是去楼下……（哭得很伤心）（找些邻居聊天吗？）嗯嗯，到单车棚那里和那些人坐在一起聊聊天，所以我一回家，头就开始有点痛，为什么呢？我先生都说了，女儿肯定不会比你长命，凡是这些病肯定不会什么的，所以自己想着想着，心里都很担心。现在我妈妈就已经担心我了，她本来都已经83岁了，今年六月初十就是83岁了，我妈说了我现在都不用你来照顾我了，现在变成我过来了，两个人照顾一个（意思是：妈妈、外婆共同来照顾孩子）。那我自己，将来年老了，谁来看你啊？谁来照顾你啊？我就告诉她说你不用

担心了……（ZG-19）

（现在你最想做的事情是什么？）旅游，去玩。全家去香港，阿彪都没去过的，我很喜欢去玩的，出外活动啊，但是广州市内不喜欢，太多人了。特别是他爸爸，不用骂那么多，烦那么多。人会放下很多的，出去旅游。（你们两夫妻有没有一起出来旅游过？）有，两个人，很少很少，就有一次去中央公园，那些人发票，二十块一个人，就这样去了一次，早上去晚上回。（您为什么觉得旅游是让你最开心的一件事情啊？）减压嘛。你整天关着我，整天带着儿子，整天带着他很烦的。（出去旅游可以让你减压？）是啊，这次我去7天，去了杭州，回来之后好多了。（ZG-2）

（那现在照顾她最大的困难是什么呢？）困住我的时间。我本身也是个很外向的人，不喜欢常常宅在家。但就是因为要照顾她……我一直都说，你们都知道我是很想去工作的，但是现在这个环境下，怎么做呢？只能够拿货回家做。我觉得最主要就是困住我的时间，首先我不谈钱，钱多钱少不是问题，多有多用、少有少用，我先不讲这个。最好是一周有一两个半天有社工或义工帮我照看她，带她上街或在家里玩，她精神好的时候可以上街，精神欠佳的时候就在家里玩。那我就能抽出时间，我认为我每份工作都能做得比较好，在每个单位都能交到一群朋友，比较平易近人，所以现在也可以说是有比较多朋友。现在是没有办法，迫于无奈，我并不想这样。小莹现在如果有条件进安养院，就解放了她也解放了我。（ZG-9）

在被捆绑的感受之下很多照顾者都表达了想送精神病人去托养的愿望。

现在就是想着，区残联现在在石景开了一间托养中心，但是，我们没有条件，进不了。我就想送莹莹去托养。我和残联的主任谈过，她来过我们家的，问我有什么困难。我告诉她，就是想送莹莹去托养。但是她说我们不够条件。送去托养的家庭都是低保的。我也说，我们是边缘户，不是低保，所以我们也是不能考虑的。他们现在收的都是低保户，她和我说的。她说现在那边收的都是低保户，或者是那些家人都很老的。现在就还没轮到我。我妈现在年纪也大了，我妈也帮不了多少，我女儿都二十多了，我妈都八十多了。我妈都要人照顾，所以，那时候我女儿小，就需要人帮忙照顾。现在没有人帮得了我。所以我现在迫切希望有个托养中心，可以帮我把莹莹托养进去。我照顾她，她都不小了，二十多岁，我自己都感到力不从心。她很大力了，她比我还重，我自己也不轻。她也不想事情，不运动。吃饱了就睡，睡醒了就玩。那就长肉咯，就重咯。所以，很多时候，我都感到力不从心。如果有一个地方安置了她，解放她了，我也可以说是另外一种生活了。就是不一样的生活了嘛。起码我可以继续工作。其实我很想工作的，又不是七老八十，干得了活的嘛。虽然年纪也不小，但是我还是觉得自己有精力干活。那现在照顾她，我怎么工作呢。如果有一个地方安置她，我绝对可以工作，可以为社会贡献一份力。（ZG－14）

家中照顾者除了表达人际关系的不平等和被强迫的无奈外，还有自己被绑死的痛苦。前者让照顾者觉得付出后所得不是感激而是不满和嫌弃，后者让照顾者觉得被隔绝在社会之外，家成了禁闭之所，常年无休无止。因此照顾者所希望的是"喘息式"、"取代式"服务。一项照顾者的研究显示，六成以上主要照顾者希望雇看护工或送安养院①，却都因家人或精神病人不答应、或太贵、或服务不佳而打退堂鼓，可见这种潜在的需求比例极高。照顾者为了承担照顾工作而退守家庭的私人领域中，将自身的能力做低度的、非生产性的利用——这样的被照顾者，处于经济上和生活上的依赖状态中，依赖着其他家人，当家人收入不足，将会落入可怜的情景，而假使家人愿意一直背负着他，而他又会是一个沉重的担子拖累家人。

（二）情感支援

如前所述，照顾者承担的压力过大，但无人倾诉或没有人告诉他们该怎么办，他们都需要通过一些渠道宣泄压力并获得情感方面的支持。如

---

① 刘毓秀主编：《女性　国家　照顾工作》，台北女书文化事业有限公司1997年版，第173页。

ZG-21，今年51岁，刚刚退休1年，在儿子19岁的时候发现他有自虐（自己打自己、用刀割自己）的现象，到医院后诊断为精神分裂症，为此A女士辞退了工作，专门照顾儿子已经将近五个年头。A女士告诉笔者，当时发现儿子得了这个病，整个人都崩溃了，真的有想自杀的念头。看着他自己打自己、伤害自己身体的时候，她每天都在哭，晚上都睡不着觉。她提及自己经常在家，除了照顾儿子以及和一个最要好的工友出去走走外，基本上都是面对四面墙，自己都会觉得很压抑，也想找多些朋友一起聊聊天。又如ZG-27，今年48岁，丈夫早在两年前因与别人打架，出现脑震荡后精神出现异常，时常幻想有人害他，后被评定为精神三级残疾。在访谈中了解到，丈夫由于经常晚上大吵大闹，说别人要害他，导致邻居经常投诉与不满。照顾者要经常向邻居们赔不是，很多时候F女士都在家里面，避免出门。因为丈夫的关系，照顾者也出现了抑郁症状，要一直吃药，精神压力比较重，平时没什么人可以跟她说说话。在社工开展的小组活动中，该照顾者都是比较沉默寡言的人。

（三）社会交往

家庭照顾者因为要照料精神病人，空余的、用于社会交往的时间非常有限，某些社交活动如朋友聚会、外出旅游等都会受到不同程度的影响。长此以往，整个家庭的社会交往圈子也会随之变化。当精神病人不能被其社交网络中的伙伴理解和接受时，其照顾者将会减少与他们的接触。如果遇到精神患者外出后发病，伤害到别人，其照顾者是需要承担责任的。为避免其伤害到别人以及世俗的眼光，很多家庭照顾者都尽量多留在家里照顾他们，而避免经常外出，久而久之，人际交往就弱化。ZG-26今年52岁，女儿由于升学压力太大而出现精神问题，有严重的幻觉幻听以及被害妄想症状。照顾者已经退休，现在全身心地照顾女儿，有时候药量不够，女儿会有失控的情况出现，所以要经常寸步不离地看着女儿。照顾者的生活场景都是工疗站、市场、医院、家里几个地方，没什么休闲娱乐活动。而他本人是比较喜欢上网的，也很喜欢参加社工举办的一些亲子活动。他告诉笔者，因为社工举办的活动，他能够暂时把女儿放在这里，自己能够得到空闲的时间到附近走走。而ZG-25因为难产的关系，儿子出生后就发现有大脑发育迟缓的问题，六岁半开始出现癫痫，直到24岁开始由癫痫引发精神分裂，会自言自语、失眠以及精神异常，目前诊断为精神三级残疾。在笔者家访的时候，发现案主精神良好，能够与笔者正常沟通，日常生活能够自理，会自己定期吃药。照顾者提到自己出门买菜都要带着儿子，平时也没什么休闲活动，当社工提及是否愿意来参加小组活动时，照顾者很乐意来参加。她说很多人都不理解她儿子的病情，也会有些异样的目光，希望可以认识有同样经历的人，能够倾诉一下，多认识一些朋友，也希望带着儿子一起去。因为也希望儿子多接触外面的世界，对他的病情也有好处。

（四）医疗需求

精神病人家庭中，由于精神疾病患者需吃的精神药物较多，很多时候照顾者都要为其吃药问题而烦恼。而到医院看病，医生由于病人比较多，往往不会为病人家属详细解答更多事请，很多家属都希望能在医生那里多了解在用药以及副作用方面的知识，在社工开展的小组活动中，其中"医生面对面"的环节中，各位照顾者是最活跃的，到小组结束后还围着医生，不愿离开，由此可见很多家庭照顾者都希望得到医疗方面的协助。在医疗需求中，多位照顾者（ZG－3、ZG－4、ZG－21、ZG－23、ZG－28 等）都表达了希望获得能让病人乖乖吃药的方法。如 ZG－4 提到他母亲经常不肯吃药，说吃药后不舒服、麻痹和犯困，很多方法都不能让她乖乖吃药，照顾者为此很担忧，因为母亲病发会在屋内点火或彻夜不归，照顾者希望社工能开导她让她吃药，并且询问是否有其他精神药物替代现在的药物，减少吃药后的副作用。

（五）经济需求

在笔者所访谈的 30 户家庭中，其中 11 户是低保低收家庭，其他家庭经济来源大部分都是退休金、政府的福利救助和补贴等。由于精神病人的关系，家庭经济环境都不大好。如 ZG－25 全家五口就生活在 17 平方米的小屋子里面，下大雨房子就会进水，房子又黑又脏（笔者进行家访时，曾试过有老鼠跑到笔者的鞋子上），靠每月 2300 元的退休金以及大儿子夫妻俩的 2000 元工资生活。需要支付小儿子的药费、孙子读书费等，生活都比较拮据，ZG－25 自己有时会出门捡破烂，卖几个钱帮补家庭，想申请金沙洲的廉租房却不成功，希望能够得到住房方面的帮助。

（六）需求满足的可替代性

学者史蒂薇克（Steverink）[1] 在研究老化过程中发现需求有两个层次（生理健康和社会幸福）和五个方面——生理健康包括舒适和有刺激，社会幸福包括行动能力受到肯定、关爱和地位。学者史蒂薇克认为这五项需求会随着时间、文化、性别而有所不同。例如男性照顾者承担地位上失落的冲击比女性大，同时重新调整找到另一个新地位的困难度也较高。即使给予男性再多生理上的舒适也无法替代他在地位上的丧失所带给他的主观的沮丧。因此，在这五项需求目标中，生理和社会这两个大的面向，彼此之间没有替代性，即生理层面即使完全无虑，而社会层面无法顾及时，再多再好的生理满足也无法提升照顾者的需求满足感和生活品质，反之亦然。但是在这两个面向中各自有 2—3 项彼此之间有替代性。例如当男性照顾者社会地位丧失了，如果家人的关爱和其行动能力受到肯定，则对照顾者的影响不会有太大的变化。因此，当照顾者的生理需求、社会需求都得到某种程度（不一定要很多）满足时，远比照顾者仅在生理或社会单项满足（虽然非常满足）时所获得的满足感和幸福感要更高。

第四节 照顾动机和意义

一 照顾动机

在家庭照顾的有关研究中，"围绕着家属为什么提供照顾"代表性观点有：

微观层面的利益互动：社会交换论。有研究者（熊跃根、陈彩霞、许艳丽等[2]）利用社会学家霍曼斯提出的交换理论分析家庭成员间的互惠关系、照顾和利益回报。以老人照顾为例，交换理论认为家庭对老人的"照顾"这一行为是子女将父母的养育之恩，以经济、劳务或精神上安慰的形式回报给他们，用经济学的语言来表述，这是一种债务上的"偿

---

[1] Nardi Steverink, "Towards understanding successful ageing: Patterned change in resources and gadls", *Ageing and Society*, 1998（4）.

[2] 熊跃根：《成年子女对照顾老人的看法》，《社会学研究》1998 年第 5 期；陈彩霞：《经济独立才是农村老年人晚年幸福的首要条件》，《人口研究》2000 年第 2 期；许艳丽、谭琳：《公平理论在农村家庭养老人际关系中的应用》，《人口研究》2001 年第 2 期。

还"。在中国传统文化中，下一代对上一代的赡养可以说是一种时序性的投资回报。也有学者指出，除了时序性互惠，代际间还存在同时段性质的合作互惠，比如以服务换取经济安全，或以未来遗产换得现时的支持服务。① 社会交换理论的核心是交换双方的"互惠"，它包括父母与子女之间的"投资—回馈"式的资源交换，即子女赡养父母，是对父母抚养子女的一种报答。当老人和子女认为自己的投入得到了承认或补偿，他们就会进一步保持一种良好的互惠和互助的关系；相反，养老关系受到威胁，照料提供者会减少投入、增加产出、严重到终止关系。也有学者认为，这种子女对年长父母照顾的互惠基础是基于血缘关系的承担和情感纽带②，而不仅仅是简单的代际资源交换的契约关系。③

宏观层面的制度和文化：道德整合论。家庭照顾也受到文化、习俗的影响，比如在中国社会传统上一直强调的"孝道"、尊老爱老及赡养老人已经成为备受推崇的社会道德范式，有很深历史文化根基。也有学者指出，这种文化价值规范在特定社会里因为老人与子女间的互动而被强化，即老人会因为本身较高的社会地位，而被社会期待要求得到较多的子女照顾。④ 因此，这种代际的互惠关系不能简化为代际财富流动或个体之间纯粹的利益互动，两代人之间在情感、血缘方面的"代际团结"也是重要基础，显然社会交换论无法回答当被照顾者是没有互惠和交换能力的精神病人时，为什么照顾者还要提供长年照顾？而道德规范论也无法解释照顾关系为什么可以在同代人而不是两代人之间维系？因此在回答精神病人照顾者的照顾意义或为什么照顾的议题时，需要有新的解释框架。笔者在访谈中发现，几乎所有照顾者在表达自己的照顾角色时，都将"责任"自

---

① Lee, G. R. Netzer, J. K. & Coward, R. T., "Filial Responsibility Expectation of Intergeneratioal Assistance", *Journal of Marriage and the Family*, 1994 (8): 559.

② Litwak, E. & Meyer, H., "A Balance Theory of Coordination Between Bureacrqtic Organizations and Community Primary Groups", *Administrative Scicnce Quarterdy*, 1966 (11): 31 – 58.

③ Bengtson, V. L. "Is the 'Contract Across generatons' Changing? Effects of Poprlation Aging on Obligations and Expectations Across Agc Grorps", In V. L. Begtson andW. A. Achcnbaun (Eds.), *The Changing Contract Across Generations*. New York: Aldinc De Gruytcr, 1993.

④ Cox, C. and Gelfand, D., "Familial Assistance, Exchange and Satisfaction Among Hispanic, Portuguese, and Vietnamese Elderly", *Journal of Cross – Cultural Gerontology*, 1987 (2): 241 – 255.

然地合理化，同时将照顾家人的道德期待与自己的成长或对其他家属（尤其是子女）的范式效应相结合。根据照顾者的谈话，照顾者对照顾家人动机的理解所反映出来的主要理由可以归纳为以下几点。

1. 基于血缘关系而产生的照顾动机

照顾家人、照顾亲人是一种天经地义的事情，是理所应当的，这反映出传统道德价值观念的深刻影响：

> 怎么说呢，她是我的亲女儿，怎么样都不能抛弃。有人说，养这样的女儿会拖累一生，把她送出去算了。现在不是也看到街边有精神病人在外流浪，无家可归。我想，我既然生她出来就要负担一生，就一边工作一边照顾她，一直到现在她31岁。我觉得人要有亲情，对父母要有孝顺之心，对女儿要有爱护之心，有爱心。（ZG-6）

> （那是什么动力支撑你去照顾玉婷二十几年那么长时间呢？）因为她是我女儿啊，你说这一份……真的，我连死去了一只小猫我都会哭，看电视我也会哭，那是我的女儿来的，你说我的心有多痛呢！对啊，我看电视人家哭我也跟着哭的，就会流眼泪，我儿子就说妈妈，你不要看了，你看电视纸巾都没有了。（是亲情支撑你去长期照顾她，我这样说对吗？）对啊对啊，自己的女儿，就算是怎样她都是自己的女儿，她自己也不想的，对吧？她也是给病魔折磨成了这样子，没办法的，如果不是的话，就像你，都出来工作了。（ZG-20）

> （阿姨，你照顾他们的心情或心态是怎样的呢？为什么你可以坚持照顾这么多年？）怎样啊，我是没有办法，辛苦也没有办法，自己人，是吧？如果是其他人，你也不会这样做啦。怎么样都没办法，这是命没办法。最多，唯有现在我有一天命就养他们一天，照顾到我死的时候。总之有我一日生我就养一日、照顾一日，照顾到我死就闭眼咯。（ZG-8）

> （其实是有什么动力去支撑阿姨您去把成哥照顾得这么好呢？）我觉得这条路是自己选择的，不想说做人做到这么坏，既然他是已经病了，就去面对事实，去照顾他。就是希望以后儿子出来会有出息，呵呵，为了家庭啊，不是说这个家庭好像散架似的。（那您觉得整个照顾过程下来的话是会有什么意义的呢？）做了两夫妻，都已经是做

了两夫妻，都是有这种义务去照顾他，或者是说无论哪一方做对，哪一方是生病的，都是有这种责任去互相照顾。(ZG－16)

2. 基于情感满足而产生的照顾动机

（你现在一天都在外面是不是，阿彪他自己在家，那你在外面你会不会好想快点回去照顾他？）非常着急想回去照顾他。（每天都有？）天天都有，我一出来，一看到钟，一到 4 点就想起他的了，自然就想起他的了，自自然然就想起他的了，就算我很专心地工作，但一到 4 点就什么。像那次大聚会也是这样，一到 4 点，我就说"阿聪、小梁我走先了"。不知道为什么这么自然，我也没有表，一到时间自然就会想起他的了。不知道为什么，就有这样的感觉了。早上我都想带他出来。(ZG－2)

3. 基于社会责任而产生的照顾动机

"不给社会制造麻烦"也是很多照顾者在言说其之所以坚持自己照顾的重要理由。这说明一方面照顾者把照顾病人视为一件非常麻烦的工作，另一方面照顾者将照顾工作上升到替政府和社会承担责任的公共道德层面，赋予自己的劳动以超乎个人和家庭利益之上的意义，有助于减轻照顾给他们带来的压力和不安。

（那你觉得照顾两位亲人，有没有什么意义呢？）如果从大一点的层面来看呢，毕竟他们两个是废人，可以这么说，他们不能给这个社会、家庭带来什么，反而是个累赘。但他们两个又是一个生命，你不能不去理他们。我很难说明白是什么。（可不可以这么理解，因为你的照顾，让他们的生命得以延续？）那是一定的，以我们现在这样的制度、体制，不会认为这是政府的负担。现在不敢讲。毕竟他们是你家庭的一分子，是你的亲人，你不去照顾他们，谁去照顾他们呢？正常的，我们目前的思维是这样。可能进步一些的地方，这是政府需要关心关注和帮助的人，你这么做，无形中就帮助了政府。(ZG－13)

4. 基于回报关系而产生的照顾动机

自己承担照顾残疾家人的责任意味着其他家属的责任降低，既可以减轻家庭负担，也为其他家属（尤其是子女）未来照顾自己提供榜样，说明照顾者将照顾责任与家庭、自我生命周期联系在一起。这种心理强化了照顾者照顾精神病人的动机，也说明在一个缺乏全面性、制度化的社会保障体制的社会里，人们还需要依赖家庭的照顾和赡养。

> 我多做一些，其他人就可以少做一些，这是肯定的。老人家年纪一大把，没几年好活了，连自己都搞不定别说照顾他。我也不想因为我们父母的问题而影响孩子，有一个精神病爸爸已经让她在外面抬不起头了，孩子还小，以后的路还很长，要结婚生子，我们做父母没能耐，帮不了她，我也不能给她增加负担，你说是不是？（ZG-7）

5. 不照顾就是丢弃，不得不照顾

不照顾（如送进医院或托养机构）是丢弃：对于照顾者而言，住进医院或安养机构都被认为是安置在家以外的地方，不仅不舍、不放心，更是一种创痛的经验。虽然从客观条件而言，机构照顾较安全，服务品质也有起码的标准。但就家属而言，是一种丢弃的心理挣扎。"丢弃"是照顾者最常用的两个字形容将患病的亲人安置到机构的心情。

> 我不想把太太送进托养机构，我目前可以照顾她和我自己，但必须承认，有一天我动不了，那是我如何面对丢弃她之后，我内心的谴责。（ZG-30）
>
> 进到精神病院不就加重他病情嘛！他会有样学样，说得不好听，你是傻的我也是傻的，你打人我也打人，学不到好处。他就是由于去过精神病院回来，原本会跟我上街的现在不敢上街，他心中有这样的记忆结束不了，一出门就会被人绑走，就不敢上街。这个终身都有影响。（ZG-1）

6. 多重行为动机的混合

任何单独一种动机类型不足以完全理解其照顾行为，通常是一种为主，另一些为辅。

> 有人劝过（把患有精神病的女儿送走），但是我没有搭理。把她送走，把她送到孤儿院，或者让她跑出去不再找她。但是说到底还是我亲生的。我的亲戚朋友，兄弟姐妹都讲过这个问题。他们说，如果不这样的话，肯定会拖累你一辈子。他们也曾经给我介绍了对象，都找人来帮我，一方面照顾我父母，一方面照顾她。但是人家一来看见你那么多病人，都不愿意了。所以我一直都是独身，一个人照顾她。所以上次你来，我不是和你说家里有个精神病人就会搞到"家破人亡、妻离子散"吗？

> （如果现在还有一次机会让你选择，你还会坚持吗？）反正都把她生下来了，当然不能放弃她。我也不想给国家、社会那么多负担，有些事情能够自己解决的，就自己解决。现在社会上有些人没办法照顾精神病人，唯有任他们自生自灭。我也没有这么想过，就算我自己失去工作、失去家庭，我还是要照顾我自己的女儿。要下这样的决心，很难的，很沉重的。她始终是我女儿，我的亲骨肉。我不想让她流入社会，做出危害社会的事。（ZG－6）

上述经验材料的呈现为我们展现了照顾者在思考"为什么照顾病人"时丰富的内心世界和行动理据。显然单一的社会交换论或道德整合论都不足以解释照顾者照顾动机的成因，在动机1、2、3中可以看到照顾者对照顾行动的道德解释，但他们对道德和责任的理解不仅仅是孝道和对家庭的责任，更有对国家和社会的责任；而动机4虽然认为照顾病人是基于回报或互惠，但这与社会交换论中简单的"债务偿还"逻辑并不一致，反而将照顾解释为家庭所有成员间的互惠而不仅仅是照顾者与被照顾者间的互惠；更有意思的是动机5，我们看到照顾者与被照顾者除了亲属关系也是医护关系，更是一种依附关系，即彼此双方长期建立的、贯穿延续至完整生命周期的、不能割舍和放弃的关系，照顾行为维持和强化了这种依附关系。因此，虽然社会交换论和道德整合论在解释照顾者角色形成时都具有相当的影响力，但本研究则发现，依附关系也应成为回答"为什么照顾"时的重要解释之一。这既突破了微观层面将照顾看做利益交换的简单解释，也将研究视角从照顾者角色功能的分析转向照顾者角色形成的过程分析。因此，在后续的研究中，全面了解家庭照顾体系的形成脉络应是重点，可重点探讨如下议题：（1）在一个家庭系统中，为什么是 A 而不是B 成了照顾者？协商的过程如何影响结果？（2）除了道德之外，还有哪些价值因素会影响照顾者的出线？如与被照顾者的情感连接、公平性、正当性等？（3）照顾者自身的特质，如性别、受教育程度、收入、家庭身份、社会身份、在家庭中的权力和位置等与照顾角色的形成有何关联？

二　照顾意义

意义的重要性。行动建立在行动者对事物赋予行动意义的基础之上。布鲁默（Blumer）认为，行动者"认识到任何东西都是能给自己预示的东西——钟表的嘀嗒声、敲门声、朋友的出现、同事的谈话、感冒的辨识……要有所预示就要把它从环境中抽取出来，区分开来，赋予它一种意义……在他的无数行动中——无论是小到穿衣服这样的行为，还是大到为了职业生涯而统筹安排——个体针对自身设计出不同的东西，并赋予它们意义，判断这些东西对于行动的可适性，并在判读的基础上得出结论"[①]。

意义是一种社会产品，它是创造出来的，不是固有的附着在事物上的。意义不是既定的，如一根棒球棒对于一个美国青少年和一个中国青少年有巨大的意义差别，一个苹果手机对于一个在大城市工作生活的年轻人和农村老人家的意义很不相同。因此，人们行动时，在诠释性过程中可以掌握并修订事物的意义。

就照顾者群体而言，笔者发现他们对照顾意义的理解有两种类型——外在意义和内在意义。外在意义是指照顾者将照顾行动赋予对除自己之外的他人（包括精神病人、其他家庭成员、外部社区、社会等）的意义，如上文中有的照顾者谈到的不想给政府和社会增添负担、不想让家人受累等。内在意义是指照顾者赋予照顾行动的指向照顾者自身的意义。如照顾

---

① 转引自黄晓京《符号互动理论——库利、米德、布鲁默》，《国外社会科学》1998 年第12 期。

者感受到自身有所收获、有所满足。从笔者访谈收集到的资料情况来看，如果说刚开始照顾者们都是由于种种原因而被迫承担照顾责任，此时的照顾意义往往是指向别人的外在意义，即"我是被迫的，照顾病人没有意义"、"照顾病人是为了病人和家人，而不是为了自己"。那么随着照顾的延续和深入，照顾者由被动转为主动，开始有意识地承担照顾责任。此时的照顾意义往往是指向自己的内在意义，即"我愿意照顾他，照顾他可以让我获得……"这些内在意义包括以下几个方面。

1. 收获家人关爱，改善家人关系

照顾是整个家庭的工作，照顾者仅仅是在家庭分工中承担了更多责任。每一个家庭成员都参与照顾精神病人，成员间相互支持和理解，如此照顾精神病人会使整个家庭更有凝聚力，更团结。

> 我和我的家人不是普通意义上的夫妻关系，也不是消极的一条藤上的两个蚂蚱。我们是生死相依的，有兄妹情、父女情，有时又有母子，又有搭档的感觉。我们一辈子都分不开，彼此认定就是对方的挚爱。我们更加相爱了。现在我们能走过来，是这种复杂的情感支持着。他总是默默无闻地做很多事，我们是完全融合在一起的，而这是这个有病的孩子带给我们的。（ZG－21）

2. 提升自我能力，自我实现和自我成就

照顾病人的过程既是克服各种困难的过程，也是开阔个人眼界、提升个人能力、丰富和完善知识储备的过程。由于当前精神疾病知识的宣传和普及极为不足，照顾者们为了摸清精神病人的致病原因、发病规律、治疗方法，实现更快更好地康复，很多照顾者自学成才，不仅在疾病预防和治疗领域有很多心得体会，而且在其他日常生活领域提高了解决问题和克服困难的动力和能力。

> 没办法，过一天算一天。我妈有时跟我说"把她当成玩具，大玩具"。把她当成负累也是要照顾她，那何不开心过日子呢，为何要忧愁度日！她自己跟自己比，以前不会的她已经会了，在我教导之下，现在会亲我，以前不会的，叫她名字她会举手，那这就是她的进

步了。虽然是很小很小的进步，但她自己跟自己比是进步、是飞跃来的，那对我来说我也有满足感哦！（是你教会了她……）是，是因为我用我的努力和付出才有此回报，虽然只是很小一点成绩，但是我不贪心，知足者常乐嘛！（你跨越了这么大的困难！）哈哈！没办法。迎着困难上！我朋友跟我说"这么大的难关你也能迈过，世上已经没有什么事情能够难倒你了"。我说其实也不是的，每个人都有困难、都有压力，看你怎么面对，想不想去解决。解决方法也有很多种，有人消极解决、有人积极解决，就在乎你自己的想法。你坚持自己，用自己的方法去解决，那对得起自己、对得起她、对得起天地良心，就可以了是吧！（ZG-9）

我现在能看到仔仔有变化，有成绩，能自理，能出街，能接触人，我好安慰的。我仔仔真是乖，好文静的。到今天，其实我都觉得心理辅导很重要的，精神病人一定要多点和社会交流，接触。心理问题最重要的。要多点把他的思想、思维跟别人讲，这样他就可以慢慢好的，只是在家里吃药没有用的。（您能这样想真是很好。）我开头也是想不开的，甚至都有想过自杀的，我和爸爸都没有心思了，若是仔仔有什么事情，整个家庭都散了。日日两夫妻都在哭。第一次入院的时候，我们两夫妻日日睡不到觉，日日哭，真是想不到好好地把儿子养到19岁，得了这样的病。真是很难熬过这一关。当时我们的精神真是很崩溃的。崩溃到不想做人了。但是我们夫妻感情很好的，很温馨的。我看得很开的，日子总要过，开心是一天，不开心也是一天，不如开开心心地过。（ZG-21）

3. 转变人生态度和价值观

不能用一般的价值观看待精神病人。没有这个病以前，我是那种不太关心别人的人。现在别人家里有喜事，我都会真心的祝贺他。这个世界上不可能每个人都是参天大树，一定要有人做灌木。这个万分之几的发病率是我的家人承担了，别人不就不会有这个病了吗？（ZG-25）

我的同事们常为无所事事而痛苦，我一点也没有。他是上帝给我

的最好的礼物，让我现在那么富有，在社会上那么多朋友，我有很大的成就感。（ZG－5）

　　他让我从原来的庸庸碌碌和流俗中走出来，见证了一种新生活：可能很艰难，但一定有意义。每个生命都有价值，只是我们没发现。（ZG－3）

　　我看到一个童话故事，可以分享一下。是这样的，有一只青蛙，他看到小鸟有翅膀，然后可以自由地翱翔在天空中，他很羡慕，然后他又看到一只豹子，豹子跑得飞快，他怎么追都追不上，他也羡慕为什么可以跑得那么快，后来，小鸟和豹子对青蛙说，我们也很羡慕你，你可以在水里生活也可以在陆地生活，我们却不能。所以其实每个人都有他的天赋，都有他的缺点，我相信即使是那些健康的小孩，也会在某些方面有缺点，有优点，所以我就觉得没有必要钻进一个死胡同里面。所以我自己就是觉得孩子现在虽然有比较大的问题，但是在其他的方面也一定是有优点的。那我们怎样子发挥他的优点，才是我们现在要做的事情，而不是怨天尤人，每天悲哀地过日子，这样对孩子也有好处，每天哭泣对孩子没有帮助，不是帮他而是在害他。所以我唯一能帮他的就是要坚强。我坚强完了之后，让他好好的生活下去。（ZG－22）

4. 获得同路人支持

　　令我更开心的是我参加了家属小组，能与其他家属一起共同分享苦与乐，一起分担、一起开心，解开内心的愁闷。使我明白人一生是有顺境也有逆境，但最重要的是放松自己，大家同舟共济，还有互相勉励，珍惜生命，做到体谅对方的过错，尽量用自己的爱心与细心去关怀康复者，多与其沟通，令大家一起开开心心过日子。我也希望各位家属朋友，大家携手踏平崎岖路，用尽全力去关怀自己的子女。大家都来为子女而努力。有了家属们的支持，一定要好好生活下去。①

---

①　摘自《凡人心声》，L 中心内部刊物 2009 年 3 月印刷，第 22 页。

令人遗憾的是，能够将照顾行动赋予正面而积极的内在意义的受访者非常少，更常见的情况是受访者同时谈到外在意义和内在意义。在回答笔者询问"为什么要照顾？"此类问题时，受访者往往首先想到和回答的仍然是外在意义，至于内在意义往往最后言说并且说得很少。但是，如前文所言，意义是一种社会建构，因此外在意义和内在意义的划分不是绝对的，照顾者既可以将照顾看做是对自己毫无意义的被迫的行动，也可以将照顾看做是充满了爱、成长、收获等有价值的、有意义的过程，这种诠释的转化是如何实现的呢？这个议题值得进一步探讨。

第 三 章

照顾者的社会排斥分析

　　根据人们将宽泛的社会概念分为经济、政治、文化、社会关系四个部分的逻辑，照顾者的社会排斥也可以划分为经济排斥、政治排斥、文化认知排斥、社会关系排斥四种类型。此外，其他研究者提出的消费排斥、福利排斥、教育排斥、心理排斥等类型，都可以归入上述四个方面，比如可以将消费和福利排斥归入经济排斥，心理排斥则可以被归入文化排斥。结合已有研究的观点，概括来看：（1）经济排斥是指个人或群体未能有效地参与生产、交换、消费等经济活动，从而导致贫困和经济上的边缘化，它有三个指标：就业排斥、收入排斥和消费排斥。（2）政治排斥是指个人或群体被排斥出政治决策过程，缺乏政治权利（如投票权、选举权等）或缺乏代表其利益的声音（如参与政党、工会和社会组织等）。政治排斥不仅指其是否拥有政治权利，更指那些在法律上拥有政治权利的个人或群体是否愿意且能够在现实中运用它们。（3）文化认知排斥是指个体或群体坚持不被主流社会所认可的、自身的生活方式、宗教信仰、价值观、语言、态度、认知等文化权利而受到的排斥与歧视。（4）社会关系排斥是指群体由于社会权利的缺乏或者社会关系纽带的断裂而无法参与到正常的生活中，它包括两个层面：其一是社会权利的缺乏，如缺乏获取住房、教育和医疗以及其他社会福利和服务的权利；其二是社会关系的断裂，缺乏来自家庭、朋友和社区共同体的支持，等等。

第一节　经济排斥

　　经济排斥是指社会成员被排斥于工作机会之外，从而导致贫困和经济的边缘化。经济排斥的主要表现有缺乏进入劳动力市场的途径，失业者无法获得其他就业劳动者能容易获得的资源（如收入）和参与的活动（如消费、储蓄）。

已有的实证研究表明，经济排斥在所有的社会排斥向度中占据了核心和决定性位置。对照顾者社会排斥的研究也支持了这一点。经济排斥包括就业排斥、消费排斥、收入排斥。

一　就业排斥

就业排斥通常被视为社会排斥的主要指标。鲍曼（Bauman）[1] 也指出"工作类型影响生活的每一个方面，它不单决定工作过程中的权利和责任，更会影响预期的生活质素、家庭的模式、社交及余暇生活，以及每日生活的规范……简单来说，工作是最主要的标志点，我们的人生均以此作为参考来作出计划及令之有序。"

（一）就业排斥的原因

其一，劳动力市场供大于求及各种形式的劳动力市场分割，不利于照顾者就业。劳动力严重的供大于求的现状，毫无疑问会加剧包括照顾者在内的各种排斥和歧视。用人单位为了降低招聘成本而不断提高门槛，在录用条件中除了专业、学历、语言等与生产效率相关的职业性因素外，还提出户籍、年龄、性别、家庭状况等与生产效率无关的非职业因素限制。最终的结果是在供大于求的市场中，形成了排斥照顾者的就业环境，将在市场竞争中处于劣势的照顾者排挤出劳动力市场。

其二，无薪的照顾劳动与有薪的市场劳动之间的冲突。未承担照顾病人责任之前，照顾者有足够的时间、精力投入到工作中，就业障碍主要来自个人能力水平。一旦家属成为精神病人的主要照顾者，为了应对反复发作、变化无常的病情，照顾者往往无法从事流动性强、工作时间长、劳动强度大的工作，这实际上限制了他们工作的范围。他们在选择就业时除了考虑工作时间长短、劳动强度大小、空间距离远近等因素外，社会对精神病人的刻板印象、劳动职业和家庭照顾者角色的冲突等也对工作造成了直

---

[1]　[英]齐格蒙特·鲍曼：《工作、消费、新穷人》，仇子明、李兰译，吉林出版集团 2010年版，第 55 页。

接或间接影响。照顾者都认为工作是重要的，除了改善家庭的经济生活外，也是个人生命价值的一种体现，是个人参与社会生活的重要形式。但他们也认为家庭很重要，照顾家庭中的每一个成员特别是病人更重要，是个人情感满足的重要途径，是亲情、人伦和道德的体现，是不可推卸的家庭责任。当有薪的市场劳动和无薪的照顾劳动发生冲突时，大部分照顾者都无法做到两者兼顾。他们或者选择更具有灵活性的岗位就业，或者干脆退出劳动力市场，专职从事家庭照顾。照顾者的不连续就业及以家庭照顾为重的事实在客观上造成了照顾者不专业、不敬业、成就动机低的表象，这就进一步固化了社会对精神病人及其照顾者的刻板印象，成为其在工作中遭受社会排斥的一个重要原因。而家庭成员的照顾劳动虽然也是劳动，却并不被市场和社会承认其劳动价值，无法受薪，因而也会带来收入降低等其他排斥后果。

> 为了这个女儿，我失去了很多工作机会，因为请假太多被单位开除。我一共做了十几份工作，做过工人、零工、散工，每份工作时间都不长。经常在单位干得好好的，家里或街道就把我叫回来，说阿莹又打人了，或者是又跑了。一次两次，领导可以容忍，时间长了，领导就说"你回去照顾女儿吧，不要再回来（工作）了"。对我而言这些是致命的打击，用广东话说是女儿负累着我。（ZG－6）

值得注意的是，劳动力市场对照顾者排斥是一种隐性排斥，主要是通过制定一些标准化指标，如年龄、技术等，将照顾者排斥于劳动力市场之外。第一，年龄与社会排斥。当前中国次级劳动力市场供过于求，年龄相对较轻的劳动力比比皆是，用人单位更喜欢招聘20出头的年轻人，使照顾者在找工作中经常被拒。本研究中，照顾者年龄主要介于40—70岁，年龄偏大者居多。从访谈中了解到，部分年龄较大的照顾者在求职时因为年龄问题而被招聘单位拒绝。第二，技术和社会排斥。技术创造财富，技术使人从贫困走向富裕。由于技术更新速度快，劳动者必须时时储备新知识，掌握新技能。但照顾者由于长期居家照顾，无时间也无精力跟上时代的步伐进行技术更新，因此在求职过程中多数照顾者因为没有一技之长而被排斥在劳动岗位之外。

（二）就业排斥的表现

第一，退出工作。完全退出有酬的劳动力市场，成为专职家属照顾者。一项探讨老年照顾对照顾者职业调适影响之研究指出，在开始承接照顾责任时，会有 16.5% 的照顾者辞去工作。[1] 另 Neal 等人估计美国大约有 20%—30% 的就业者辞去工作以配合老人的照顾需求。[2]

第二，改变工作形态。这包括减少工时、拒绝升迁、迟到早退、调换职位或职业、请病假、休假或无给薪假。其中有代表性的形态改变是由主要劳动力市场进入次要劳动力市场。前者提供的职位特征是工资高、工作条件好、就业稳定有保障、劳资权利平等、依靠规章制度管理并有晋升机会；后者提供的职位特征是工资低、工作环境差、管理随意性大、晋升机会少、没有就业保护。照顾者由于较低的竞争力（既与自身教育水平低、技能低下有关，也与工作时间受限等因素有关）。这些工作使人们在陷入贫困—摆脱贫困—再次陷入贫困的轨道上往复。就业有助于结束社会排斥，但社会排斥是否彻底结束取决于这些工作的性质。

照顾者从主要劳动力市场排挤到次要劳动力市场，并最终被完全排除于劳动力市场之外，失去工作。正如约翰·穆勒所言："真正费力和真正讨厌的劳动所能挣到的钱，不但不比其他劳动多，而且几乎比其他任何一种劳动都少，因为只有那些没有选择余地的人，才做这种工作。"[3]

第三，提早退休。在吕宝静对台湾的女性照顾者研究中发现，40—59岁退休的劳动者，其退休理由中照顾他人位居第二，仅次于健康问题。[4]

失业并不必然意味着社会排斥，当失业者处在福利制度比较完善的国家和地区时，失业者有基本的收入和生活保障，不会出现贫困（如从20世纪70年代到90年代早期，丹麦、芬兰、法国和意大利等国失业率增

① Franklin Sustan T., "Barbarad Ames and Sharon King 1994, Acquiring the Family Eldercare Role – Influence on Female Employment Adaptation", *Research on Aging*, Vol. 1, 1994. Glendinning, Caroline and Eithne Mclaughli.

② Neal, Margaret B., Nancy J., "Chapman Berit Ingersoll-Dayton and Arthur C. Emlen, Balancing Work and Caregiving for Children", *Adults and Elders*, CA: 1993, Sage 128.

③ 转引自罗润东《中国劳动力就业——从转轨经济到知识经济》，经济科学出版社 2002 年版，第 69 页。

④ 刘毓秀主编：《女性 国家 照顾工作》，台北女书文化事业有限公司 1997 年版，第 57—92 页。

长，但贫困率却没有明显增长），也不必然会遭遇社会排斥。相反，就业也并不必然意味着社会融合，即便有工作，人们也可能遭遇社会排斥。

二　收入排斥

（一）收入排斥的原因

就业排斥带来的直接后果是劳动收入降低。劳动力市场分割后形成了"分割性收益"，体现为货币收入或非货币化的福利待遇、社会地位等形式。在主要劳动力市场，分割性收益较大，而次级劳动力市场分割性收益较小，甚至无法获得。照顾者由主要劳动力市场进入次要劳动力市场、由核心部门进入边缘部门形成了分割性收益，劳动收入大幅降低，工作岗位稳定性差，福利待遇减少。有的非正式岗位既不与劳动者签订劳动合同，也不给劳动者购买五险一金。因此，对于照顾者而言，不仅意味着当前收入减少，也意味着抵抗社会风险能力降低，未来预期收益相应减少。

> 我后来从事的工作都是一些体力性劳动，不需要什么技能，最多的就是保安，还有仓库管理员、超市理货员、酒店服务员，工资都很低，并且随时随地都可能不要你干了。（ZG-23）

收入排斥的另一个重要原因是疾病治疗开支。照顾与贫穷就像一枚硬币的两面，有精神病人的家庭经济负担沉重，疾病越严重，经济负担越大。西方的研究显示，一个重性精神病人在急性发作住院的前两周，照顾者每天需要额外花8.9小时，从而产生的经济花费为2100—3400欧元。[①]

> 我为我弟弟的病都花光了我的钱。连结婚项链也抵给人家，后来慢慢还了钱才拿回项链。小弟在医院给人家赶出来的时候——我欠了药费五千多块钱，给医院赶出来了，没办法，赶出来的前一天叫我再拿钱去治病。但是我真的凑不到钱拿去医院，没办法。第二天，我走的时候背着我小弟一边走一边哭。我说，小弟你的病姐真的没办法，

---

① Family Burden During Exacerbation of Schizophrenia: Quantification and Determinants of Additional Costs, Int J Soc Psychiatry September 1, 2005, 51: 259-264.

姐没钱了。（ZG－3）

（二）收入排斥的表现

面对越来越少的劳动收入，越来越多的治疗开支，很多照顾者都采取购买社会保障或争取政府救助的应对方式。

> 挂一次号50元，的士费加起来就差不多一天100元，他又不是开单就开一个星期的针让你针灸，他是每三天开一次，哪一次来回都要二三十元车费，那我开支是不是大了呢？开始帮她办理补贴，才拿360元补助金，360元，你看看，看病一次都差不多没了。我还要拿钱出来补贴下去，我补贴下去，我做生意积蓄都没了。我也是今年才办理退休，我老公差不多临去世之前，都不舍得拿那些钱去看医生、去住院什么的，千方百计都要把钱攒下来给我去买那个医保、社保，那样子。（ZG－11）

> 发现儿子这个病时，单单吃药一天就40粒，一个月都要400到600多块钱，当时因为我也没退休，我先生呢，就是在外面做一些值班的工作，他自己也是有些视力方面的残疾，那时候我们经济很不好……刚开始一两年，儿子住院，一个月都要整万块啊，芳村那边第一个月因为要做全身检查，就已经一万多块了，本来家庭环境还可以，因为他的病，我又不工作照顾他了，现在街道让我申请低保了。（ZG－21）

> 说不困难，那是假的，现在我们家也是低保户……以前我们是住华侨房的，后来亲戚收回，他也是因为这样而发病的，现在全家住在17平方米的房子里面，之前搞过房屋补贴，但是却不了了之。……我现在每月有2300元退休金，他哥哥在街道联防队工作，大概1000元一个月，她嫂子就做散工，900多块一个月吧，我就平时出外捡些破烂，能卖几个钱。……他每个月有100块补助金，但是单单药费就用光了，而且孙子读书呢，样样都是钱啊。（ZG－18）

还有的照顾者在经过多次治疗无明显效果反而不断复发后，加之了解到重性精神病根本无法完全治愈后，面对日益艰难的经济困境，不得不开始逐步减少治疗，甚至完全放弃治疗。

　　我在 2009 年才真正知道他可能患病，然后到中山三院做心理辅导治疗，一次就 360 块了，每个星期两次，他已经看了六七次了，但是没有太大的好转，费用又那么贵，医保又不报，我现在打工的工资真的负担不过来……转到华侨医院看，每月看病就要 1800 块了，真的压力很大……我听别人介绍，最近一个月把他转到广州脑科医院门诊看病，那里的主诊医生知道我家庭比较困难，尽量开一些便宜的药给我儿子，现在就几百块钱左右，但是现在又发现他的心脏和肝脏有问题，治疗起来，这笔钱又不少了。(ZG-25)

　　压力肯定大啊，你想想看，本来前途那么好，突然间发病，基本上都把我所有的钱都给他看病了。你看看，现在广州每家每户都有空调，你看我，还在用一把 70 年代的老风扇。我的邻居，就楼上那个，卖水果的，隔壁那个，卖猪肉的，他们每个月都有八九千呢。我呢，拿着 3000 块的退休金，不单单要交他的治疗费，而且我自己也有心脏病、胃溃疡、高血压、腹主动脉血管瘤，每个月看病都要几百块钱，平时吃饭都是很简单很简单，自己一个人，挺凄凉的……之前他住院的时候，医生就叫我交钱帮他做心理治疗、心理辅导，一次是五六百块，一个星期要做一次。我一份退休金才 3000 多块，怎么负担得起，而且之前也做过两三次，感觉他都没什么大的变化，我就跟医生说不做了，就吃药可以。……他得病后，基本上治疗费用都是我靠我一份退休金出的，女儿都没有关心过，怎么我这么凄凉。(ZG-28)

三　消费排斥

(一) 消费排斥的原因

　　消费排斥指因不能参与日常的社会消费活动所带来的排斥。最明显的例子就是穷人无法获得耐用品、食品以及娱乐、文化、闲暇等相关商品。譬如电话就是消费排斥的一个好例子。一个无法支付电话费或购买移动电话的人很难参与社会，因为社会上大多数人都有电话，人与人之间的联络不再通过上门邀约，而是依靠电话这种工具，通过打电话预约求职面试时间，通过打电话邀约朋友出门活动，甚至政府和慈善组织也是通过打电话预约上门探访时间。所以没有像电话这样的消费品，对于照顾者而言就意味着被隔离在正常的社会生活之外。在我所调查的对象中，有一个照顾者就向笔者讲述了电话对他的重要性。

　　（陈伯你现在每天忙于照顾生病的儿子和中风的妻子，那你如何与外界沟通呢？）用电话。以前装了座机，不打也要收钱，我就把它取消了，后来别人送了部旧手机给我。上个月手机充电器坏了，被阿敏（社工）知道了，她就给我换了一个。阿敏人真的很好，她说是别人用旧的放着也没用，就拿来给我用，我虽然老了，新的旧的还是分得清，她是怕我知道她为我花钱，我对她真是千恩万谢。我弟弟在美国，隔三岔五打电话来问候，也就只是问候了，我弟弟也六十多岁了，也没有能力帮我了。以前有帮我的，现在没有能力，他自己也退休了嘛。我不是要求他们帮我，他也不时打电话来问候我身体和家庭情况，这也称得上关心我们，我也很欢喜。我也不是一定要他们给钱，只是说多些人在关心我，心里也就好过，觉得舒服。（除了远在美国的弟弟，还有谁经常打电话关心你？）狮子会的人，像万小姐他们，每次上门之前都会先打电话约好时间，还有居委会的人。（看来电话对你很重要！）嗯，本来我们家庭很贫困，能省点钱算一点，但电话费不能省啊！（ZG－1）

英国燃气业的案例很好表明了消费排斥潜在的严重性。[①] 汉考克和普赖斯（Ruth Hancock and Catherine Waddams Prince）的研究检验了燃气税减少对那些通过银行账号直接付费的收入群体的影响。结果发现，最高20%收入的家庭中[②]，较多的人已经直接通过银行账户直接付费，而剩下的人几乎都有银行账户，所以他们能充分享用税收优惠。而在最低20%

----

　　① 转引自［英］托尼·阿特金森《社会排斥、贫困和失业》，《经济社会体制比较（双月刊）》2005 年第 3 期。

　　② 通常用洛伦茨曲线和基尼系数来测量收入的不平等。这两种方法将家庭分为 5 个等分组，每个等分组分别占总人口的 20%，并给出每组在指定年份占个人收入的百分比，从而评估收入不平等程度。

收入的家庭中，相当多的人没有银行账户。当人们不能开设银行账户时，他们就不能避免通过燃气表支付更多费用，从而面临更多排斥的风险。

（二）消费排斥的表现

消费社会不断创造出新的消费欲望，常规生活或快乐生活是不断满足新的消费欲望的生活。而贫穷者的贫穷不仅表现在收入低、限制必要的基本生活消费上，还表现在无法满足社会制造出来的新的消费欲望，而被排斥于消费社会所定义的快乐生活和常规生活之外。

首先，生活消费"省"。

他病了之后，我就很少买衣服了，都是人家给的，或者说出去玩的话，自己根本不用掏钱，好像是去喝茶什么的，从来不用我付的。生活好像是很平淡，吃饭就是两夫妇在吃，之前儿子去读书，就剩下两夫妇都是过得很省的，几块钱一天就够了。尽量都是自己去解决，就不想麻烦到亲戚朋友或者是外面的人。（ZG－16）

其次，娱乐消费"减"。

没什么娱乐，每天早上7点起床，晚上7点上床睡觉。白天除了出去买菜、看病、拿药之外，其他时间都不外出，都待在家里。电视整天都开着，都是这个台——卫视综艺频道。我和阿健都喜欢看这些综艺节目，听他们唱歌跳舞讲笑话，时间一下就过了。（ZG－1）

堂弟送了一台旧电脑给我，我可以在家用电脑玩玩游戏，挺好的，不用出门，也不用花钱。我特别想在家里装个网络，但费用太高，一个月最少几十块，等过几个月老板给我涨工资再说。（ZG－4）

延长诸如睡觉这样的被动时间，采用阅读、听音乐、看电视等消极娱乐方式。消极娱乐主要指不需要接触他人和社会，个体就可完成的娱乐活动。这类娱乐方式客观上起到填补时间、消减照顾者的烦闷无聊感受的作用，但这类娱乐消费切断了照顾者与社会的交往，造成了照顾者的社会关系排斥。

减少娱乐消费的次数、降低每次娱乐消费的花费、消费互助是照顾者应对经济困境的两种主要方式。除了商业化的娱乐消费，照顾者的娱乐往往是不需要特别花费的或以家为地点的活动（如玩电脑、下棋、聊天）。

最后，门面消费"去"。

穿着时尚服饰、装扮门面不是个别现象，消费不是单纯的个人经济行为，而具有符号意义，成为区分社会阶层的一种符号。人们往往通过衣着打扮来判断你的品位和社会地位。在消费社会中，每个社会成员都被消费文化波及。但由于经济限制，他们的消费方式各有不同，以"被排斥的消费者"的身份实现消费——虽然能购买得起一些必需的商品和服务，但改变购买方式，如从亲戚朋友、私人广告、街头摊贩和二手货市场等非正式消费品市场获取或购买。

第二节　社会关系排斥

社会关系排斥是指成员由于社会关系纽带的断裂而无法参与正常的社会交往。一个人不应该被排斥于社会关系之外，亚当·斯密认为"不能体面地出入公共场所"，无法自由地与他人交往是一种很严重的剥夺。社会关系排斥的考察有三个方面：一是社会关系的量，如交往的人数多少，交往的频率如何；二是社会关系的结构，如社会关系网络的分布、密度、异质性或多样性；三是社会关系的质，即社会关系提供的支持如何。根据这个分析框架，社会关系排斥指社会交往人数和频率下降、社会网络分割、社会支持减弱。

一　交往人数和频率下降

首先，传统家庭观念认为家庭是个体成长和早期社会化最重要的场所，是个体丧失社会角色和社会身份时最重要的归属。当国家、市场都无法提供支持和保障时，家庭是个体躲避风险、寻求保护的避风港。因此照顾病人，家庭责无旁贷。照顾者要花费大量时间和精力照顾病人，履行照顾者职责与履行工作职责相冲突。家庭的这种劳动分工影响了照顾者在职场的表现，使他们在竞争中处于劣势。

就笔者所做的调查来看，其他家庭成员都重视并支持照顾者就业。他们认为照顾者的经济收入对家庭而言非常重要，可以分担家庭部分经济压力。

就暂且不说人家愿不愿与你来往，人情往来也是要花钱的。过去我有工作，生活一般，与一些朋友也经常来往。现在没有工作，过去较好的朋友虽然有来往，但交往的次数少多了，他们也知道我现在的情况，不能每次都叫别人花钱吧。现在消费特别贵，出去喝个茶一次也要几十上百元。如果不去这些地方，总不能在大街上逛啊。所以还是尽量少出门，出去就要花钱，自然朋友也越来越少了。（ZG－22）

二　社会网络分割和重建

（一）内核更紧密

内核指包括精神病人和照顾者在内的核心家庭，社会关系主要是父母、配偶、子女等成员之间的亲子关系、夫妻关系以及未婚的兄弟姐妹关系组成的亲密家人关系。大部分照顾者核心家庭内部的关系更紧密。家人生病时，首先想到的是亲人的救助，向血缘关系最近的人求助的比例最高，其次才是比较疏远的亲属关系。费孝通将这种社会资源配置的模式称为差序格局，"社会关系以己为中心，像石子一般投入水中……像水的波纹一般，一圈圈推出去，越推越远，也越推越薄"①。差序格局是一个由近及远、由亲及疏、由熟悉到陌生的格局。在日常生活和社会交往中，人们总是依照由亲及疏、由近及远的逻辑行动。成员间的关系越紧密，越有可能被中心成员用来实现其目标。因此，当病人和照顾者面临困难时，首先想到的是向直系血亲（如父母、子女）和配偶求助，然后才是向兄弟姐妹及其他亲属求助，向前者求助的比例远远高于后者。

但也有少数照顾者家庭出现了家人排斥。

1988 年 12 月经人介绍，我再结婚。这个老婆是个老师，人很好，对阿莹像亲生女。但阿莹还是打她，还打她的女儿，她们母女俩很可怜。被阿莹打得不敢回家，两母女在外面抱头痛

---

① 费孝通：《乡土中国　生育制度》，北京大学出版社 1998 年版，第 27 页。

哭。阿莹还要她把自己的女儿赶走，只要阿莹一个，那人家不能扔下自己的女儿不管。所以 1990 年的时候我们就离婚了。以后就再也没有结婚。（ZG－6）

在知用（谐音）中学，班主任去给她（照顾者的女儿）做心理辅导，那个主任说"几十年了，做了几十年心理辅导，没见过这样的小孩"。她不接受嘛，叛逆心理来的。她为什么要叛逆呢？有个原因。主要是觉得家庭、父母两个都是残疾（父亲精神残疾，母亲肢体残疾）、家里贫穷，就是说，讨厌这个家庭，最烦人的就是这一点。她不懂得呢，既然父母残疾、家贫，你应该发奋读书、刻苦，多学点本事、多学点知识，将来改变父母的情况。她还未懂得这一点，怎么指导她也还是不接受，只有厌、讨厌，厌到什么程度呢，厌到想要迅速脱离家庭，脱离父母，脱离这个家庭……（她现在都不回来？）平时很少在家，会回来睡觉。要不就是睡觉，要不就是跟她的同学逛街。就回来睡个觉，然后晚上马上出去了。（ZG－7）

笔者发现，家人排斥以子女对病人的排斥为主，而父母、配偶对病人的排斥相对较少。这一方面印证了差序格局中人与人之间的亲疏远近决定资源动员的方式和可能性，另一方面也说明亲密关系发生了变革，出现了"差序格局理性化趋势"①，差序格局不再是简单的儒家伦理的差序，而是包含了伦理、情感、利益等多个维度的差序。②

（二）外围更松散

外围是指围绕在核心家庭周边的、与病人照顾者及其家庭有血缘姻缘地缘业缘关系的、非正式的个人或群体，包括亲戚、邻里、同事、朋友等非亲密关系。而外围更松散是指这些非亲密关系由于疾病的发生变得更加疏离。

1. 亲戚排斥

（你们跟亲属的关系如何呢？）不好。我很怕跟他们吃饭的，但叫到又不能不去。他们都看不起我们的，有时跟他们吃饭的时候，我

---

① 杨善华、侯红蕊：《血缘、姻缘、亲情与利益》，《宁夏社会科学》1999 年第 6 期。
② 陈俊杰、陈震：《差序格局再思考》，《社会科学战线》1998 年第 1 期。

大伯的儿子拿着游戏机在玩游戏，阿彪就凑过去看，我侄子就立刻躲开不玩了，我就叫儿子过来，然后我侄子就继续玩他的了。他们都是有房有车的，我大伯还超生了一个。偶尔都会出来吃个饭……（有邻居会到你们家来吗？）以前有，现在没有。（您觉得是什么原因？）我怎么知道啊，人家不来就不来啊，我怎么知道啊，我又少去了别人那里。（是因为您不去邻居家，所以邻居也不来？）以前儿子可爱点。没有病的时候，阿彪的同学又来啊，就是他同学的妈妈啊。现在就很少一起玩了，我们都约在外面的茶楼，就一般不会到家里来，会约在外面。（ZG－2）

（兄弟姐妹这么多人住在一起，大家关系怎么样？）之前关系很好，我老婆和我弟媳妇关系都不错的，也没什么矛盾。阿莹发病后关系就越来越差。主要还是因为阿莹生病打我姐姐妹妹的孩子，打我弟弟的老婆。后来搞到几家人都不来往，见面也不打招呼。刚才你听阿莹的日记都有说我姐姐到这里来拿我父亲的东西，阿莹叫她姑姑，她不理，当我们不存在，当我们像空气一样。我父亲过世后，他们回来和我争这套房子，因为我父亲没有写遗嘱，所以从法律上来说，所有的子女都有权来分这套房子，这一点我也知道。所以我就对他们说，只要给我们父女俩一个容身的地方，不要把我们赶出去流落街头，我们也没有别的地方可去。其他就随他们争好了。所以现在几间房，我姐和我弟一人一间，他们不住这里，但也把房间的门锁上。还有一间房是我妹妹的，现在借给阿莹住着，我就睡在客厅。（ZG－6）

我想象不到，有时候一些行人，或者是亲戚朋友不来的。可能一年有一次经过这条街，都是不会上来的，亲兄弟姐妹都不会的。除了我母亲偶然会上来，买一些菜，买过来的时候拍门，开门递进来就算了的，半只脚都不会进来家里的，她有时候是会这样的。我母亲十几年都没有在这边过夜了，就已经是自己人的母亲，亲人来的，都会回避。（ZG－20）

2. 邻里排斥

（你感觉他们在排斥你妈，那么你觉得你作为你妈的儿子、照顾者，你觉得他们对你有没有不同寻常？）排斥我？有倒是有，表面上不说，但眼神可以看得出。（谁的眼神？）邻居、走到街上以前认识的人，不是朋友，认识我妈的人，很明显的，走过就算了，不怎么打招呼的。（怎样的眼神？）那种好像不想和你有什么关系，和你打招呼就怕惹上麻烦之类的，总之很怪异。（你感受到别人很怪异的眼神，你当时的感觉？）既然你不想看到我，我也没必要让你看到我，没必要跟你打招呼。（ZG－4）

（那你周围的街坊知道你家这样的事情么？）不敢说。（那你弟弟住的房子周围的街坊知道他患精神病的情况吗？）知道……应该知道。我单位的人，全单位都知道。（你觉得他们是怎么看你的？）一种米养百种人吧。有人看着你笑，有人伸出手来帮你，大部分人都不管的，跟他们没关系的。现在的人想法是不同的。有些人是看不起你，有些人就来帮你。（什么样的人会帮你？什么样的人会看不起你？）一般都是跟我比较好的人会帮我，有些就看不起我，鄙视我的人都有。（怎样鄙视你呢？）就是看不起，白眼，什么人我都遇到过。（ZG－3）

我心里很急，眼泪流出来，说"早知就不要你，不用被人家小看"。我们两个家族都被人家小看，家里有这样的人会过得很惨。（沉默）别说我们家族，那些人进电梯看到她都把脸别过去，你说我有多难受！（ZG－10）

唉，异样眼光我们都承受很多年了。现在这两年，可以说社会进步了，就比以前好很多。哇，我以前一直以来遭受的那些眼光啊，语言啊，太多了。多到都数不清。你不要说邻居，走出街，不认识的那些人。邻居知道你什么环境，都会看不起你。走出街，你牵着她出街，那些指指点点，那些眼光看得你目不转睛的。看着你，好像看怪物那样看着你。看了还要出声的，你看就算了，还要出声的。你的眼睛生出来是看东西的，你就看吧，但是你的嘴巴就收一收。这些的确很让人难受。一些亲戚也有啊，有的叫我扔了她，不要养。（ZG－14）

3. 同事排斥

（你觉得别人看不起？）是啊。我们那些退休的同事，每个月20

号就聚会，他们人家个个都好叻的（广东话，意思是很能干、很厉害），大学啊、什么那些，而且还结了婚。你说多内疚啊。以往没有见他们（阿彪和同事们）那时候啊，跟我很多话说的，很喜欢围着我，大家都很热情的，又唱歌，很开心的。但昨晚带他去就没有这种气氛了，我第一次带我儿子去，就整个面孔都不同了，变得很快的，不过他们不当面说你。（那你从哪些方面感觉到他们看不起你呢？）就是说的话都不是那么搭口啊，我们一桌十几个人的嘛，就是不是个个都什么咯，就是到散了，那时就会送我们一起走啦，什么电话、很多话说的。但昨晚就不是，只剩下我们两个到车站，多不同啊，你说这个社会真是。唉，之所以我啊，我后来都对阿彪说"早知道不带你去还好呢"。（ZG－2）

4. 朋友排斥

有一次，我有两个很好的朋友稍微知道这事，那时我还在读书，来我家约我去打球，天气很热。然后一开门我妈就拿瓶洗洁精，洗碗那种，哇，都流汗了，来用洗洁精洗把脸吧。笑……吓晕了！（他们吓晕了？）不是真的晕了，只是我朋友说怪怪的，说要改一下她那行为，有那么一点意思。还有我妈很喜欢倒垃圾时，扔在楼梯或乱扔东西。我直接就说你不要乱扔了我来扔。（你刚才说的那两个朋友后来和你的关系有没有变化？）开始没有变化，我们平常打打球、吃吃饭、聊点别的什么，大家兴趣比较接近，也没怎么说排斥、其他异样的目光。后来还是有一点点改变。大家三个人一起吃饭，以前平均分，后来采取的方式是一人直接给的，然后到下一次另一人直接给。还会编一些借口，说哎呀反正现在大家出去工作没什么时间，今天这顿我给好了，或者说今天我高兴其他什么的。我感觉家里发生了这么一件事，你总会这样想，但可能有时也联系不上，你也不能多说什么。后来就聚得越来越少了，大家工作忙，收入也不高，出去吃饭也要花钱嘛，所以见面就少多了。（ZG－4）

内核更紧密、外围更松散体现了照顾者的社会关系系统已经明显分化

为两级：一级是核心家庭成员组成的亲密家人关系，这一级社会关系维持的主要机制是情感，主要功能目标包括情感、物质、心理支持等，社会关系的主要特点是依赖性高、强度大、持续时间长、可替代性低；另一级由亲戚、朋友、同学、邻居、同事等非亲密关系组成，这一级社会关系维持的主要机制是利益，主要功能目标是利益获取，社会关系的主要特点有依赖性低、强度小、持续时间短、可替代性低。"内紧外松"的分化体现了在传统亲缘、地缘关系利益化背景下，照顾者社会支持向家庭内核萎缩、社会排斥向家庭外围扩散的特点。使原本被各种复杂的亲缘、地缘、姻缘和业缘关系荫庇的照顾者个人赤裸裸地暴露在各种风险之下。它不仅提高了照顾者的生活风险水平，也降低了他们抵御各种风险的能力。

（三）新社会网络的建立

体现在四个方面：一是与街道/居委会的关系建立或加强；二是与残联等残疾人组织关系的建立；三是与照顾者非正式群体关系的建立；四是与其他社会组织（如媒体）、社会资源（如民间慈善组织）关系的建立。

1. 与街道/居委会的关系建立或加强

解决本街道居民的生活问题是街道/居委会的责任，街道/居委会是社会福利资源在城市社区进行再分配的重要平台。因此，当照顾者需要了解政策、交流情况、申请补助、获得政府补贴来渡过难关时，都不得不与街道/居委会发生关联。

现在我的儿子能恢复到这样子，我已经很安慰了。其实都感谢居委会了，还有好多人关心。居委那些，就是经常都会打电话，问问我的儿子现在怎么样。（那居委有没有给到一些实际上的帮助？）有的，譬如低保啊，有点什么样的会可以开啊，都会让我去的。好点时候，我都会带上我的儿子一起去。有些逢年过节的，有些东西可以发的，第一时间都会通知我去拿的。想着我的家庭环境不是很好。有时是居委的一些会，有时又是一些讲座了。那些社区的很多活动都会叫我去的，都很关心我的。（ZG-21）

2. 与残联等残疾人组织关系的建立

参与残联、残疾人组织的活动能开阔残疾人的视野，他们在那里可以交到很多朋友，一些政策上的东西也可以最先接触到。这些都有利于照顾者和精神病人克服困难和解决问题，也可以增进其他家庭成员的福利，比如向残联申请补助以保证子女顺利接受文化教育。用被访者自己的话来说，"残联是残疾人的娘家"，当残疾人遭遇困境时，他们会想到从残联获得帮助与支持。

　　到今天，参加了这个阳光计划①，这个社工也是负责我的儿子的心理辅导，我在这里很感谢这个社工，他对我的儿子很关心的，很开导我的儿子的，我儿子很多时候很多事情都不愿意和我说的，都愿意和这个社工说的。所以说，他给我们的帮助都很大的。所以，我感觉就是这个阳光家庭计划，对于我们残疾人家庭，帮助好大。因为这种类型的呢，他很多时候很多东西不对父母说的。到现在，他得了这个病，他的朋友啊，同学啊，都疏远他的。所以，他就觉得和你们这些人来往呢，很有安慰的。（你都可以感觉到他很有变化，是吗？）变化了很多。（能不能说得具体些？）从他发病，我喂饭给他吃，给他冲凉，样样都要服侍，24 小时看住他。到现在样样都可以自理。（他变好，您觉得主要是什么原因？）我觉得心理辅导（指社工介入）好重要，因为他有好多东西都不愿和父母说出来的。（ZG - 21）

　　幸好阿敏（残联社工）帮我申请了，现在有轮椅，背她下去有轮椅，最重要那一张轮椅啊，最好了。不然你怎么办，试过一次，那时候残联那边还没申请到轮椅，我们背她下去，那个腰啊，不用要了。（ZG - 20）

　　我的单车棚到 15 号就要去交费，每个月的 15 号，有时候玉姐（街道残联理事长）碰到我，都会有问候，除非见不到面就不能说了，我们这些人哪里有机会上去上面呢？以前街道 1 号窗、2 号窗就是玉姐坐在那里的，现在她已经升职了，升职了就没坐在那里办公了，去坐办公室的啦，就比较少下来下面坐了。以前就比较多，有时候路过我也会进去问问最近有什么情况（残疾人政策之类的），有时

---

　　① 区残联开展的针对残疾人及其家庭的支持项目，包括经济支持、心理辅导、政策咨询、个案管理等服务。

候她都会打电话问候、关心我的。玉姐真的很关心我，她问惠贤有什
么需要帮忙的，我说很希望你们能够多点过来关心她，让她思想可以
开通开通。（ZG－19）

3. 与照顾者非正式群体关系的建立

根据社会交往的同质性原理（principle of homogeneity similarities）[①]，人们倾向于与自己的社会经济特征类似的人发展密切关系。地位、态度、信仰和行为的类似促进了人与人之间密切或一致关系的形成。两个在地位、态度、信仰和行为方面越相似的人，越可能形成密切或一致的关系，他们在社会结构中的距离就会越近，相反则会彼此疏远。根据此原理，加克森和沃尔舍在分析失业者交往的对象也是失业者的现象时，认为主要原因有：第一，由于缺少金钱，失业者较少参加社交活动；第二，由于耻辱感，失业者较少与有工作的人来往；第三，失业使失业者因工作原因而建立起关系的人际交往中断。[②] 照顾者的社会交往与失业者有类似的地方，照顾者更倾向于去发展与自己有相同境遇和相同社会经济地位的朋友。由于有相同的社会经历、相似的处境、共同的话题，照顾者们在多次交往中取得了彼此的信任，建立了良好的伙伴关系，形成了不同于正常人的"小社会"。

> 虽然我与邻居、亲友的关系变差了，但我又找到了新朋友。譬如看病时在医院认识的医生、护士还有其他病人的家属，通过他们我还了解到原来残疾人有组织，照顾者也有组织，我认识了家属资源中心的社工和朋友，还有亲友会的家属们。（ZG－28）

照顾者之间建立的社会关系能提供不同形式的社会支持，这些支持不仅有减压、倾诉等精神层面支持，还有经济援助和劳务扶助等工具性

---

① Laumann Edward O. , 1973, Bonds of Pluralism: The Form and Substance of Urban Social Networks, New York: John Wiley and Sons.

② Jackson, Paul, R. & Walsh, Susan1987, "Unemployment and the Family." In Fryer, David & Ullah, *Philip* (eds) *Unemployed people*: *Social and Psychological Perspectives*, Milton Keynes: Open University Press.

支持。

　　家属活动中大家相互交流、互相开导，这样做对减轻和排除家属的精神压力和烦闷心情有很大帮助。我们对此深有体会，这是我们经常参加中心活动的原因。我们这些家属虽然是萍水相逢，但处境相同。同是天涯沦落人，相逢何必曾相识？在活动中，我们的心声能引起共鸣，得到家属的理解和同情，心中就感到极大的安慰。这种安慰只能在家属活动中才能得到，若在别处倾诉，不一定得到，或许还会适得其反被人嘲笑。①

　　海叔（照顾者）在之前的小组活动中认识了刘生（照顾者），了解到这个家庭的困难，他主动提出要带女儿一起去医院探访刘生的女儿。我（残联社工）把这个消息告诉刘生后，他很感谢，但那天他有些事情要忙，所以希望社工帮忙先把人带到医院。我带着海叔和他女儿到了医院，大人都不在，只有刘生的女儿在。我就安排海叔的女儿和刘叔的女儿一起玩折纸、剪纸游戏，她们玩得很高兴。海叔的妻子患有精神病，在旁边观看，她最近精神状态不好……她待了一阵子就感到有些闷，不多一会儿，她提出要走，海叔就带着女儿一起走了。走之前给刘生的女儿留下了礼物和压岁钱。（SG-5）

　　那么分散在各家庭、各社区、长期照顾病人的家属们通过怎样的方式建立联系呢？有的家属在医院看病时通过医生认识了其他有相同经验的家属，家属之间的口口相传也是一种方式，更多的家属是通过非政府的社会组织——如 L 家属资源中心——与其他家属建立了长期联系。该中心1999 年开始在 GZ 市开展家属服务，面向家属的服务内容有精神疾病知识、社区资源及相关政策培训和讲座，教育性、发展性小组活动、家属联谊和义工活动等。通过中心的制度安排和活动空间的提供，照顾者之间相互支持和帮助，建立了互动和信任，这使以 L 中心为枢纽，照顾者之间形成了一种"关系丛"，建立了一个相互支持的网络。

---

　　① 摘自《凡人心声》，L 中心内部刊物，2009 年 3 月印刷，第 10 页。

在中心，我学会了怎么排解自己的负面情绪，怎么换一个角度看待人生的苦难。最关键的是，这里有一大群和我有着类似经历的家属，我们不需彼此隐瞒自己的经历，聚在一起可以互相交流，互相鼓励，互相帮助……面对他们，我感觉自己终于可以卸下面具和包袱，不再觉得孤立无援。(ZG-25)

家属最早开展的团体活动都是围绕着照顾经验的交流、对精神病的认识和看法、护理知识的交流、倾诉压力等主题开展的，每周三上午9点半开始，11点结束。开始时有专职社工组织，替他们选主题、找资料、准备场地、打电话联络家属、打电话请医生或老师等。大概一年后社工就开始慢慢淡出，因为家属们已经形成了一个小团体，彼此之间非常熟悉，并且也产生了共同认可的团体领袖。他们知道下一次的主题是什么，什么主题大家都感兴趣，他们清楚每一次的团体活动如何组织，他们也知道从哪里去寻找有用的资源。每到周三上午，不用社工通知，没有事情的家属都会自发地来到活动室，找社工拿钥匙开门、开窗、整理桌椅、签到、准备器材等都成为家属们自然而然会做的事情。他们甚至都清楚不能每次活动都让一个人主持，而要让所有人轮流主持，保证每个人都参与，说他们是半个社工都不过分。(SG-7)

在中心社工的眼中，经过一年的交往，照顾者群体俨然已经成为有分工、有合作、有目标、有一定凝聚力和归属感的小型团体和组织。这个小型组织虽然不像其他正式的社会组织有合法身份，但组员间的互动、互助加强了人与人之间的信任与合作，形成了照顾者的社会支持网络，累积了照顾者之间的社会资本。这对于消解照顾者群体的社会排斥、长远发展乃至公民精神、公民社会的培育都有积极正面的意义。但也要看到，照顾者的流动性和群体自身资源的相对缺乏都使这一社会资本很难长期维持。以L中心在GZ市金沙街的服务点为例，虽然该站点已接触到的家属约200人（截止到2011年12月底），但长期参与中心活动的家属会员规模基本维持在20—40人。正如SG-7所言，虽然L中心的家属会员很主动活跃，但照顾者群体和组织还并非一种普遍性、稳定性、结构性的现象，它只提供了照顾者发展自身、消解社会排斥的可能性，还不能真正改变现有的整体被排斥的格局。

4. 与其他社会组织、社会资源关系的建立

个别照顾者还通过街道/居委、残联/社工的牵线搭桥，与媒体、网络、慈善组织等建立了联系。但这些社会组织、社会资源与照顾者家庭的关系不稳定、可持续性差，往往在他们的工作目标或利益目标达成后就会撤出照顾者和病人的生活世界。但照顾者仍愿意接纳这一人群，因为通过他们可以向政府和社会传递照顾者和病人的真实想法和迫切需求。而且由于他们的权威地位和舆论控制能力，照顾者与他们建立关系能起到一定的示范作用，病人家庭也能获得一些实实在在的金钱和物质帮助。

> 广州电视台的一个栏目——《真情追踪》主动找到照顾者，他们希望能拍一个一小时的记录，帮他们筹款。同时他们指出因为要有戏剧效果，可能需要夸大表演，照顾者表示这个没问题，只要能筹到钱，什么都可以做。但是我想到，这个有可能影响案主的情绪，最坏的后果就是导致癫痫发作，照顾者认为他能处理好，不会让妻子出事。我相信他的能力，在旁边陪同拍摄。(SG-7)

> 照顾者接到有心人士的电话，通知他可以尝试在另一个网络平台发布信息。社工先了解网站的运行情况和捐款流向的透明程度，认为可信程度较高，在博爱 www. boai100. com 上注册案主的基本资料，把求助消息发布了，等待网站的审批。博爱网与施乐会区别在于，博爱是一个大型企业较多关注的网站，多是大笔的捐款。如果宣传到位，应该可以帮助案女筹集善款。施乐会网站的宣传得到 4000 多元的网友捐助，在这个网络时代，依靠网站的宣传力度，人传人的口头宣传作用，也可以帮助案主一家。(SG-5)

三　社会支持减弱

照顾者的社会支持包括正式支持和非正式支持（见图 3-1）。前者是指由正式的社会组织提供的支持，如街道、居委、残联、社会团体等提供的支持和保障；而后者是指由非正式的个人或群体提供的支持。由于社会网络分割，照顾者从家庭中获得的有效支持较多，而从亲友、邻居、同事中获得的支持较少；政府给予的支持普遍增多但以经济支持为主；从同类

社会组织和社会群体处获得的社会资源因个体不同呈现较大差异。

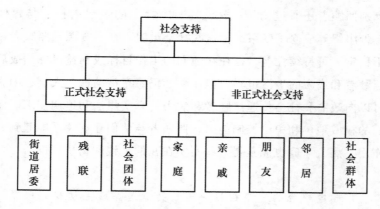

图 3 – 1　照顾者的社会支持

（一）正式支持以政府为主导，只能满足基本的经济需求

在正式支持方面，政府既是病人家庭社会支持的主导，即政府通过相关法律法规对残障家庭社会支持工作进行宏观指导；又是病人家庭社会支持的主体，即政府通过其残联为残障家庭提供全面具体的社会支持或社会服务。也就是说，政府在残障家庭社会支持方面既要"掌舵"，又要"划桨"。这样的运作模式，不仅增加政府的负担，也导致政府效率低下。在实证考察中，笔者了解到残障家庭和照顾者在情感支持、交往支持、家居照顾等方面都有极大的需求，但政府目前提供的支持主要是集中在经济上。

（二）非正式支持过度依赖核心家庭

家庭在病人和照顾者的社会支持网中发挥着重要作用，家庭常常是残障人士唯一的物质和精神依靠。如第二章所述，照顾残障人士给家庭带来巨大的经济压力，在家务支持方面，除将精神病人送去托养或精神病医院，家庭成员不得不承担病人的主要照顾责任，对于重症精神病人而言，家庭成员更是其专职照顾者。

在调研中发现，照顾者通常承受着很大的精神压力和经济方面的压力。家中有重度精神疾病的，照顾者会付出常人难以想象的艰辛。访谈中，照顾者均表示长年照顾残障人士导致精神压力很大，情绪压抑。

　　现在经济很差。我又要带着他,我又要出去干活。又要帮他买东西吃,或者其他各方面的。洗衣服啦,买东西的,平时生活上。(嗯嗯,那作为照顾者,有没有对你之前的生活有很大的影响?)觉得压力大,看到他们两个这样。(ZG-11)

(三)　照顾者对社会支持资源利用不足

1. 残障人士或照顾者消极地求助

　　抚养和赡养残障人既是家庭的道德要求,又是法定的家庭责任和义务。在访谈中,家庭照顾者认为照顾残障人士是家庭的责任,极少向外界求助。他们不想欠人情债,担心被歧视,同时他们不清楚可以向什么组织寻求帮助。

2. 社会支持主要体现为单向式的给予

　　即由支持方向受助方传递钱物,其中一些支持还带有明显的形式主义色彩。目前更多的还是自上而下的救助式的社会支持,而相互之间以及来自社会的支持还有限。如访谈中,当问及有没有向外界争取帮助时,大多数照顾者的回答是否定的。他们都是被动接受社工、街道和残联的帮助。日常生活中,也没有与其他残障人士有互助行为。

3. 照顾者的心态对获取社会支持资源有明显影响

　　心态积极的照顾者,照顾者积极寻求外界帮助,与外界保持联系。他们照顾的残障人士所获得的社会支持总量更多。反之,照顾者心态悲观,残障人士所获得的社会支持总量少,支持方式单一。

第三节　文化认知排斥

　　文化认知排斥有两种情形:一是因为文化或认知的原因无法进入主流群体;二是因为各种原因导致主流外群体无法获得主流的文化(包括行为方式、生活方式、价值观、生活技能等)的状态或过程。对于照顾者群体而言,这两种情形都存在。

一　对疾病的认知偏离

家属（包括照顾者）对疾病的认知有偏离。在起病阶段，家属们由于对精神病不了解，通常会认为是心理、情绪或性格问题而不是病。后来慢慢意识到患者有病，经过精神科医生确诊为精神病之后，家属们又把这种疾病视为耻辱，不愿寻求医治。随着疾病的毫无进展、逐步恶化、不断复发，家属的态度就会逐步演变为失望气馁（认为精神病人无药可救，干脆放弃）、愤怒不安（督促病人面对现实寻找工作，对病人的病症和缺陷不予理会，反而责骂和苛求）。

> 要根本性改变社会对精神病的认识：一是宣传，宣传不是最重要，但要做。二是最重要的，家属自己要接纳，在家庭里面要接纳他们，除了照顾者外，其他家属也要接纳，家庭不接受社会如何接受？譬如家属不接受他，用一些眼光去看他，认为他不是病，就是懒、坏，是故意气我。后来认为是病，但这个病不能对外人说，有这个病没有面子。如果家庭不接纳，如何要求社会、其他人接纳。社会接纳是宏观目标，很遥远。社区认同是中观目标，家庭对病人的看法、家庭的接纳是基础，没有这个基础所有的都是空中楼阁。家庭成员接纳康复者我们称为"家庭融合"，不接纳的情况很普遍。我们认为家庭融合就是家庭所有成员围绕着这个病相互合作，才能形成家庭融合。不能针对患病的这个人，这个人没有错没有问题。（SG－8）

公众对疾病和病人的认知有偏离。大部分公众既不了解精神疾病，也没有兴趣了解疾病和病人家庭。谈到精神疾病和病人，公众要么视其为洪水猛兽，避之唯恐不及；要么着眼于眼前生活和需要，认为他们离自己的生活世界遥远。

> 丑事我都不怕说了。她（照顾者的姐姐）家里有个保险柜，打开了，说不见三千块钱。就说是我弟（精神病人）偷的，去派出所报案。那我就问我小弟是不是他拿了，他说他想进去看电视也不给，

怎么拿得到他们的东西。我也相信我小弟，我知道他的脾气。其他人我不敢说，他在我面前绝对不敢撒谎。她的老公就打电话，叫我将钱赔给他。我说如果你能证实是他拿的，我可以赔给你，但是我也可以不赔给你，因为不是我拿的，一人做事一人当，他拿了你就让他拿回来给你。这样又吵了一段时间，又过了一阵子，说那个贼捉到了。原来是他的儿子带同学回来偷，他儿子做放哨。你说是不是冤孽，报应？是他的儿子，他还去派出所冤枉小弟，还报案。不停地和我大姐吵，就是为了弟弟（精神病人）。(ZG-3)

　　将精神病与不道德或过错行为相联系，是公众对精神疾病的普遍看法。这种将疾病看作一种社会性状而非单纯的医学诊断，认为疾病的拥有者不仅丧失了身体健康，也丧失了社会信誉和社会价值的现象，戈夫曼称为"受损的身份"。戈夫曼对精神病患、残疾人和其他各类社会越轨者的经验研究证实了目标对象由于拥有"受损的身份"，在社会他人眼中逐渐丧失了社会信誉和社会价值，并因此遭受社会排斥。

　　在戈夫曼研究的基础上，后续研究者们发现"受损的身份"还会影响到病人的亲朋、为病人服务的医生、心理健康工作者，这种现象称为连带排斥。Phelan 等对 156 名病人的父母及配偶的研究发现，1/3 的人主动隐瞒其家人患有心理疾病的情况，1/4 的人曾因其与心理疾病患者的关系而被人回避。[1] 还有研究表明由于污名的存在，医学院学生很少愿意涉足精神病学和其他心理健康领域。该领域的见习医生和毕业生会体验到作为专业人员的污名，从业者则感到他们并不受病人和社会的尊重。[2] 在中国，艾滋病孤儿的研究也证实了连带排斥的存在（行红芳，2007）。在对照顾者的调研中，笔者发现这种连带的认知偏离也影响到了照顾者。所有的照顾者在发现疾病早期都会选择向核心家庭以外的所有人（包括亲戚、邻居、朋友、同事等）隐瞒疾病，有的还会向核心家庭内部成员隐瞒，如配偶照顾者会向未成年的孩子或年事已高的父母隐瞒，父母照顾者会向

　　[1]　Corrigan P. W., Kerr A., Knudsen L., "The stigma of mental illness: explanatory models and methods for change", *Applied and Preventive Psychology*, Nov., 2005.

　　[2]　Ibid.

其他兄弟姐妹隐瞒。长期的隐瞒不仅意味着公众对疾病、病人、照顾者认知的长期偏离，导致公众与病人、照顾者更少的互动和接触[①]；长期的隐瞒还会引致照顾者将"受损的身份"认知内化，从而形成了身份和价值的自我认同，赞同公众的偏离认知"对！我很弱，我不能照顾自己"，这部分在下文的"身份认同"将详细阐述。

二 对社会的认知偏差

照顾者对病人、家庭的认知和社会认知存在较大差距，使他们与社会的距离较大。对自身和家庭的认知程度较高，能准确描述家庭目前的困难和问题所在，分析产生问题的原因，家庭未来生活的趋势和期望改善的方式，如有可能会立即实施。但由于其目前无法摆脱艰难处境，他们将脱离贫困的希望寄托在下一代身上。当下一代无法摆脱时，只能对第三代抱有希望。

> 作为一个残疾的家庭，当然希望下一代成长得好，起码正经地有一份工作，（下一代）勤劳工作，解决一下（家里的困难），但是（现在）就有点失望。不单单是这样，我们给钱栽培她，她连妈妈都不叫一声，气死你，几年都没有叫过，好像当（妈妈）是劳工一样。所以我有时就说一下她，你当你妈妈是佣工吗？一点点事都找妈妈，却又不叫人，妈妈也不叫一句，是吧？她就忍受这种痛苦是很多的。（ZG - 7）

照顾者对社会的认知程度很低，无法获得就业岗位，无法主动获得解决问题的途径，在现实社会中处处碰壁，能够采取的解决方式仅限于向亲友求助或向政府求助，一旦被拒，别无他法。

---

① 大量的实证研究表明，抗议、教育和接触是改变"受损的身份"认知的三种有效策略，其中将教育和接触相结合是有效策略，因为普及科学知识有助于改变人们精神病患的刻板印象，而接触则是消除偏见和歧视的有效手段。参见李强《心理疾病污名形成理论述评》，《心理科学进展》2008 年第 4 期。

三　身份认同

个体身份认同的形成。身份认同是在互动基础上发展起来的，受到年龄、经历、文化、精神残疾的严重程度和个人选择等诸多因素的影响，一般要经历两个步骤——求异和求同。首先是求异，个体、群体寻找与社会他人存在的差异；其次是求同，将自身进行归类、划界，由此形成个体或群体的认同感。身份认同既与其所扮演的职业角色、家庭角色和社会角色有关，也与社会给予各种角色的认定和地位有关。照顾者的身份认同是在照顾时间延续和照顾关系深化的过程中逐渐形成并不断强化的，既来自照顾病人后的"自我"和照顾病人前的"自我"的差异，也来自别人眼中的"自我"与"他人"的差异。

个体身份认同的特点。照顾者角色既是由家庭分工所形成的家庭角色，也是由社会文化和价值观所形成的社会角色。优胜劣汰、赢者通吃的丛林法则使照顾者将自己定位为市场竞争的失败者、社会场景的局外人，"自己是没有薪水的佣人"、"不会赚钱的人"，"吃闲饭"、"不事生产"的一群人，在访谈中我们感受到"照顾者"这个身份在照顾者的自我认识中占有重要地位。

> 街道的援助（街道提供给生活困难的精神病人家庭的一些物资和金钱），一开始我去拿的时候觉得很异样、很怪异，会不会有种寄生虫的感觉。逐渐我也想通了，把自己换一个角度，我去拿，那些东西是给我妈的不是给我的，我作为一个照顾者，反而觉得有点劳苦功高（苦笑）。(ZG-4)

群体身份认同的初步形成。

> 去年有家属被医生诊断为乳房有肿瘤，她首先给参加小组活动时认识的其他家属打电话寻求支持，而不是给利康工作人员或其他人，说明她们内部已有群体认同和身份认同。(SG-5)

第四节 政治排斥

政治排斥是一定的社会成员或者社会群体在一定程度上被排斥在政治生活之外，没有公平获取政治资源、享受政治权利和履行政治义务的状态。进入现代社会，虽然民主国家都从法律上保障了政治权利人人平等，消除了政治排斥的制度基础。但因为各种现实的原因，即使在民主社会，政治排斥还是随处可见。那些贫困者、无家可归的弱势群体，虽然没有谁会公开剥夺他们的政治权利和公民资格，但显然，他们没有进入正常的社会生活，也无法表达他们的政治诉求。

衡量政治排斥的指标包括未参加选举、未参加政党、工会或社区性组织等。[1] 在笔者调研的 30 个个案中，所有个案都没有参与过选举，无论是工作单位的选举还是社区居民的选举。除了 ZG－2、ZG－3、ZG－6 之外，其他照顾者都没有参加政党或工会活动。与西方不同，中国城市居民大量的政治参与活动都是以工作单位及其工会、党组织为平台而不是以社区为平台开展。政治参与和职业状况之间关系密切，失去工作也就意味着失去了最重要的政治参与途径。在笔者研究的 30 个个案中，有 14 位照顾者没有工作，其余 16 位照顾者的工作以临时工、服务业等门槛低、收入低、流动性大的职业为主，从业者的政治参与几乎为零。

简妮·珀西·史密斯把不参与政治的社会群体分为两类：一类是主动排斥，即不参与政治是一种自觉的主动的选择；另一类是被动排斥，有两种情形：一是个人和团体因为没有政治权利而遭受排斥，二是拥有政治权利的个人未参与政治活动。[2] 根据这一分类，笔者认为照顾者的政治排斥有如下特点。

一 主动的政治排斥

主动的政治排斥——不愿参与政治是多数精神病人照顾者们的常态。

---

① 曾群、魏雁滨：《失业与社会排斥——一个分析框架》，《社会学研究》2004 年第 3 期，第 12 页。

② Janie Percy Smith. *Policy Responses to Social Exclusion：Towards Inclusion*，Philadelph IA：Open University Press，2000，pp. 148－163.

已有的实证研究表明①，收入、受教育程度对利益表达类的政治参与活动有显著影响，社会资本对各种类型的政治参与（选举类和非选举类）都有巨大影响。而从第二章对照顾者群体特征的分析结论来看，照顾者整体收入和受教育程度低，社会资本不足，他们的政治参与程度普遍较低，政治排斥情况严重。

从主观意愿看，照顾者们普遍认为"政治离自己很遥远"，"想都不会想"，"参与政治是浪费时间"，由于"自己无权无势无钱，既没后台也没关系也没钱，找领导说了也白说，何苦多费口舌"，"如果街道、居委会领导主动上门关心也不排斥"，"自己绝不主动表达权利或利益需要，也不会维权抗争"。

从客观条件看，照顾病人、家务劳动、维持家庭生计占用了他们日常生活的绝大部分时间（包括闲暇时间），既没有空闲时间可以用于个人兴趣、爱好、放松等，更没有时间参与政治活动。

从生活空间看，照顾者的生活空间被挤压在家庭、医院、工作单位之间，政党、工会、社区、公共事务是很多照顾者无暇涉足也不愿涉足的空间。

二　被动的政治排斥

被动的政治排斥包括两种，第一种是个人和团体因为没有政治公民资格或政治权利而遭受排斥，例如个人由于其移民身份而被剥夺政治权利，排斥公民权或人权。显然照顾者的情况不属于这一种。第二种是指拥有政治权利的个人未能参与政治活动，例如那些穷人、无家可归者等弱势群体虽然有公民资格，也没有公开剥夺他们的政治权利，但显然他们因为经济或文化的原因无法表达其政治诉求，被排斥出参与选举和被选举、私有财产、公正、社会保护、基本服务等权利之外。照顾者的情况属于此种类型。

在第二种情况中，根据政治活动的内容不同，照顾者的政治排斥各不相同。政治活动主要有两类：选举（投票和参选）和非选举活动（如参加政党、工会和社区组织）。选举类的政治活动，照顾者没有参

---

① 胡荣：《社会资本与城市居民的政治参与》，《社会学研究》2008 年第 5 期。

与。而非选举类的政治活动，有找单位领导的传统接触方式、参与社会群体或社会组织、通过网络发表观点等不同的参与形式，大部分照顾者主观上没有参与非选举类政治活动的愿望。仍有少数照顾者主观上有意愿，但客观上却被排斥在政治参与之外。这类照顾者又可以分为两种：一种是仍留在单位体制内工作的照顾者，他们的政治参与方式较简单，"有困难找单位领导"，如 ZG－3、ZG－9，但在单位制日益式微的社会背景下，通过找领导、找单位的参与方式来争取权益变得越来越不管用；另一种就是组织化，通过参与家属组织——L 中心，这也证明了社会资本（尤其是社团参与因素）对居民政治参与的重大影响。

现在出现了新的情况，家属们交流、活动的主题发生了变化。上一次他们讨论了精神病人能不能结婚的问题，这一次讨论的是《精神卫生法》草案中存在的问题，下一次他们还准备把家属对草案的建议集中起来，形成一份书面的、正式的文本交给区残联，然后由区残联交给更高一级的政府部门。对他们这些积极地"参政"、"议政"的活动，我们社工态度是中立的，不提倡也不支持。之前他们写了一封给市长的上访信要我们社工修改，社工不肯，怕担责任，后来类似这样的事情他们就再也不找社工了。（SG－7）

社工记录的照顾者们"对《精神卫生法》草案的修改建议"部分内容：

一、热烈欢迎国家《精神卫生法》草案诞生，并希望能早日颁布实施。

二、第十八条，第二段"心理咨询人员不能从事心理咨询治疗"的一段文字应予以删除（蔡伯的意思是在心理咨询的过程中可以有治疗的效果）。

三、第十六条，心理治疗师应当在医疗机构（在康复训练机构内或在特发事件的场所展开心理咨询活动）。

四、第四十八条，乡镇卫生院应配备精神科医生，并应对医院的医生提出规范。不应"定期进行随访"，要进行家访。

五、第五十五条，加大对精神障碍治疗的支持力度，提高在精神卫生中投入的经费和比例,即由1%提高至5%—10%。财政要透明公开,使用情况也要向社会交代。

六、第六十条,予以养护、救济,对18周岁以上,没有就业,没有固定经济收入的精神障碍者提供最低社会保障(其中应包含医疗和生活保障)。不应与家庭经济收入挂钩,就残疾人个人生活而言。(笔者说明:这份修改意见稿经社工之手转交到区残联康复中心,笔者辗转了解到区残联理事长也知道这份意见稿的大致内容和家属们的主要诉求,但后续笔者再没有了解到相关消息和进展。)

在照顾者眼中,L中心是娘家,社工是亲密的伙伴和支持者。这种亲密关系累积的信任和情感使照顾者们在遇到困难时都愿意找中心社工倾诉,而社工们也竭尽所能地帮助他们以回馈这份信任。譬如最受家属欢迎的、社工经常开展的服务有四类:一是社会政策和社会资源分享;二是医生或康复师的讲座;三是旅游和外出放松活动;四是小组。有的家属是小组专业户,无论什么小组都报名参加。为了组织、开展这些活动,社工和中心不得不节衣缩食(残联拨给中心的经费有限),并耗费大量时间和精力联络相关人力、物力资源。唯独"参政"、"议政"这类事件例外,中心的所有社工不经讨论地达成一致共识,对此类事件要保持中立态度,不提倡、不支持、不反对。一开始,这样的态度让照顾者们很失望,认为社工胆小怕事,不支持他们的活动。被拒绝的次数多了,照顾者们慢慢习惯,开始换位思考,明白中心的组织身份和照顾者的个人身份不同,中心层面不恰当的政治参与会给中心的生存与合法性带来危机。但即使社工和中心不支持,照顾者们仍然不弃不舍地继续以多种方式表达他们的权利、利益和需要。有的找家属协会和残联,有的找新闻媒体,有的拨打市长热线,有的在政府开放日半夜排队面见领导,有的甚至直接找最高领导,"上次胡锦涛来参观时就有一个精神病家属说了,我们在旁直冒汗。后来胡锦涛走的时候特地交代了几件事情,就包括家属所说的托养的事"(SG-8)。

从这些现象可以看出,中心的照顾者主观上有非常强烈的表达利益和维权抗争的政治参与意识。但由于多方面的原因,如无组织支持、人力支持、制度支持、文化支持等，客观上这部分照顾者的行动被局限在非正式、小群体、小规模的"小打小闹"，无法形成改变全局的结构性力量。与其说他们希望主动参与政治生活，不如说他们是被动地被排斥在政治生活之外。

第 四 章

照顾者社会排斥的生产

国内已有的对社会排斥的形成（或生产）原因的分析可归纳为三种流派：

第一种，认为社会排斥是社会结构不平等造成的。弱势群体之所以失业、贫困、被排斥，不是因为他们自身不努力或自暴自弃，而是由于不平等的社会结构将其拒绝于正常的社会生活之外，这种现象不是被排斥的个体或群体所能控制和改变的。这一观点与西尔弗（Silver）所提出的"垄断范式"比较接近（另外两种范式是团结范式和专门化范式）。垄断范式认为社会秩序是通过一套等级性的权力关系所构建的，社会排斥是阶级、地位、权力作用的结果，是为既得利益者服务的，是群体垄断的结果。

第二种，认为社会排斥是主体自身造成的。原因是被排斥个体和群体的病态、反社会、不参与社会的行为、道德和价值观，被排斥者应该为其边缘化承担责任。这一观点与西尔弗（Silver）的专门化范式、莱维塔斯（Levitas）的道德下层阶级论类似（另外两者范式是资源再分配论和社会整合论）。道德下层阶级论认为社会排斥是下层阶级的次文化和依赖文化导致的，这种非主流文化使他们拒绝工作，长期依赖社会福利，最终失去自食其力、自力更生的观念和能力。

第三种，认为社会排斥是制度或体制运行的结果。当制度系统化的限制实现融合所需要的权利、机会和资源时（如保险和救济金），使之不能参与社会生活，社会排斥就产生了。这是国内很多学者在分析社会排斥原因时都提到的一种解释路径，认为既不是宏观的社会结构，也不是微观的个体，而是制度——这个相对中层的因素导致了社会排斥，代表性观点有彭华民分析城市新贫穷社群被排斥的原因是由于社会福利制度、就业制度、家庭制度三元组合的缺失或不完备。① 相关的代表性研究还有，周林刚分析了我国残疾人所面临的观念排斥、就业排斥、教育排斥，并指出观念排斥是造成各种排斥的根源，因此消除排斥的措施应该从改变人们的观念、为残疾人提供教育机会以及制定相关法律入手。② 唐钧认为社会排斥是游戏规则（制度）造成的，社会政策研究的目标就是要修订游戏规则，使之尽可能地惠及每一个社会成员，从而趋于更合理、更公平。③ 这里的"游戏规则"实际上指的是社会政策与社会制度。卓彩琴提出语言、文字、社会环境、社会制度共同建构了病人这个弱势群体，提出了通过增能社会工作、倡导社会工作两种策略解决病人面临的社会排斥。④

　　从上述研究现状可以看到，将社会排斥更多地归因于宏观的结构或中观的制度是当前分析不同群体社会排斥原因的主流。更有甚者，有的学者一方面将制度视为社会排斥的向度（结果），即个体在就业制度、福利制度、文化制度等方方面面受到了排斥，另一方面又将制度视为解释社会排斥的原因，即现有的制度安排或制度运作造成了排斥的后果，这种"鸡生蛋、蛋生鸡"的循环论证我们很难说它不对，但对于分析社会排斥究竟是在怎样的脉络下生产出来，很难有清晰而确切的回答。如果我们将社会排斥理解为一种"社会病"，那么生产分析（或原因分析）要回答的是这种病形成的病理而不是疾病的病症，因此，描述社会排斥形成的动态过程而不是展现结果，是生产分析的关键。笔者认为在这个动态过程中，有三个因素必须纳入分析框架中，分别是制度、话语、空间。与已有研究的不同在于，这三种因素不是静态和一成不变的，而是动态变化的。所以，在制度生产的分析中，笔者回答的不是哪些制度造成了排斥，而是制度通过怎样的路径造成了排斥；在对话语生产的分析中，笔者分析的是话语通过何种方式改变了照顾者的生活进而形成了排斥；在对空间生产的分析中，笔者试图厘清家庭空间、医疗空间和社区空间三者的关联、互动及内

① 彭华民：《福利三角：一个社会政策分析的范式》，《社会学研究》2006年第4期。
② 周林刚：《社会排斥理论与残疾人问题研究》，《青年研究》2003年第5期。
③ 唐钧：《社会政策的基本目标：从克服贫困到消除社会排斥》，《江苏社会科学》2002年第3期。
④ 卓彩琴：《建构主义视角：残疾人问题的建构机制及解决策略》，《福建论坛》2011年第2期。

在的空间生产机制。

第一节　制度生产

　　什么是制度？许多社会学学者都对制度进行了界定和阐述，帕森斯（Parsons）、斯梅尔瑟（Smelser）从制度功能的角度出发认为制度是"一种统一的方式，它反映一个社会系统共同文化的机制模式，通过对角色期望和促动因素的组织而在各自的相互作用中统一于其单位的具体行动"①。伊恩·罗伯逊则立足于制度的形成过程，把制度阐述为稳定组合在一起的一套价值标准、规范、地位、角色和群体。② 还有学者从制度的表现形式出发把制度描述为"稳定重复的、有意义的符号或行为规范"③。韦伯将政治学、法学立场上的制度、法律与社会学中的制度进行了比较，他认为，前者是在经验有效性的前提下一套逻辑上正确无误的规范，而社会学指涉的制度是在社会中实际运行的、确实被使用的方式。因此，并不是所有国家颁布的条文和规章都是社会学中的制度，有的制度制定出来却无实际效用。

　　制度是广义的，它是对社会各种行为正当性的确定体系。由于正当的另一种意思是确定行动的权利、责任、义务的边界，故制度也确定着人们的关系"结构"。制度有文字或非文字两种形态，许多制度规则以非文字的形式存在，如人们所说的惯例、传统或文化。无论以什么方式存在，首先，它应实际规范着人们的行为；其次，它包含着一系列人们熟悉、效法乃至认同的基本原则。社会规范意义上的制度起源于行为合约，它是依据大家同意的程序和原则产生的（规则往往也包含着对违反者的惩罚方法）。

　　制度如何建构社会排斥？康明斯（P. Commins）等人从体制分析出发，提出了一个分析和理解造成社会排斥的制度框架。这个框架区分了四

---

　　① ［美］塔尔科特·帕森斯、［美］尼尔·斯梅尔瑟：《经济与社会》，刘进等译，华夏出版社 1989 年版，第 90 页。

　　② ［美］伊恩·罗伯逊：《社会学》，黄育馥译，商务印书馆 1991 年版。

　　③ 周雪光：《西方社会学关于中国组织与制度变迁研究状况述评》，《社会学研究》1999 年第 4 期，第 71 页。

种制度性的子系统，每个子系统的失灵都建构了社会排斥，这些系统包括：（1）民主和法律体制，促进公民的整合；（2）劳动力市场，推动经济整合；（3）社会福利体制，推动社会整合；（4）家庭和社区体制，促进人与人之间的整合。当这些子系统中的任何一个失灵，都会引起社会排斥，同时各个系统的失灵发生连锁反应也会引发社会排斥。[①] 为了了解对照顾者的社会排斥是如何形成的，有必要对国家颁布的与照顾者劳动就业、社会保障、资源配置有关的法规政策、地方性文件等正式制度与韦伯所谈的实际运行的制度——事实上行动者遵从的规则区别开来。为什么在文本上并无排斥的法规政策在实际运作中会产生对照顾者的排斥呢？可以从两个角度解释：一是制度分析的视角，制度的不完善和监督的不健全，制度之间的模糊性和制度约束的弱化；二是行动者的分析视角，行动者决策的自由空间及多种非正式制度并存。即使规定最严谨缜密的制度也会给行动者留下行动的自由空间，这些自由活动空间是政策由文本上的不排斥转变成现实的社会排斥的潜在因素。

一　制度的"显性排斥"

1. 制度匮乏

缺乏支持照顾者就业的服务体系和家庭政策。在中国，家庭照顾和家务劳动一直以来都被视为免费的义务劳动，是爱和情感的体现，既不能用金钱衡量，也不能获得任何报酬，当然也无法获得任何形式的政府扶持和补贴。一方面，政府提供的残疾人照顾机构和照顾服务不充分、无法适应家庭多样化需求的社会背景下，众多残疾人不得不长期依赖家人照顾；另一方面，与此相矛盾的是，在政策、法规、社会保障、社会福利的制度层面，我国政府没有任何形式的支持照顾者兼顾家庭照顾和市场就业的制度文本和制度实践，如在一些高福利国家所推行的照顾酬金、家庭照顾假、员工支持方案等支持性家庭政策，在中国仍处在强调家庭的社会服务责任，而公共的社会服务支出很低。

缺乏支持残疾人（特别是精神康复者）就业的保护性政策。《中华人

---

① P. Commins edited, Combatting Exclusion in Ireland 1990 – 1994, Brussels, European Commission, 1993：4.

民共和国残疾人保障法》等对残疾人、照顾者的特殊保护维护了残疾人及其照顾者的利益，但这种保护同时加重了所在企业的负担，增加了企业的劳动力用工成本。作为市场竞争的平等主体，一旦企业增加的成本不能为社会和国家所分摊，那么这样的特殊保护不但不能发挥保护残疾人和照顾者就业权利的作用，反而给残疾人和照顾者就业带来不利影响，从而在一定程度上限制残疾人和照顾者就业权力的实现。

2. 制度不完善

普惠式社会保障制度的不完善，人们对社会保障的享有是以劳动力市场参与为基础而不是以公民的社会权利为基础。当前我国社会保障制度的主体是社会保险制度，与劳动就业相关联的社会保险制度强调用人单位与职工在保险费用缴纳上都需承担义务，用人单位在保险费用的缴纳过程中，一方面可以分担职工在保险费用缴纳时的经济成本，另一方面可以强制性要求和督促职工参保。这种制度惠及的是市场劳动者而非家庭劳动者。对于照顾者而言，要么是无工作单位，要么是工作单位效益不佳。在缺少外来的资金支持与强制性制度规范的前提下，照顾者参与城镇职工社会保险的参保率较低，在笔者的实地调研中没有一位照顾者参与了城镇职工社会保险。当前部分发达的城市和地区开始推行面向所有公民的、普惠式的"城镇居民社会保险"，这一制度设计将所有非劳动就业者纳入社会保险网络之中。但在试点过程中由于制度设计与配套措施不足，对于陷入绝对贫穷的病人家庭和照顾者来说，部分照顾者出现了自我排斥于该制度之外的情况。

平等劳动就业权利的保护只有原则规定而无实施细则。《宪法》、《劳动法》中对平等劳动权利的保护，只做了原则上的规定，没有一整套具体的司法诉讼程序，权益保护无法落到实处，对就业中存在的侵权行为，缺乏惩处和补偿的条款细则，使这类案件得不到有效处理。笔者在访谈时了解到，非公有制经济单位中超时加班是一种常态，就业者习以为常。这对负有照顾家庭、照顾残疾人责任的照顾者而言，求得工作之后能否坚持也是问题。事实上，工作的超时特点也排斥了部分照顾者就业。

残疾人按比例就业政策的不完善。《中华人民共和国残疾人保障法》第四章第三十三条规定：国家实行按比例安排残疾人就业制度。国家机关、社会团体、企业事业单位、民办非企业单位应当按照规定的比例安排残疾人就业，并为其选择适当的工种和岗位。达不到规定比例的，按照国家有关规定履行保障残疾人就业义务。国家鼓励用人单位超过规定比例安排残疾人就业。《残疾人就业条例》第八条和第九条规定：用人单位应当按照一定比例安排残疾人就业，并为其提供适当的工种、岗位。用人单位安排残疾人就业达不到其所在地省、自治区、直辖市人民政府规定比例的，应当缴纳残疾人就业保障金。那么在实践中按比例就业政策能否真的实现残疾人的就业呢？

> 企业在就业过程中肯定是强势的，残疾人肯定是弱势的一方，这是一个资源的问题。一般现在很多企业愿意缴纳残疾人就业保障金，特别是一些国企等大型有政府国家背景的单位，因为他自己不缺这个钱，小企业会比较在意这笔资金，可能会倾向于招聘残疾人员工或者是"挂靠"（一般称为"待岗"）残疾人员工，一般签署3年的合同，至少1年，钱的话，最少有给500块的，也有给到按照政策标准的1000多，五险是必须要有的。政策上肯定是鼓励企业招聘残疾人并真正在岗就业，但现实有时候不是这样。至于精神病人一般不收是因为有一个责任的问题，就是在工作中，一旦出了事情，企业要负责任，企业因此有了这样的顾虑。像肢体残疾，特别是重度，也就是一级，企业会比较喜欢，是因为这样的一个残疾人相当于两个名额。一般残联推荐残疾人是首先考虑肢体残疾人，因为比较多时候会符合单位的要求，成功的可能性比较高。（SG-5）

虽然多部政策法律法规对残疾人按比例安排就业进行了呼吁、引导和规范，但它们仅从原则上规定了残疾人按比例安排就业的精神和操作条款，缺少强制性法律法规，同时也缺少针对不遵守条例规定行为的处罚措施。对于一些企事业单位不招收残疾人职工的情况，条例中也仅仅是要求缴纳残疾人就业保障金，这种以金钱交换企业社会责任的做法，最终是为企业安排残疾人视同就业而非事实就业提供了便利，也为以营利为最终目的的企业逃脱企业社会责任提供了托词。从表面上看，缴纳一定数量的残疾人就业保障金是为国家残疾人事业提供了财力支持，但潜在的消极后果是这其实以间接的方式强化了企业的牟利动机，弱化了企业承担社会责任的动机，即只要交钱就可以不用实际承担雇佣残疾人的社会责任——"用金钱换责任"。此外，政策对于残疾人在企业安置工作的跟进不够及时和常规，只是在每年需要检查的时候才对用人单位进行核查，具体到每个残疾人的就业落实和安置工作仍然十分欠缺。这样的结果不但是对残疾人在职期间权益保护的消极支持，也是对企业承担社会责任、扶持残疾人就业的消极支持。最后，政策单方面强调企业雇佣残疾人职工的义务，却忽视了企业在雇佣残疾人工作中应当享受到一些附带的权利，从原则上说，按比例安排残疾人就业包括就业安置、职业培训、征缴保障金等多个环节的工作，每个环节上都需要专职的工作人员跟进落实，具体到如残疾人岗前培训、岗内意外事故的权责分担、残疾人就业福利待遇共同承担等细节工作。这些辅助性的服务和权利不仅可以帮助缓解企业在招收残疾人职工时的顾虑，也可以帮助残疾人在面对自己的职业生涯时多一重保险。而现实的情况是，执行主体花更多的力气在介绍、推荐上，安置落实、就业培训、权责分担等则相对薄弱，这与配套政策的欠缺不无关系。

二　制度的"隐性排斥"

制度隐性排斥的运作机制有制度封闭、政策变通、制度间相互强化。显性的制度之所以能够实现隐性排斥，有多方面的原因：有的是由于制度本身对目标人群的界定并不清晰，缺少明晰的界定标准与补偿标准，在实际操作过程中，使那些应该得到救助的群体得不到救助，而不应该得到救助的群体却可能"搭便车"占用有限的救助资源；还有的是由于制度的执行者通过多种手段（封闭、变通、强化等）使制度在其可以控制和操纵的空间内运作，从而实现执行者的特定目标。

1. 制度封闭

借用韦伯在社会关系分析中使用的"封闭"概念表述在制度过程中，由阶级（阶层）、地位和政治权利划定界限的社会实体对稀缺资源的垄断权。韦伯认为，开放和封闭是一对社会关系性质的范畴，开放的社会关系是指参加者的一种相互的、持续的社会行为在制度上不为任何人所阻碍，而封闭的社会关系则是指通过一种适用的制度排除某些参加者，或者对参加者加以限制，一个社会群体建立封闭的社会关系，有如下目的：一是维持群体的声望以及与此相联系的争名夺利的机会；二是垄断消费；三是垄断获利的机会或获益。在韦伯看来，任何群体的特征，如种族、语言、社会出身、血统都可用来作为具体的制度封闭的标准。二元劳动力市场剥夺了照顾者进入正式劳动力市场的机会；与就业相关联的社会保障制度剥夺了照顾者在收入、消费等经济方面的自主权。那么街道、居委会在福利制度的运作中，采用了怎样的方式来封闭福利资源呢？

所有福利政策不对外公布，政策下来，街道、居委会不会告诉居民现在有某种福利了，你过来申请吧。绝大部分福利政策的名额是有限的，一旦公开，所有符合条件的人都来申请，根本无法按政策全部兑现，这样街道、居委会的工作就比较难开展。所以大部分街道的工作目标就是完成上级的指标，至于指标外的工作和任务，视街道的具体情况而定。譬如广卫街，省、市区各条机关都在这里，在这条街做主任一般都会往上升官，所以广卫街各项政策的落实情况是最好的。（SG－4）

你看这本小册子上所记录的关于市和区里面向残疾人的社会保障和社会福利政策非常多，精神残疾人的也不少，但这些政策残疾人家庭并不知道。（册子上不是写明可以登录残联的网站查询吗？）你可以上网去试试，看看查不查得到。肯定查不到啦！（社工笑，摇头）网站上能查到的是2006年之前的政策，最新的福利政策只有残联、街道的内部工作人员才知道。福利政策不公开，或者在局部、小群体内公开，这是公开的秘密，有些精明的家属也清楚，所以他们会想方设法去找最新的政策，然后靠着这些政策的帮助解决他们的困难。（那么哪些家属可以得到最新的政策消息，哪些又得不到？）和街道、残联关系好的家属咯。（是他们的亲友吗？）那也不全是，关键是看家属会不会做。（怎么做？）（1）感恩。会说话，会感恩，哪怕政府什么都没做，甚至都没过去看过他，也要感谢，不管什么人去，媒体也好社工也好基金会也好，都会感谢，感谢政府、感谢领导、感谢社会等，很会说话；（2）诉苦。会主动向街道诉说困难，让街道知道自己有困难，但不会经常去烦街道；（3）合作。创文创卫积极分子，街道找到他们都会做，不会拒绝，捡垃圾，搞卫生；（4）讨好。过年过节去看望街道，买水果、送贺卡、写感谢信、送锦旗。关键是家属的心态能不能放开，放不开的、对街道有意见的很难这样做。如果和街道关系一直都不好，突然写封感谢信就会让人觉得很假，很功利，效果也不好。所以家属要有策略，对上面不做具体工作的领导写感谢信这种精神激励更管用，但对下面做具体工作的工作人员家属要有物质激励，譬如买水果等。不通过给压力的方式，而是建立私人情感关系，感情投资，街道开心了，问题自然就帮你解决了。不是每个家属都愿意这样做，有的觉得没面子，有的排斥街道，有的因为过往的纠纷对街道有意见。工作人员的积极性和他们的收入有关系，收入高一些，街道工作人员的积极性会高一些。（SG－4）

××区残障人士服务指引手册（社工所说的小册子）

目录：××区办理残疾人证须知

××区办理补发残疾人证须知

××区残疾人求职登记须知

××区户籍失业残疾人员失业登记办事指南

××区残疾人申请减免职业技能培训费方案

××区贫困精神病人医疗救助方案

××区残疾人专项补助金申请办法

GZ市××区智力、精神和重度残疾人居家照顾

GZ市××区1000户以老养残特殊困难家庭提供居家安养资助

GZ市××区精神、智力及重度残疾人托养资助

三、四级精神病人购买城镇居民医疗保险

××区残疾人办理指定慢性疾病和重大疾病医疗救助须知

××区残疾人申办人身医疗保障须知

××区残疾人乘车优惠证办理指南

GZ市残疾人康复经费管理办法

××区社区康园工疗站申请入站指南

对于家属而言最重要的资源仍然是政府、街道的资源。而民间、譬如基金会什么的，他们提供的资源非常有限。重点是帮助居民与街道建立良好的关系。如何建立良好的关系，社工直接去找街道让街道解决居民的困难这种办法不行，街道会觉得是居民找人来压自己，这

一次也许会帮居民解决，但再没有下一次。也不能一下就把我们所知道的政策内容全部告诉居民，这样的话居民会不满，街道会觉得社工在找街道的麻烦。一般我们会让居民自己去询问街道有没有该政策。或者我们给街道打电话问一下这个家庭的情况，表示我们关心这个家庭的态度，潜台词是告诉他既然我们区残联也在关心这个家庭，那么街道也应该关心他。（SG-4）

与政府（包括街道、居委会）关系不好的家属特点：（1）上访。区以上才能接受上访，哪里的问题回哪里解决，上访最终还是下放到街道，街道又下放到居委，最终还是基层的居委落实。除非真的有领导关心，譬如区长关心你，压到居委，要居委解决你家的廉租房问题，居委也解决了，但给你家的是最差那一间。（2）经常说要自杀、诉苦、经常要他们帮忙的，每个星期都去烦他们的家属，或者说街道、居委会坏话的。（3）家属组织起来解决自己的问题，反效果。小团体让居委感觉比较强势，给居委压力，居委会很反感。（4）感谢领导，除了某某某，家属用这样的方式表达感谢不但不能让人领情，反而让人反感。（SG-3）

从上述的第一手资料可以看到，制度封闭尤其是政府的福利政策、资源政策的封闭不公开是一个被街道、居委会、残联、家属共同默认的事实。如果说街道、居委会、残联出于工作业绩、工作便利的考虑有意或无意放纵这一事实的存在①，那么为什么照顾者对于如此明显不公和不合理的现象也会听之任之呢？这与照顾者群体内部的分化有关。对于大部分不愿公开精神残疾讯息的照顾者而言，他们主观上不愿意、客观上也不会了解到相对封闭的福利政策和资源政策。对于一小部分愿意面向公众、面向

---

① 还可用街头官僚的理论来分析中国基层街道、居委会工作人员执行福利政策的不作为，认为其不作为的动机和行为是受到以下因素制约的：其一，相对于所应完成的任务目标来说，保障任务完成的配套资源不足；其二，公众服务需求的增加与其所拥有的公共资源呈现出反比的关系，如当居委给公众提供了良好的公共服务，按照市场规律，公众会增加对这种服务的需求，而官僚体制本身变革的滞后性使得即使服务质量提升，现有公共资源也并不及时增加，因此居委只好漠视公众需求降低回应性；其三，街头官僚的任务目标比较模糊，服务目标不固定，很难对其绩效进行具体测量，意味着即使居委没有很好地满足公众需求他也不会有任何损失。

政府公开家人残疾讯息的照顾者，由于自身与基层政府的资源依赖关系，此类照顾者一般会选择与街道、居委会形成良好关系而尽量不给其"添麻烦"，由此制度封闭就成为基层政府、残联、家属、照顾者共同默许和建构的事实。但是，在制度整体性封闭的限制下，仍然有小部分照顾者通过感恩、诉苦、合作、讨好等策略打破封闭的制度，间隙获得所需要的制度资源。制度不是铁板一块，不是无缝连接，制度和制度间有罅隙，文本制度和实践制度间有差别，制度和制度执行者之间有空间，这些差别和空间让一小部分善于钻制度空子的人（包括病人家庭、照顾者和基层政策执行者）获得了利益，但对于更大范围的病人家属和照顾者，则被排斥在福利制度之外。我们很难说这种制度排斥是制度本身的问题，因此，仅仅只是改变制度文本上的条款和规定根本不足以撼动和改变这样的排斥。

2. 政策变通

处在转型时期的中国，政策变通是一种普遍现象。变通既不是正式的政策运作方式，也不是不正式的政策运作方式，是介于正式与不正式之间的一种准正式的运作方式，是正式机构按照非正式程序进行的运作。进行变通的主体是在政策中拥有合法地位的正式机构，或是地方政府，或是政府的有关部门，或是执行社会控制和社会管理职能的政权延伸组织。它与原政策似是而非，从表面看，它遵循的原则和试图实现的目标与原政策一致，但变通后的目标内涵与原政策不尽相同，甚至背道而驰。之所以在政策运行中普遍存在政策变通的现象，主要是因为政策具有原则性和灵活性相统一的特点，任何政策目标的执行都具有一定程度的弹性空间。那么在政策执行的弹性空间内，政策变通究竟如何得以实现呢？下面的内容来自一位为精神病人家庭服务的社工的访谈资料，从这段记录中我们可以清楚地看到社工在面对政策变通时的无奈、不知所措和些许愤慨。

> 我了解到残疾人的等级评定的程序以及等级划分的残疾人在医疗、出行、补助、教育、就业、社区康复等优惠政策；还有低保、残疾人养老、残疾人托养等社会福利政策。……上述政策的办理地方都是在居委，而不知道原因为何，不同街道的相似条件的住户享用得到的福利也不尽相同。在工作期间，我在无意之中导致了居委和残联发

生了一个小风波。我阅读国家政策"重残救助金"时，文件并没有提及年龄限制，机构的同工也一直没有告知我。我在电访的时候，发现有一个家庭对此优惠政策全然不知，那我就告知他可到居委处询问及办理。电访结束后 10 分钟左右，一个居委工作人员致电残联来质问。就在这时，机构同工告诉我这个补助金是年满 16 岁才可以的，国家文件上却没有提及，但现在大部分居委的操作就是这个标准。因为居委工作人员和服务对象家属都十分和善，机构同工也体谅我这个不明所以的新同事，这个小风波就没有壮大，并且很快平息了。这虽令我虚惊一场，但我总算能够知道政策的具体实施情况了。但是在另外一些街道，重残补助是没有年龄限制的。而且更奇怪的是，不同街道所发给住户的金额都是不尽相同的，更不用说时间了。有些是半年一次，有些是一个季度，有些是一个月，有些是逢年过节才发放 100 元的慰问金。而且福利也不同。有些不仅发放现金，还会发放日常生活用品。甚至在一些街道，住户和街道工作人员的关系都是评定这个住户是否符合政策要求的条件。所以即使街道、居委会的工作人员态度恶劣，社工都不能够得罪他们，因为与他们关系不佳，会对街道上的住户产生不良的影响。这会令街道对住户产生负面情绪，从而不再理会住户的任何事情。机构的一个师兄甚至和我分享说，他的案主能否评定得到低保，是在于社工本身而不是住户的条件。只要师兄认为他的案主有需要，就可以陪伴案主到居委申请，居委所做的就是在申请表上写"此户情况属实。给予批准"，然后加上公章，再把申请表交由上级部门。因为审批和监督权是在于居委的，上级部门只看居委的公章行事。所以，480 元只是一个大约的标准，没有绝对监督的机构。那些生活确实贫困的住户，可能因为态度恶劣而得罪了居委的工作人员，就无缘这些政策了。（SG－2）

不可否认，在中国意识形态和政治体制不变的情况下，许多实质性的改革措施都是地方政府以变通的方式推进的，这些政策变通的行为在实践中起到了破除陈规推进改革的积极作用，但我们也看到现实中大量的政策变通人为制造了差异和区隔，造成了政策执行者和政策目标人群之间、政策实际受益者与受益剥夺者之间的区隔和不平等，将旨在改进社会公平的福利政策转变为制造社会排斥的特权政策。这样的政策没有实现维护残疾人权益、消除社会排斥的政策目标，反而建构了新的——残疾人和残疾人之间的——社会排斥。

孙立平教授在《转型与断裂——改革以来中国社会结构变迁》一书中，谈到了四种重要的变通方式"重新界定政策边界"、"调整制度安排的组合结构"、"利用制度约束的空白点"、"打政策的擦边球"。以第三种方式为例，中国制度运作的一个重要特点是中央和各级政府下达的文件通常只规定目标和"精神"，而不规定手段和细则，即使规定了手段也只强调应该做什么，而很少规定不能做什么，使制度在"应该如何"和"不能如何"之间出现了很多空白点。利用这些空白点来作出新的制度安排是一种经常使用的变通方式，地方政府领导或部门官员会为他们制定的变通政策做出这样的诠释——中央没有明令禁止的就是可以做的——这种令大家多少感到惊讶的"工作方式"，将社会中的非正式因素大量用于正式制度、政策、权力的行使过程中，同时照顾者也通过种种策略，巧妙地运用政策、政府等本来属于制度的正式因素。"正式制度的非正式使用"和"非正式制度的正式使用"等变通方式不仅模糊了正式制度与非正式制度的边界，而且使制度的制定者、执行者、受益者和受损者之间的互动变得异常复杂。

3. 制度间相互强化

家庭制度与市场化就业制度的相互强化。如前所述，当前我国缺乏支持照顾者就业的服务体系和家庭政策，而传统家庭观念认为家庭是个体成长和早期社会化最重要的场所，是个体丧失社会角色和社会身份时最重要的归属，当国家、市场都无法提供支持和保障时，家庭是个体躲避风险、寻求保护的避风港。照顾残疾人，家庭责无旁贷。照顾者要花费大量时间和精力照顾残疾人，履行照顾者职责与履行工作职责相冲突。家庭的这种劳动分工影响了照顾者在职场的表现，使他们在竞争中处于劣势。就笔者所做的调查来看，其他家庭成员都重视并支持照顾者就业，他们认为照顾者的经济收入对家庭而言非常重要，可以分担家庭部分经济压力。而市场化就业制度表面平等、自由竞争的规定，"对工作投入全部精力的假设"本身就是围绕着没有家庭照顾责任的非照顾者为中心设置的。

家庭制度与社会保障制度的相互强化。虽然我国已建立以"五险一金"为中心的社会保险制度，但社会保险制度一方面是以市场中的劳动者而非家庭中的劳动者为目标人群，另一方面当前实行的社会保险制度虽然能够在一定程度上化解部分风险，却不能从根本上解决个体所面临的所有风险，在当前中国，家庭仍然是化解风险的最后一道安全防线，家庭是个体解决其面临所有困难的坚强后盾。但羸弱的家庭制度阻碍了家庭功能的发挥。家庭制度的欠缺和社会保障制度的不完善相互强化，使照顾者受到的社会支持和社会保障更加有限，从而强化了其与社会结构间的排斥性关系。

中国社会正处在社会转型的过程之中，正是这一过程中才呈现出正式制度与非正式制度、制度与习惯、政策法规与伦理道德及其背后的国家与社会、传统与现代的矛盾与转化。正是在这样的分析路径中，我们才可以在制度运作的具体情境，在情境成员的选择、策划和行动中，在情境成员的知识、制度、行为习惯和利益中来重新解读制度、诠释政策。制度的机制作为一种结构性力量，从来就不是以简单的赤裸裸的形象出现，它总是被包装在特定的情境安排和主体的行动中。正是通过具体情境中的细微安排才将逻辑上人为割裂的"制度"与"事实"重新连接起来，将国家规定的制度与发生在社会生活中的事实连接起来。在这个连接过程中，制度不再是外在于人的、高高在上的、宏伟的、抽象的文字安排，而是在细微情境中被主体所运作的一种技术，制度在理论上被建构为宏观的，但制度实践的运作则是微观的。作为国家权力的制度和政策并不像光一样畅通无阻地直射于社会生活，而是在具体情境的复杂运作中，在种种冲突和妥协中，以迂回曲折的方式触及主体的生活。

三　小结

布迪厄在《世界的苦难》中用"国家与市场的双重撤退"来解释造成社会苦痛的根源，揭示个体遭遇与社会结构变迁的复杂关系。"撤退"可以表现为在公共物品供给上国家的退出及公共服务的枯竭，国家体制中的"制度性自欺"，由产业结构调整带来的工人阶级涣散和劳工运动的消解，教育体制制造的社会排斥和集体失望，与所有社会矛盾交织在一起的家庭代际关系的断裂，等等。照顾者遭遇了布迪厄所说的国家与市场撤退造成的"断裂"过程，体现为：国家制度层面，指向残疾人的照顾服务和按比例就业、保护性就业制度的缺失和不完善，指向照顾者的普惠式社会保障（而非职工或劳动者社会保障）、支持照顾者就业的家庭福利制度的缺失和不完善；市场制度层面，保护平等劳动就业权制度的不完善和形式化；这些缺失和不完善的制度透过封闭、变通、相互强化的方式加剧了国家和市场从与家庭照顾者有关的资源和福利中撤离，由此塑造了照顾者与国家、市场等制度要素的权力关系，形成了照顾者的排斥性社会关系。

第二节　话语生产

索绪尔的语言学研究开启了学界对话语的关注，但后续的话语研究并未沿袭索绪尔的结构论取向，反而转向建构主义立场，认为话语不是既存社会现实的反映，而是建构了社会现实。后结构主义德里达的"文本之外别无他物"、福柯的"话语之外无意义"都说明意义是在语言之内被建构的，"没有话语，就没有社会现实；不理解话语，就不能理解我们的现实、我们的经历和我们自己"[①]，社会现实是通过话语生产的。那么话语如何生产和建构社会事实呢？有两种解释路径具有启发性：

首先是福柯的话语理论。福柯对话语只作为语言不感兴趣，他把话语看成揭示权力、真相、政治、制度安排的思考工具，关注在宏大的历史进程中话语的实践方式。如他把有关刑法、医疗安排、疯狂和性的话语与控制和整顿人口的实践相联系，关注在不同历史阶段，不同话语规则——"由谁说"和"说什么"的变迁，并以此揭示出话语背后是权力的操作化，即塑造知识霸权系统对正常或越轨的界定。福柯认为权力不是由特定个体或群体拥有的用来压迫他人的能力，而是隐藏在话语中，通过人与制度的日常交换运作的。"真正重要的是了解权力究竟采取什么方式、通过什么渠道、借助哪些话语渗透到人们最细微、最个体的行为中"，关键是"研究权力多样化的技术"。[②] 因此，话语成为权力斗争的重要武器，谁占

---

① 转引自林少真《话语建构视角下的新型毒品吸食行为研究》，博士学位论文，上海大学，2010 年，第 25 页。

② 胡春阳：《话语分析：传播研究的新路径》，上海人民出版社 2007 年版，第 152 页。

有话语权，谁就拥有权力，对权力的争夺转变为对话语权的争夺。

其次是以波特为代表的社会心理话语分析。乔纳森·波特（Jonathan Potter）认为福柯的话语分析不关心功能、目的和意向，只关心"权力仪式的种种细节"。他们认为话语在建构过程中，实现着各种各样的功能，产生各种各样的后果，因而要优先研究话语的不同形式、具体话语的建构过程和相关功能。他们认为话语分析由两个阶段构成，首先是寻找资料中的模式，既包括陈述的变异性也包括一致性；其次是关注功能和后果，分析人们谈话所执行的功能及其不同效果。①

一　话语特点

（一）传统话语："行为不检者"

中国传统文化对精神疾病病理持多元化观点，包括道德、宗教信仰、宇宙观、生理、心理、社会与遗传等因素，每一项因素所占的比重因人而异、因时而异。

从道德的因素看，传统文化认为"行为不检"是精神病的溯因。"行为不检"是指违法社会规范的行为，尤其是对祖宗的亵渎不敬行为。而患精神病则是对违反以儒家为核心的伦理道德行为的一种惩罚。因此在疾病的治疗方式上，多数家庭都通过一家之长或外请族长、老师等给予病人各种教诲，教诲的内容大多是取自儒家传统德行的训示，以其矫正病人的行为。这种观点认为，精神病和其他罪行一样，是需要"矫正"才能得以治愈的。采用训诲的方式进行治疗的后果之一是使病人对自己的行为感到愧疚，但这样做往往使病人的病情更加复杂，而家人也由于无法管束病人的行为萌生羞耻感。

从宗教和宇宙观来看，精神病被视为病人或家人遭遇的一种祖先的诅咒。由此，佛教的轮回与道家的超自然神灵的控制成为治病的主要方法。到庙里烧香进献或请道士到家中进行法事以治疗患者的方式十分普遍。精神病人被视为恶鬼附身，而道士、童乩以各种法术来驱邪。

生理学与医药的理论也在传统疾病文化中占有一席之地。这种看法认

① ［英］乔纳森·波特、［英］玛格丽特·韦斯雷尔：《话语和社会心理学：超越态度和行为》，肖文明等译，人民出版社2006年版，第171—179页。

为所有的疾病都是由阴阳失调引起的。根据古代医书《黄帝内经》，精神疾病是由五种有害的阴阳之气所致，即痹、狂、颠、痫、怒。某些生理功能的过度或匮乏都会影响阴阳调和，如呼吸、饮食、排泄、性行为、体力活动等。阴阳失调导致心理失常，其中纵欲或禁欲被视为最具有伤害性。如躁狂者被视为桃花痴，因为这种病常出现在怀春时期的少年，其症状大多是性欲高亢。还有例如"肾亏"的解释，用来说明一般的不适，缺乏生趣、体力虚弱、胃口不佳、失眠等，这些症状都被视为与肾水亏损有关，而肾脏被视为贮存精力之处，也是成长、生殖与心智功能所在的地方。因此，家人到处寻找中医处方，用草药来平衡病人的阴阳之气，包括特别炮制的菜肴，如动物的内脏（猪腰、猪脑）等。

与西方一样，中国人也把社会因素视为精神失常的原因。例如失恋、失业或经济困难、丧失亲人、哀伤、考试失败、家庭破碎等。其中性挫折和家庭破碎是常见的解释。因此，病人家属往往会为病人安排婚嫁，暗示嫁娶可以治好年轻的病人。

此外，传统文化还认为精神病是父母和祖先的罪孽所致，因而会遗传，这种信念使传统婚俗禁止精神病人结婚，而这种看法甚至会累及兄弟姐妹。

传统文化对精神病理的解释，从道德层次来说，暗示着家中有人行为不检，而家人未尽管教之责，认为自家一定做错事才得此"报应"；从社会因素看，失恋、经商或个人心理的烦恼等都是病发的原因，也使家人觉得没有尽责地引导病人，或是没有事先预防，也反映了家庭的失败之处；从宗教的病理观看，这意味着家中的祖先失德；从遗传观点来说，精神疾病玷辱了家门，影响了其他子女和兄弟姐妹的婚姻，甚至使与这家沾亲带故的人感到难堪。因此，整个家庭，不仅是精神病人，都会为家中有人患精神病感到羞耻，正是这种视精神病人为耻辱的传统观念使家庭很担心"家中的丑事"传到家外。与羞耻感相伴的还有因为家人未对病人尽责管教使其玷辱家门而产生的"愧对祖先"的愧疚感，这种愧疚感因为病情持续而与日俱增。

（二）当代媒体话语："暴力违法者"

与福柯在《疯癫与文明》中所谈到的欧洲人彻底拒绝精神病人，将其与麻风病患者、死囚、罪犯等同等对待的可悲情况不同，中国传统文化将精神病人视为"行为不检者",传统中国社会并不像西方人那样迷惑与惧怕精神病人,精神病人一般被禁闭在家庭中而不像欧洲被囚禁于大型收容所乃至被驱逐。那又如何解释在当代社会,精神病人也常常受到防备、恐惧多于同情的待遇,病人常常被认为会做出一些难以预料的暴力行为?如果说传统文化部分解释了家人因精神病人产生羞耻感的原因,那么如何解释公众对精神病人潜在或不存在的(而非事实上的)暴力行为的恐惧感?在这里不得不提到影响公众认知的另一个很重要的力量——当代媒体。1996 年 Philo 的统计表明,电视节目中 66% 的精神疾病患者的中心特征就是暴力倾向,媒体往往把精神疾病患者描述的就像定时炸弹一样随时可能爆炸。① 笔者认为,当代媒体通过报道为精神病人塑造了一个"暴力违法者"的媒介形象,这样的媒介形象透过当代媒体强大的传播平台和知识权力重构了精神病人的公众形象,改变了公众(包括精神病人家属)对于精神病人的认知,同时也进一步强化了病人及其家属因精神病所背负的羞耻感。为了更全面地展现媒体报道与精神病人身份形象之间的关系,笔者从《GZ 日报》② 数据库的全文搜索引擎中选取 2006—2011 年共 6 年的报道,以精神病的医学分类为依据,搜索出所有包含关键字为"躁狂症""抑郁症""抑郁躁狂症""心理问题""疯子""残疾人""精神分裂症""精神病""变态""怪人"的文章,重复文章删除;最终得到一个包含 307 篇新闻报道的样本,并对这个研究样本进行了多角度分析。

(1)报道数量

由表 4-1 可见,与精神疾病以及病人相关的报道数量总体上呈逐年上升的趋势。在 2006 年只有 20 篇相关报道;2008 年则增长至 42 篇;而在 2011 年则有 92 篇报道,比 2006 年增长了 4 倍多的数量。

---

① 转引自徐晖、李峥《精神疾病患者病耻感的研究进展》,《中华护理杂志》2007 年第 5 期。

② 之所以选择《GZ 日报》,是因为,首先本研究所有的被访者都来自 GZ 市,因此了解 GZ 本地媒体关于精神病议题的报道和话语展现方式对于分析被访者社会排斥的形成更具有针对性;其次,《GZ 日报》是一份日发行量达到 185 万份的报纸,是 GZ 省发行量第一、订阅量第一、零售量第一和传阅率第一的报纸,主要受众为 GZ 本地市民,因此对于本地市民而言,该报纸的报道直接影响着本地市民对某种社会现象(包括精神病现象)的理解和认知,这种影响既具有普遍性又具有代表性;最后,《GZ 日报》作为既是 GZ 市委党报,也是全国发行量最大的党报之一,其对精神病议题的报道某种程度上代表了 GZ 地方政府对精神病现象的立场、观点和态度。

表 4 - 1　　　　　　　2006—2011 年《GZ 日报》精神病报道数量

年份	2006	2007	2008	2009	2010	2011
报道总数（篇）	20	29	42	55	69	92

（2）报道内容

在同一时期的报道中，精神病人肇事新闻平均占每年报道精神病新闻总数的 1/4；但所占总数的总体比例有逐年轻微下降的趋势：2006 年精神病人肇事报道占总数的 41.6%，2007 年为 43.8%，2008 年为 43.7%，2009 年为 26.6%，2010 年为 30.9%，2011 年为 27.6%。报道的主要成分依然为精神病人肇事相关的报道、精神病人的生活现状和医疗服务信息，三类报道共计占新闻报道总数的一半左右（见表 4 - 2）。

表 4 - 2　　　　　　2006—2011 年《GZ 日报》精神病报道内容

内容＼年份	2006	2007	2008	2009	2010	2011
精神病人肇事（篇）	6	11	15	15	18	26
卫生政策和医疗服务信息（篇）	3	4	7	10	11	13
精神病人生活现状（篇）	2	4	3	6	9	16
刑事案件的精神司法鉴定（篇）	0	2	3	6	10	12
一般心理问题（篇）	2	3	5	5	4	6
预防精神疾病的科普知识（篇）	4	5	4	8	9	10
精神病主题的影评和书评（篇）	0	1	2	2	4	6
公益活动（篇）	1	0	1	3	4	3

报道类型大致分为三大类，中立的报道（包括报道卫生政策和医疗

服务信息、科普知识、影评书评）、正面的报道（公益活动、精神病人的生活现状）以及负面的报道（精神病人肇事、刑事案件的精神司法鉴定）。由表4-2数据可以看出，虽然有关精神病人生活现状的报道比重不断上升，但精神病人肇事报道仍是媒体最钟爱的选题。

自2009年刑法修正案推出以来，各大报纸对刑事案件的精神司法鉴定报道有大幅度的增加。2011年关于刑事案件的精神司法鉴定报道数量是2006年的12倍。我国《刑法》第十八条规定：精神病人在不能辨认或者不能控制自己行为的时候造成危害结果，经法定程序鉴定确认的，不负刑事责任，但是应当责令其家属或者监护人严加看管和医疗；在必要的时候，由政府强制医疗。媒体的焦点往往落在犯罪嫌疑人是否是精神病人或是否有潜在精神疾病的倾向，并表现出对重大刑事案件处理过程中精神司法鉴定结果的高度关注。精神司法鉴定无疑为案件的定性提供了一定的科学性，但高度关注的结果是换来公众的恐慌以及对精神病人群体的污名化效应，使精神病人处于更加不利的舆论气氛，同时也加剧了病人、家属与公众间紧张对立的社会关系。

（3）报道特点

由表4-3可以看出，报纸在报道的过程中会更侧重对精神病人的行为特征进行描写，如用"性别＋行为表现（持刀、狂追、发飙、追斩等）"的形式来拟定标题；从外表特征对精神病人进行描写则多数会强调他们异于常人的外表、打扮以及个人形象，如衣冠不整、赤身裸体；而对心理特征的描绘则往往使用"抑郁""躁狂""心理问题""疯""颠""傻"等词汇；用"精神病人"或"残疾人"的称呼偏少，尤其是"残疾人"称呼，只在一些有关公益活动的报道中才能看得到。总的来说，在对精神病人的描述上，以道德取向、使用带有社会性歧视语言的称呼居多，采用医学上的分类或者以中立色彩为主的称呼偏少。带有道德取向和社会歧视性语言的称呼加速了精神病人和社会的对立关系的发展以及在社会中的边缘化。

表 4 - 3 　　　　　　　　　　　　　对精神病人的描述

	外表特征描述	心理特征描述	行为特征描述	医学特征描述
数量（篇）	65	77	97	68

（4）报道体裁

报道体裁以消息为主，占绝大部分的比例，其中短消息占了 27% 左右，较少深度的采访和特稿，只有几篇对精神病医生的深度访谈和对相关作家的访谈。从 2006 年到 2011 年，以消息为主要报道体裁的情况没有改变（见表 4 - 4）。

表 4 - 4 　　　　　　　　　　　　　报道体裁

	消息	特稿	图片新闻	资料 26	其他
数量（篇）	217	34	18	68	12

（5）报道板块

报道板块主要以国内要闻和地区新闻居多，其中地区新闻以报道 GZ 周边地区居多，约占 59%。国际板块的报道偏少，关于科教文卫更少，说明关于精神病的科普或卫生健康等精神卫生知识的报道数量不足，难以起到宣传教育的作用（见图 4 - 1）。

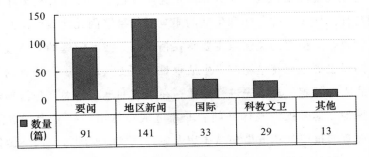

图 4 - 1　报道板块

（6）信息来源

在报道精神病或精神病人相关的信息来源中，对精神病患者的表现和评价大多是来自路人、目击者、警察、邻居、同学等第三方的信息，为了让新闻内容更具有故事性和情节性，多数报道都大量引述目击者所看到的情景并作出描绘。来自家属、患者以及医护人员的一线消息占不到15%，在描述精神病人的生活现状或康复经过时，家属的声音才得到放大，但大多是描写患者和家属遭受歧视和排挤、得不到应有社会资源，较少描述如何获得治疗、积极控制疾病等患者的个人体验，较少来自患者本人的积极、正面的宣传（见图4-2）。

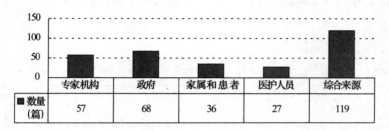

图4-2　信息来源

	专家机构	政府	家属和患者	医护人员	综合来源
■数量（篇）	57	68	36	27	119

　　由以上报道文献分析可以看出，在描述精神病人的生活现状时，几乎没有报道是由精神病人或精神康复者作为事件的主讲人去讲授自身的感受和体验，更多时候是由家属、邻居或朋友来阐述他们的生活现状或康复历程。很少有报道描写精神病人对抗病魔的积极事件，从而无法给其他处于相同遭遇或处境的精神病人及其家属传递康复信心。对于那些处于康复状态、能与社区居民一样工作和生活的康复者的事迹因无法吸引受众眼光而被媒体所忽略。报道的关注点主要落在精神病人或其家庭的贫穷或家庭矛盾上，同时也更乐意花笔墨渲染生活艰难来使受众动容。譬如有的报道会把精神病人的外貌、神情先进行描述，在报道的笔下绝大部分精神病人都是蓬头垢脸、喜爱裸露身体并朝着非家庭成员做出一些"无理取闹"的行为。而有的报道刻意渲染和描述病人在急性发病期的行为而不做任何澄清和解释，因此对受众而言，就会形成"精神病人总是疯疯癫癫"或者"精神病人一直处于发病期"这样的误区。甚至还有报道为了销量而做出吸引受众的标题设计（如疯狂、暴力等），当标题失去吸引力以后就再次设计一个更震撼、影响范围更广的，久而久之受众接受刺激的范围越来越

大、承受能力也越来越强，从而形成了描述精神病人肇事标题日益暴力血腥的恶性循环。

（三）日常生活话语

媒体报道中产生的精神病人形象对公众认同具有重要影响，因为从本质上看公众认同包含两个层面：“我是谁”和“我与他人是什么关系”。通过对《GZ日报》6年报道的资料分析，我们可以清楚看到当代主流媒体塑造了一个“暴力违法者”的精神病人形象，这样的媒介形象体现了精神病人与公众的“自我／他者”的社会关系。在精神病人“暴力违法者”形象的新闻文本中，精神病人成为“负面行为”和“社会问题”的制造者，扮演着威胁社会正常秩序的角色，形成了精神病人和公众“伤害／被伤害”、“排斥／被排斥”的社会关系。英国、加拿大、美国、德国等许多西方国家的研究发现，公众对精神疾病患者的负性态度主要是认为患者具有危险性、不可预料性和有暴力倾向，尤其是精神分裂症、酒精依赖和吸毒的患者。[1] 这与我国港台学者的研究结果相似，如中国台湾张满玲利用多维标度法对台湾疾病污名的社会表征进行研究，发现疾病话语的表征向度是可见性、传染性和安全性。[2] 内地学者高文珺将不可预测、外部怪异、沟通困难、回避社交、需要照料、性格缺陷6个维度作为精神疾病污名话语的社会表征，其中不可预测和沟通困难削弱了公众接近、帮助病人的医院，病人行为无法预测、危险、缺乏沟通技巧的表征程度越高，人们就越会排斥病人。[3] 那么在当前中国城市，社会公众会用怎样的话语去描述精神病人？在公众眼中，精神病人是具有何种特征的一群人呢？

1. 有危险

“非常危险的，有暴力、自杀倾向、对他人造成了非常大的困扰和不安全感”、“他们会随便打人骂人，总是很暴力，一般人都不敢靠近他们，因为他们打人起来特别狠，完全不能控制”、“他们会有暴力倾向，会打

① Chung, K., F. & Wong, M. C., "Experience of stigma among Chinese mental health patients in Hong Kong", *Psychiatric Bulletin*, 2004.
② 张满玲：《疾病污名的社会表征：一项多元尺度法的研究》，硕士学位论文，高雄医科大学，2004年，第13—23页。
③ 高文珺：《心理疾病污名社会表征结构及其公众影响初探》，硕士学位论文，南开大学，2008年，第37—44页。

人，所以和他们要保持一定距离。"

2. 不正常

"不正常的，像瘟神一样会传染"、"无法控制自己，出现臆想，胡言乱语"、"跟正常人不一样，不正常"、"不正常，譬如很少说话，动作僵硬"、"思绪也很混乱，没有一个清晰的神智，甚至有的智力也不是很好，可以把垃圾当作食物来吃"、"是疯子，是神经病，脑子不正常"。

3. 不可预期

"一个有过精神病的人，即便现在看来正常，说不定什么时候会突然攻击"，因此公众会采取回避来保护自己，"觉得很害怕，他们是没有理智的人，什么事情都做得出来，还是远离他们比较好"。

4. 低能

有精神病的人不能独立生活，不能学习，不能工作，只能做些最简单低能的劳动。即使有些精神病患恢复得很好，他们成功完成了学业或获得很好的工作，或有幸福的家庭，人们也会主观地认为这只是例外，并不会因此而改变精神病人没有能力的想法。与此相近的看法还有认为精神病人不能面对生活挑战，因此他们被剥夺了做选择、做决定、表达意见的权利，这种看法不仅在公众中占有相当比例，而且在照顾者和家属中也非常常见。

5. 可怜

有的精神病人常年"流浪街头，无人管理和照顾"。

照顾者长年累月照顾着精神病人，照顾的压力无法疏解，同时为了应对病人不吃药、暴力行为、复发等随时可能发生的意外事件，精神长期处于高度紧张的状态，造成了很多照顾者敏感、小心、多疑的心理和性格特征，因此在有的亲属、邻居甚至社工看来，这群照顾者虽然不是精神病人，但也是与正常人不一样、精神有问题的人。

　　一开始，我带着恐惧来到医院，与精神病康复者接触几天后，我感受到他们的淳朴与真诚。他们如此的单纯与善良，使我感到一丝羞愧，为过去误解、标签化他们而感到惭愧。有时我在想，为什么外界对精神病康复者存在如此深的误解呢？我认为，一是无知所致，大多数人从未接触这一群体，便片面地把他们归入严重病患分类，以精神失常、痴线（广东话，白痴）、无药可救来标签他们。二是曲解媒体的报道，认为精神病是一种可怕的疾病，患者总是杀人放火、无恶不作的大恶魔。三是社会公众忌讳谈论精神健康，不重视精神疾病的预防，遇到身边人发病时便手足无措，夸大了精神病的诡异性。（SG-10）

由于社会上对精神残疾人这一个群体的宣传很多时候都是负面的，我在来医院实习之前对精神病院还是有一点担心。但与患者接触过后感觉他们并不可怕，而且他们在没有发病的时候跟没有患病的人是一样的。我们实习生的到来受到了他们的热情欢迎，进一步了解之后，发现他们的内心其实很脆弱、很敏感，这一点我觉得可以理解，毕竟他们属于受社会排斥的群体，或多或少都会经历过一些自尊受伤害的事情。但尽管如此，他们还是非常渴望得到社会的理解和接纳的。我觉得社会上的人对他们有偏见就是因为很多人不了解这个病，了解的途径往往是从那些将精神残疾人的危害性夸大了的媒体或影视，但被报告或塑造的仅是极少的部分，很多患者还是很善良的，但这些患者却没有得到宣传。很多知道我在精神病院实习的同学有跟我来之前一样的顾虑，但我都会跟他们做一些澄清，让他们知道并不是所有的精神残疾人都是危险的、不可接纳的，希望更多的人理解并包容这个群体，拒绝偏见。（SG-11）

在精神病的形成原因上，公众仍持有传统看法，有的认为精神病是一种家族遗传病，因而一旦家中有精神病人，其他家人乃至亲戚的婚姻都会受到影响；还有的认为得病是病人自身适应社会、克服困难的能力较低；还有的认为得病是病人道德有问题等，这几种看法在研究中都有一定体现。

得精神病的人给人的感觉都是心胸比较狭窄，有些事情想不通，钻了牛角尖将自己想疯了，很自然就这么想了。要不就觉得你这个家族有精神病史。有些人结婚要查祖上有没有人精神病遗传。（所以说精神病不是一种普通的病，背后就会觉得这个人是不是心胸狭窄，是不是这个人的家族有这种基因。除了这两种还有没有？）一下子想不出来。反正就是一个人有精神病不单他自己痛苦，影响到他的家庭、他的家族，对后代也会有影响。人家会说你祖宗有人是精神病。（ZG－6）

在精神病的治疗和康复上，公众（包括照顾者本人）普遍认为"一旦得了精神病，永远无法康复"、"心理治疗对精神病不起作用"、"精神病没有药可以治"、"精神病人无法在医院以外的地方生存"、"和精神病人接触，也会感染精神病"。

其实我自己知道，精神病人真是很难恢复到正常人那样的，他的精神根本集中不了的。你想要求，他有时都不听你说的，其实他是很想听，只不过，他的大脑指挥不到他自己。（这些是您自学的，还是通过讲座知道的？）我自己接触仔仔这么多年，加上有时社区、残联的讲座，同那些人交流，慢慢积累到这些经验的，据我所知呢，得了这种病的人呢，真是比正常人难好多的。（ZG－21）

（你觉得精神病患者可以完全康复吗？）不能够。（为什么呢？）自己的想法，这个病的人心理对其他人或事有一种特别的警惕，可能会看到别人好的遭遇就记录一下、坏的话自己回忆一下。完全康复不可能，只是说深与浅，自己能够控制与否。（ZG－4）

二 话语控制

精神病患就像糖尿病、高血压等慢性疾病患者一样需要长期甚至终身的治疗和支持，如本研究中家属照顾精神病人的平均时间是14.5年，最长者达到28年，由于上述精神疾病的话语特点，在长期的照顾生涯中，很多病人和照顾者都会采取各种措施进行话语控制（隐瞒疾病）。钟家辉等在2004年发现中国香港的精神病患者在排斥体验中最主要的应对方式是保密。[1]

---

[1] Chung, K., F. & Wong, M. C., "Experience of stigma among Chinese mental health patients in Hong Kong", *Psychiatric Bulletin*, 2004. 转引自丁开杰《西方社会排斥理论：四个基本问题》,《国外理论动态》2009年第10期。

　　笔者在调查中也发现，照顾者的话语控制方式经历了从无意识的话语控制到有意识的话语控制的过程。

　　根据话语主体有无意识的角度，可将话语控制策略区分为有意识的控制策略和无意识的控制策略。无意识的话语控制策略主要基于病人和家属对于疾病的无知；有意识的话语控制策略是指照顾者处于避免疾病话语的目的，隐瞒其疾病信息；这两种情况在本研究中都普遍存在。由于精神疾病的复杂性和疾病科学知识宣传、教育普及的不足，大多数家属在疾病的初始阶段并没有将患者的不适看作疾病或精神疾病，而认为是患者的心理、情绪问题。

　　　　刚开始我还一直以为是他心里不开心、情绪差。当时他大学毕业后一直找不到工作，心情不好也是可以理解的，我想过一段时间自然而然就会慢慢恢复的。做父母的当然能帮就帮。他爸爸到处托熟人找关系看能不能给他找份合适的工作，我在家里就多给他做好吃的，和他讲笑话，逗他开心，真的是想了很多办法。但他情绪越来越差，也越来越懒，每天躺在床上动都不动一下，从早到晚发呆。二十多岁的仔怎么能这样过日子呢？我越看心里越有气，找不到工作又不是父母的错，有时就忍不住对他发脾气。这样的状况持续了大半年，后来无意中在电视上看到可能是生病了，身体不舒服。（什么电视节目？）不记得了，太久了。就自己开了些中药和西药，每天在家里给他煲中药。（ZG-21）

　　　　开始我们都以为是别人打了他，问他他也说不出。那时候又不知道他自己打自己是因为他幻觉中有人控制他。他打了自己，全身都肿了，就即刻带他去看医生。周围有些人就说，你快点带你孩子去看医生，被人打不会把全身都打肿的啊。我们开始以为他是在学校被人恐吓，老师就说他整天精神不集中，整天就睡觉，回来就睡觉，在学校也是整天不出声，自己坐在那里的。老师就说，你一定要带他去看医生，他的精神很不集中的。才知道这事的厉害。当时不知道有这样的一种病的。（ZG-25）

笔者发现，照顾者对疾病的认知过程通常会经历四个阶段：第一个阶段，照顾者认为患者是心理、情绪问题而不是病；第二个阶段，照顾者慢慢意识到患者是生病了；第三个阶段，经过精神科医生的确诊，照顾者才相信患者的疾病是精神病，但对治疗抱有希望，坚信很快能疗愈；第四个阶段，照顾者逐步认识到患者所患的精神疾病难以治愈或根本无法治愈。在第一个阶段，照顾者出于对疾病的无知，因而对疾病的话语控制是无意识；从第二个阶段到第四个阶段，随着照顾者对精神疾病的逐步了解，在疾病的传统话语、媒体话语、公众话语等机制的作用下，为了防止被孤立与歧视，照顾者往往采取有意识的策略来控制话语，如下文要介绍的话语隐瞒和话语转换。

话语控制的本质是对话语所携带信息的控制。而信息的流动是双向的，没有主体内部信息的向外输出，也就没有外部信息向主体内部的输送。照顾者对疾病信息进行控制，阻止疾病信息、需求信息对外输出，也意味着支持信息、资源信息无法由外向内输入。因此对于照顾者而言，话语控制意味着对疾病的否定，意味着对自身照顾者身份的否定，更意味着基于疾病的相关支持资源的内外沟通、互换、互惠渠道的阻隔和断裂。话语控制不仅控制了疾病信息，更控制了主体自身，使作为照顾者的主体在照顾行动中更加被动，照顾日益成为家庭内部事务乃至照顾者的个人事务。

三　话语隐瞒

暴露身份对病患和照顾者而言都有着巨大的风险，一旦公开身份，无论其是否对社区造成实质性危害，都会引起居民的担忧和恐慌，进而引发对病人、照顾者及其所在家庭的整体排斥乃至驱逐。在笔者调查的过程中，就曾在病人居住的社区碰到了这样一位居民，她好心地劝诫笔者不要靠近居住在三楼的精神病人家庭。

你也住在这栋楼里吗？（不是，我来找个人。阿姨，您住这儿吗？）嗯，我上个月搬到这里。我告诉你啊，这里住着个疯子！（是吗？您是怎么知道的呢？）别人说的。我一搬来住，周围邻居都跑来跟我说，早知道我就不在这儿租房子啦。（之前房东没告诉你吗？）

没有，房东什么也没说，也没有人告诉我。结果我刚搬来没几天，周围人个个都跟我说，这里有个疯子，叫我和孩子小心。这个房东瞒我瞒得紧紧的，真气人！（那个疯子你见过吗？）没有，我才住进来没多久。他住在二楼，我们住四楼，幸好中间还隔了一层，三楼的那户人家可就惨了。（怎么惨呢？）我白天在家有时会听到他大喊大叫，很吓人，你说惨不惨？（声音大吗？）不大，但是我在家里听得到，那三楼的、一楼的不是听得更清楚。（晚上会吵闹吗？）那倒没有，晚上九点以后就没什么声音了。可能是不是家里有人管着的。总之就是很倒霉，你说哪天他冲出来在外面乱转悠怎么办？以后租房子真是要小心。（JM－2）

当照顾者发现自己所处的社区和社会网中歧视程度较高时，暴露意味着失去整个社会支持系统而陷于艰难的处境，所以选择隐瞒身份是他们维持原有社会网络的稳妥选择。照顾者害怕改变自己的行为将引起他人的怀疑，从而暴露自己家人患病的事实，因此他们封闭各种话语信息，独自承担照顾的责任。

我怕大家知道他有精神病，这会让他一辈子都抬不起头做人，每当有人问起阿伟时，我都得编好多谎话敷衍，那段日子，我觉得自己也快疯了。（ZG－25）

对于照顾者而言，隐瞒意味着，首先，必须考虑所有可能被人猜测到与精神病有关的物品（如药品、医院病例）和事件（如经常看病、不去工作、整天待在家不出门）的细节。其次，照顾者或者将这些物品隐藏起来，或者找一个合理的理由和话语来应对亲戚和邻居们对这些异常事件的好心询问，这个过程往往是痛苦而忧伤的。正如一位照顾者（抑郁症患者的妻子）所说，隐瞒很麻烦，为了不让邻居知道她丈夫待在家里不去上班的真实原因，她不得不编出一些理由，譬如工厂不景气减产停工等，同时为了避免邻居的追问、关心和“帮助”，她不得不待在家里，而尽量减少出门。而对于邻居和朋友们的上门探望，在允许别人进入她家前，她必须把任何与疾病有关的蛛丝马迹收藏起来，同时把自己的丈夫安置好，以免被别人发现有任何异常。

> 她（照顾者的妈妈）老是丢钥匙，所以每天出门上班前，我放钱在桌面上时形成一种习惯，我说把你的钥匙拿来，把它放在钱上面，我说你自己记得要带啊。因为她每次出去总会把我放在那里的钱拿上。我知道钥匙还是会不见，但会延长一下，不会那么容易把钥匙丢掉。奶奶建议我找根绳子把钥匙挂在她脖子上，我反对，我知道那样只会让别人看到她的目光更异样，这么大年纪的人谁会把钥匙挂在脖子上？所以我宁愿她在外面丢了钥匙，也不愿意把钥匙挂在她的脖子上让邻居、让大街上的人看到。（换句话说，你是在想办法尽量减少、降低妈妈的病对你正常生活的影响，对不对？）对对对。（ZG-4）

在家庭内的隐瞒相对容易，更艰难的是在公共空间的隐瞒。有的照顾者向笔者谈到了他们在面临不得不带病患出门看病时而采取的各种隐瞒策略。如让有幻听或幻觉而不停说话的精神残疾人戴上蓝牙耳机，让路人认为他是在和别人通电话；让不肯洗澡的精神病人在出门前换一身干净的衣服，以避免身体散发的难闻的气味被别人闻到；有些对温度不敏感的精神病人一年四季穿着凉鞋，照顾者会在冬天的时候限制其出门，而在夏天就不做这样的限制。

> （您和您的孩子出街时会想些办法不让他乱走乱跑吗？）会的，我用绳子绑住他的手，带他出去。我会用绳子绑住之后，用胶带包住，这样很多人就会觉得是他手上拿住一个东西那样。我们一般选择偏一点、隐蔽一点的地方坐，等他坐下来的时候，我就在他身上放件衣服，这样别人就看不清了；如果吃饭就把他的手藏在桌布下面，总之什么办法都想过。但是时间长了，还是会被人发现。所以最简单的方法就是不出去。（ZG-21）

照顾者会审时度势地选择隐瞒或暴露。在其他因素大致相同的情况下，照顾者预期得到的社会支持越多，越有可能采取暴露策略；反之，越有可能采取隐瞒策略，以减少社会排斥。隐瞒疾病就像在家庭和社会间竖起一道屏障，既可将暴风闪电阻挡在家外，也会使阳光雨露无法进入。因此，虽然隐瞒可以减少因疾病污名带来的社会排斥，但也会产生新的社会排斥，由于疾病信息的不公开而导致公共服务资源、信息资源配置的排斥。

（在你遇到家里的这些问题，你有没有寻找外界帮助解决呢？）是很少的。因为，第一，你帮助别人。当然是好。当你需要别人帮助，或者成为别人的一个负担。一直以来我接受的教育或者思考的东西都觉得是人要自立。你尽量自己处理好，不要把困难给别人。说得好听点就是这样。说得不好听就是自己死要面子。就是这么简单的事情。家里有两个残疾人，心理还是觉得，不希望别人知道得太多。哪怕他是一个善意的帮助，自己也会想歪了。自己的心理变化、思维我很难说得清楚是怎样的。真的是比较复杂。（ZG－13）

向媒体、慈善资源曝光要征得他们的同意，家属们都不想让别人、让公众知道太多，如果还能撑一下，还不是最难受的时候都不愿公开。大多数家属都不愿公众知道家里有一个病人。等到家属接纳了这个事实，并愿意去为这个群体争取权益，到了这个阶段，他们就愿意敞开……家属会审时度势，根据实际状况决定说或不说，康复者病情稳定，康复效果理想，或邻居与康复者关系不错时会说。邻里关系很好对康复者在社区内康复有很大帮助……向正式资源（政府、媒体、服务机构）透露信息，获得的支持会比较多。但向非正式资源透露，如邻居、亲戚，就不一定，有时不是支持而是压迫。（SG－8）

疾病的长期照料使照顾者的经济压力和精神压力越来越大，隐瞒病情需要付出的代价和成本相应越来越高，一些照顾者会选择局部、小范围内公开疾病信息以获得支持，先在家庭或家族内部公开信息以发动资源是多数照顾者们的首选，这是一种"自发"、"自然"的选择。它一个优势是效率高，由于信任机制的作用，它的成本很低，无须付费或交换，且不立即兑现，这种信任建立在血浓于水的亲情和长期共同生活经历之上，信任和支持的过程默默无闻甚至比较"隐讳"。另一个优势是安全性好，可以保证资源提供的私隐性，避免因公开动员资源而产生"丢人"的事情。但是，在家庭或家族内部动员资源也有明显缺陷：首先，家族网络的排他性可能制约照顾者开展其他行动策略以获得更多有效资源。家族网络关系的基础是血缘、姻缘，"自己人"可以相互提供所需资源，而对"外人"则存在强烈的排他性。一旦照顾者长期依赖于家族网络的资源支持，与外界的隔离将使其很难拓展其他资源。其次，家族网络对不断变化的环境缺乏灵敏的反应能力。随着社会转型加剧，以血缘、姻缘为纽带的家族支持也发生了"亲密关系的变革"（吉登斯语），血缘在功利面前步步退缩，个人主义、物质主义、理性计算不再是羞耻，反而成了适应社会的基本功，照顾者面对与复杂社会关系日益同质化的家族成员关系时，将变得迷茫和困惑。

此外笔者还发现，病人发病年龄越小，话语控制和隐瞒越多。照顾者对于早期发病存在明显的担忧，担心在学习、就业、婚姻等受到各种不利影响。夫妻、子女对信息的控制明显多于父母，教育程度越高，隐瞒越明显。这与已有的定量研究结论一致。

四　话语转化

把蒙受污名的话语标记成具有另一种特征的话语，而这种话语污名的程度更低一些。如在中国常用"神经衰弱"这种委婉的说法代替精神病患者，"神经衰弱"提供了一个正当生理疾病的标签，成了那些上不了台面、难以接受的精神疾病的外衣，后者的社会危害性相对较小。再如将精神病人称为康复者；将精神病医院改名为脑科医院①，将医院的精神病人改称休养员；病人家属组成的互助组织的名称由"家属资源中心"改为"日间活动中心"，在做精神病人的相关报道时将其角色由暴力的施害者

---

① 2008年12月1日《羊城晚报》"精神病院改名受青睐"报道：广州市精神病医院院长赵振环介绍，全国各地的精神病医院中，有1/3均改名为脑科医院……2000年增挂牌"广州市脑科医院"，脑科医院的门诊量以每年10%的速度递增，现在已经比5年前翻了近一番，这里面其中60%是重症精神病，其余40%为抑郁症、老年痴呆、网络成瘾等其他心理疾患。这里面当然全社会心理病人数量本身也在增加，但肯定也有新名字的功劳。类似的报道还有2003年10月9日《重庆晚报》报道"有病宁花冤枉钱也不去看精神科　重医附一院精神卫生中心无奈改名为'心理卫生中心'"。

转变为疾病的受害者。

> 我觉得他们是受害者，就因为生了一个病就受到社会上很多人的歧视和偏见。生这种病也不是他们愿意的，他们与生其他病的人没有什么区别。他们只是病人，并不是大家所说的疯子，他们只是需要经常服药来控制病情，就跟汽车需要不停地加油一样，他们只是需要不停给自己加油的人。（SG－11）

五　小结

话语本质上是任意的，其传播功能依赖于人们对话语和特点意义之间联系的普遍共识。如索绪尔（Saussure）所言，"一个社会所接受的任何表达手段，原则上都是以集体习惯或者同样可以说，以约定俗成为基础的"①。话语和特定意义之间的联系一旦约定俗成，就不可分割。正是凭借着这种联系，话语才成为意义和沟通的工具。话语不仅仅是意义和沟通的工具，更是一种表达关系和权力的工具。话语权力是拥有话语资本的群体把某种认知工具及其对社会现实的表达强加给弱势的力量。话语权力不仅能使对事物重要意义的理解达成共识，还有助于社会关系的再造，使支配关系和排斥关系合法化。"我们必须视话语为我们强加于事物的一种暴力，或无论如何是强加于其上的一种实践。"② 那么话语的这种权力从何而来？话语权力不是先天赋予的，而是通过斗争的方式获得，并依赖某种特定的权威保证的。话语的权力斗争带来了双重服从，话语主体服从话语，而话语又服从于话语个体群，即话语一方面使个体囿于某一类型的表达而实现话语的垄断，另一方面反过来它又用一定类型的表达将个体连接起来，并借此将其与他人区别开来。

在上文中，笔者首先分析了指向精神残疾人及其照顾者的三种不同话语特点：传统话语（行为不检者）、当代媒体话语（暴力违法

---

① ［瑞士］费尔迪南·索绪尔：《普通语言学教程》，高明凯译，商务印书馆1980年版，第6103页。

② ［法］米歇尔·福柯：《话语的秩序》，肖涛译，转引自许宝强、袁伟《语言与翻译的政治》，中央编译出版社2001年版，第621页。

者）、日常生活话语，这三种话语类型表征了传统、当代媒体、公众对精神残疾人及其照顾者的话语权力，这样的话语权力从两个方面产生社会排斥：一方面，话语权力使媒体和公众囿于此种类型的表达，从而实现精神病的话语垄断，通过照顾者的话语控制、话语隐瞒、话语转化策略，此种话语垄断被强化、复制和再生产出来。另一方面，这类话语表达也将照顾者们连接起来，将照顾者与他人区别开来，话语关系被置换为人与人的关系、照顾者与社会的排斥性关系，由此社会排斥被生产出来。

第三节　空间生产

列斐伏尔（H. Lefebvre）是社会学空间理论的奠基人，他最大的贡献是建构了空间的一般理论。他认为，空间并非社会关系演变的静止"容器"，而是社会关系和社会行动的产物。空间表现了各种社会关系，但又反过来作用于这些关系。他认为空间具有以下几种功能：空间是一种生产资料，空间决定和生产了交换网络、原料和能源的流动；空间也是一种消费对象，就像机器、原料和劳动力一样，空间在生产中被消费；空间是一种政治工具，国家利用空间确保对地方的控制、严格的层级、整体的一致性和各部分的区隔。

继列斐伏尔之后，布迪厄也认可空间是一个关系体系，但他更进一步指出，空间由行动者、群体和制度共同建构，越接近的人则同质性越强，即空间的距离和社会的距离相符。那么行动者是如何划分不同的社会空间呢？这取决于两个资本原则：一是他们拥有的资本总量；二是他们拥有的资本结构，即经济资本、文化资本、社会资本和符号资本的相对比重。因此，布迪厄的空间理论其实是与社会阶级理论相联系的，空间实际是同类生存条件的行动者的集合。这些行动者具有共同的特性，他们居于一定的空间会形成个人地方感并形成留在共同空间的倾向，空间事实上维持了间隔、距离和阶级关系。

福柯在对疯狂、文明、权力等的探讨中分析空间的策略、网络和运作方式。福柯认为，空间是权力得以实施的场所。他借用边沁圆形监狱（这种监狱呈环形结构，圆心为监视塔，管理者的视线可以从监视塔透视到监狱的任何角落）来揭示权力控制关系。吉登斯结构化理论中也纳入了空间维度，他认为空间形塑了社会行动并为社会行动所再生产，各种形式的社会行动在空间结构下延展并改变社会的资源分配和运行机制。受以上关于空间和权力、社会资本、社会关系的理论启发，笔者认为在分析形成精神病人及其照顾者社会排斥的空间机制时，要把握以下几点：（1）空间展现了社会关系，因此，可以从照顾者与社会他人包括其他家庭成员的空间关系窥探照顾者的社会关系（排斥关系）。（2）空间的距离与社会的距离相符，居于同一空间下的行动者具有同质性特征，而空间对于具有异质性特征的行动者会保持距离、进行区隔甚至排斥。因此，其他社群（如社区居民）在空间上对照顾者群体的区隔、接纳体现该社群与照顾者群体的排斥性社会关系或融合性社会关系。（3）社会行动和社会关系形塑了空间结构，并为空间结构再生产。因此，照顾者与他人（或照顾者群体与其他社群）的空间区隔将维持和强化社会排斥关系。

一　家庭空间禁闭

（一）家庭禁闭

几千年来，精神疾病在中国被称为"疯病"，有着特殊的社会印记。精神错乱不仅是病人自己的耻辱，也让病人全家蒙受耻辱。有精神病患者的家族，被认为必有道德污点和体质脆弱的遗传问题，这会累及子女婚嫁以及家族在当地社会的名声地位。精神病人让家人觉得抬不起头，是会带来不良后果的祸根。这样的传统文化使中国自古以来就有家庭禁闭精神病人的传统。普通百姓和司法部门的观念趋于一致，忽视精神疾病的个人因素，而更关注精神病人的非理性态度和破坏性的行为，因此对精神病人的处置往往从社会安全和稳定的角度，这一点可从《大清律例》对"疯癫"的禁闭条款的变化中得到证实，1689 年清政府颁布法律，清楚界定了疯人亲属、地方系统和官方的责任。清律中首先规定如家庭中出现疯人必须立即向地方申报，同时需立即承担起禁闭的责任，"疯病之人如家有严密房屋可以锁锢的，当亲属可以管束及妇女患疯者，俱报官交与亲属看守"。除家庭之外，对疯人禁闭的责任进一步扩大至社区宗族。如果痊愈不发，报官验明取具，族长地邻办过具结手续，病人就会获得释放。如果不经报官及私启锁封者，就要受到严厉处罚。还规定"若无亲属，又无房屋者，即于报官之日，令该管官验讯明确，将疯病之人严加锁锢监禁，且详立案"①。也就是说，只有在家庭全无能力控制疯人对抗的情况下，才会考虑转至法律空间中进行监督，法律行为只是家庭禁闭的一种补充形态。

在笔者的调查中也发现，很多照顾者在照顾精神病人（特别是有破坏性行为的病人）时都会想方设法将其禁闭在家中。如有一位父亲为了防止他的孩子丢东西到楼下而将全屋的窗台都用铁丝封起来；还有一位父亲为了防止孩子在发病时攀爬阳台的栏杆而将阳台全部封闭起来；还有很多家庭为了防止病人发病时冲出家门而给家里的大门装上防盗门、防盗锁；更有甚者为了以防万一，有一位照顾者家里的防盗门被病人用工具砸烂之后，就在家中的大门旁边支一张行军床，日夜守候，不让病人有任何走出家门的机会。这样寸步不移地贴身照顾锁住了病人，当然也锁住了照顾者。家庭成为禁闭病人和照顾者的空间。

　　最令我俩害怕的是他发病拿东西往楼下扔，担心会伤及路人，只好天天在家看着他，好像与外界隔绝一样。我俩已是七十多岁的人了，当他发病严重时，真是束手无策，但也只有自己孤军作战，打电话叫精神病院上门抓他去住院。②

　　你没看电视里报道精神病人拿刀砍人，把人砍伤了，我很担心女儿也会这样，她控制不了自己，我怕她伤害别人。所以我晚上都是睡在客厅门口，守着门，怕她什么时候趁我一不留神跑出去。以前她跑出去过，追都追不回来，后来还是街道打电话说她在哪里，叫我把她找回来。……有时候她想出去，就会发脾气，什么都打烂。你看到她房门上那两块玻璃了吗，那个时候关住她不让她出来，她打破了两块玻璃爬出来。她生气起来连铁门都踢烂。精神病人那些破坏力都很厉

① 杨念群：《再造"病人"：中西医冲突下的空间政治》，中国人民大学出版社 2010 年版，第 76—77 页。
② 摘自《凡人心声》，L 中心内部刊物，2009 年 3 月印刷，第 21 页。

害的。他们好的时候就很正常的，顶多就是眼神比较呆滞。[①]（ZG-6）

家庭空间的分化与禁闭。家庭空间既有外在分化，如同质性社区的出现，社会结构的分层投射于家庭空间的分布上，身份地位、经济状况相近的人居住在相同社区中，而不同阶层、不同身份地位经济状况的群体则分化为不同社区空间。同时，家庭空间也有内在分化——公共空间（客厅、天井、堂屋等）和私人空间（卧室、厨房、卫生间等）的分化。公共空间承担着家庭与社会沟通联系、互换资源的功能，私人空间则体现了家庭具有高度认同感和归属感、不受社会影响的封闭群体特征。在后工业时代，随着家庭功能的社会化，家庭空间与社会空间日益紧密地结合在一起，家庭的公共空间日趋开放，体现在空间展布上，如代表着家庭与社会产生联系的重要场所——客厅所占据的地理空间演变得大而奢华（体现出家庭与社会联系的重要性），而卧室、厨房、卫生间等作为家庭私人隐秘部分的空间则尽可能小而实用。但是在照顾者和病人的家庭中，笔者发现：一方面，有精神病人家庭内部公共空间和私人空间的分割不明显，如有的家庭没有客厅，有的家庭家人睡在客厅[②]；另一方面，作为整体的家庭空间封闭性较强，防盗门、防盗窗、防盗网、大门锁、房门锁等各种展示区分和认同的装置将家庭空间与社会空间隔离出来。家庭空间的分化和禁闭密切相连，家庭越封闭，家庭与社会的沟通和互动越少，则家庭内部的公共空间和私人空间的分化越不明显，照顾者的家庭空间正具备这样的特点。

（二）家庭治疗

医疗人类学家克莱曼（Kleinman）认为疾病的治疗方式包括三部分：专业的方式（professional sector）、民俗的方式（folk sector）、常人的方式（popular sector）。常人的方式是医疗系统中最普遍为民众采行的，包括个人、家庭、社会网络、群体的信念与活动，当人们体验到症状时，通常先

---

①　照顾者在讲完这段话后将我带到他们家门口，指着铁门的门闩告诉我这些地方都被女儿用锤子砸过，上面留下了很明显的一条条不规则的痕迹。

②　笔者在入户时发现有的家庭，家人长期睡在客厅的沙发或搭建的简易床上，还有的家庭没有客厅，因而在第一次上门了解情况后，笔者不得不将每次的面谈约在离家不远的茶餐厅、咖啡厅、公园乃至医院等公共场所。

评定此症状是否为疾病，然后采取行动开始求医，接受治疗，评量自我照顾与专业治疗的效果，自我照顾是自己买药草、补品，或以冷热的观念调整饮食；专业的部分包括中、西医师及护理人员与药师等；民俗的部分包括俗世与神圣两种，前者指草药师等，后者指乩童或道士等。中医的疾病照顾系统应用阴阳冷热的观念，此观念普遍影响病人日常生活的自我保健，如"产后不能吹风"、"经期不能吃冰"或是冬令进补，而西方医学体系则不一定接受此说法。因此中国人接受的医疗行为是兼容不同的观念，不同的治疗方式可以并存，这种情形被称为"复式求医行为"，当民众生病时，采取西医、中医与民俗医混合式的治疗措施。① 当病人所患是急性病时，西医是主要的求医选择；但慢性病的求医选择与急性病有差异，考虑疾病以及病人自身的文化社会背景因素，通常会采用西医、中医、民俗医混合的方式。笔者的调查发现证实了上述观点。由于许多家属对精神病不了解，觉得是不是鬼上身了，于是有的家属请来道士帮家里看风水甚至跳大神驱赶恶魔；有的家属听信风水先生意见以为给孩子吃神药就好了；也有的家属挪祖坟希望能让孩子恢复正常；有的请来中医也去西医院但还是没好。

> 试过很多方法，中医、西医、针灸，有好多。人家说什么好就尝试什么。乡下也好，这里也好，也都治疗过。现在在这里，我也只有写一个"服"字，哪里都治不好。没得治了，钱也花光了……虽然中药有效，但它见效比较慢，还要做理疗，会帮手部做些康复，会做针灸，刺激她的神经。(ZG－26)

> 曾经有一个案主给我讲过他在孩子发病初期的治病经历。她从老人那里听说有一个神婆很灵，于是想了很多办法把她请到家里作法。你要知道这些家属们开始时并不知道自己孩子得的是精神病，只是不明白好端端的一个人怎么会胡言乱语呢？中国人又比较迷信么，就以为是不是鬼上身了，所以想到要请神婆啊、道士啊，想把跑进病人身体里的鬼赶走。而且请他们来看病还有个好处，那就是在家里就可以治病了，又不用出街，街坊、朋友们自然也就不知道家里有这么个病

---

① 蒋欣欣：《护理照顾的伦理实践》，台湾心理出版社2006年版，第42页。

人。那个家属把神婆请到家里。刚开始神婆又烧香又磕头，又是唱又是跳的，闹了很久之后安静下来，在那里自言自语地讲一些听不懂的话，突然神婆就开始问话了，说你儿子某年某月某日发病那天早上是不是吃了什么，喝了什么，或是看到了什么不干净的东西，如果真的让她说中，家属就会很相信，然后真的以为是鬼上身了。其实这些人都是赚钱的，因为最后往往都会告诉家属说鬼很厉害，很难赶走，要买符，或者是买他们配的灵丹妙药这类的，其实就是为了卖药挣钱嘛！（SG－5）

　　复式求医行为与中国传统文化对精神疾病的病理和治疗的认识息息相关，这样的医疗行为客观上造成了一个重要后果——在家庭空间内完成疾病治疗。中国台湾学者林宗义教授提供的一份对温哥华华人社区的调查结论显示中国家庭对精神疯人的处理方式也是以家庭治疗为优先，只有家属在经济上和心理上都已无法承受独立照顾患者的重压，而且被医生确诊为精神病且康复的希望越来越渺小时，家人才会彻底放弃希望，认命说家庭内有一位治不好的精神病患者是上天注定的，把病人送到精神病院。① 即使在承认精神病院作用的情况下，中国人仍会认为家庭治疗在伦理上具有优先性。正如杨念群先生所言，"中国人自古并没有把病人委托给陌生人加以照顾的传统，中国人的治病程序是以家庭本身为单位，病人身体的治愈是依靠外请的医生，但护理程序的最终完成是在家庭空间中实现的。因此，中西方在医疗空间和家庭社区空间的分割方面具有差异性。最明显的例子是中国人根本无法接受把亲人托付给陌生人照顾这种绝情的方式，而西方医疗空间的现代性真谛恰恰就是对委托制度的默认，身心的交付成为进入现代医院的基本前提。当西方人把自己的亲人委托给医院进行治疗和护理时，并不觉得有什么非常怪诞之处，传统中医的治疗完全可以在家庭范围内和病人亲属的监控下完成诊治的全过程"②。因此对于照顾者和病

---

① 林宗义：《精神医学之路——横跨东西方文化》，赵顺文译，台北稻香出版社 1990 年版，第 179—180 页。
② 杨念群：《再造"病人"：中西医冲突下的空间政治》，中国人民大学出版社 2010 年版，第 14 页。

人而言，家庭不仅是一个生活空间，也是一个疾病治疗、护理和康复的空间，在这个小小的空间中，照顾者同时扮演着医生、护士、家人乃至病友的角色。复式求医行为和家庭治疗不仅改变了照顾者与病人的关系，也形塑着照顾者与社会的关系。照顾者扮演的照顾角色越多，与精神病人的空间距离越近，他与病人的关系就越紧密；这也同时意味着照顾者与社会的距离就越远，他与社会的关系就越疏离。

二　医疗空间排斥

从某种意义上说，家庭空间和医疗空间是精神病人和照顾者生活空间的全部。为了更深入地了解医疗空间是如何改变和形塑精神病人、照顾者与医护人员、与社会的关系，笔者对某市民政系统下的专科医院——M精神病医院进行了为期两个月的了解、观察和走访，发现该医疗空间通过下列三种方式生产出照顾者的社会排斥关系。

（一）空间门槛：高昂的医疗费用

> 据我了解，住院费用一般按照医疗核定我们收费标准床位费 150 元／天，加上药物、治疗、伙食，一个月住院费 5000—6000 元。初入院，检查费较多，一般都要 5000 多元一个月。（这是病人自付的还是所有？有没有医保报销？）有医保的话是可以报销一部分，无医保自付。农村合作医疗我们这边不是定点，农村合作医疗一般都在农村卫生院。负担还是比较重的。以前我们有谈定交十几万元，免收一辈子的住院费，现在不搞的，我们床位不足够了。……我们还有流浪救治病人呢，政府出钱的，一个月 1450 元全包。（你们院的收费水平相对其他医院，市脑科医院之类的，算高还是低还是平均？）我们算低。我们的收费只有脑科医院一半，脑科医院每个月要上万元。我们的人员工资都是财政支付，病人成本主要产生在药物。一个月脑科医院住院基本要 9000 元甚至上万元，脑科医院一般是短住，我们医院病人们愿意常住。（SG－12）

精神类疾病高昂的医疗费用与精神类疾病病因复杂、极易复发、需要长期治疗、影响后果严重等特点有密切关系，也与政府对公共卫生、公共医疗和社会医疗保险的整体性投入不足有关。以广州市城镇居民基本医疗保险制度为例，直到 2010 年 10 月 1 日精神分裂症、情感性精神病（躁狂、抑郁及双相障碍）才被纳入基本医疗保险中享受门诊指定慢性病待遇。在慢性病药品目录中抗精神病药仅有奋乃静、氟哌啶醇、舒必利、氯氮平、利培酮、奥氮平、阿里哌唑、喹硫平共 8 个类属的药品，其中奋乃静、氟哌啶醇属于第一代抗精神病药，已过专利保护期，价格相对便宜，但副作用显著，氯氮平、利培酮、奥氮平、阿里哌唑、喹硫平属于第二代抗精神病药，多数仍在专利期内，因此价格较贵，但作用谱系广，副作用较低，也就是人们常说的"药价越便宜，副作用越大"。如果选择副作用较低的第二代精神科药物，就不得不支付高昂的药品费用，而根据居民医保的规定门诊慢性病最高支付限额仅有 100 元/人月/病种，这意味着大量的医疗费用只能由病人及其家庭承担，这无疑提高了精神疾病的治疗门槛，使得家庭照顾者要么选择不治疗，要么在医院进行集中的短期治疗后立刻出院。高昂的医疗费用就像一道高高的门槛，让病人和照顾者无法轻易进入医疗空间，客观上造成了照顾者对医疗空间的排斥。

（二）空间区隔：内外区隔

医疗空间的区隔体现在两个方面：首先，通过市郊选址、封闭病区等方式将医院所在地理社区从大的社会中隔离出来；其次，在医院空间内，通过医患分离、医药化治疗方式和官僚化管理体制将精神病人和医护人员区隔开来。

1. 医院和社会的区隔通过两种空间机制得以实现

一是市郊选址。M 精神病医院坐落在远离城郊的偏远地带，距离市区 20 公里，医院周围是农田和菜地。医生、护士上下班靠交通车往返，工作人员除了当天值班必须留在医院过夜之外，其他所有工作人员都不住在医院内。病人和家属来院治疗和探望也依赖医院的通勤车，每天从市内有三班次免费接送病人及家属，分别是早上（接上班的医护人员和病人家属）、中午（送家属返回市内）和下午（送医护人员和少数家属返回市内）坐车全程约需 80 分钟。由于早上和下午交通车班次间隔时间过长，探望病人的家属留在院内需要自行解决午饭和午休（病人中午统一午休，家属不能探望），而医院并不提供家属中午吃饭和休息的活动空间，因此，绝大部分家属都选择在中午（11：15）乘坐班车返回市内，这客观上也造成了家属探访时间过短（一般在 1.5 小时左右）。

二是封闭病区。院区高墙、围栏、门禁处处可见。院内各个病区拥有一栋 2—3 层四合院式的楼房，楼内设医护人员工作室、病房、饭堂和洗手间。所有窗户均安装坚固的不锈钢防盗网，大门反锁，病区实施封闭式管理，若非家属前来探视或外出参加康复训练，病区内所有患者一律不得离开病区大楼。精神病人和康复者由一个病区转到另一个病区，如由急性期病区转到亚急性期病区再转到康复病区、日间中心，往返病区都要有工作人员陪同。据医院工作人员介绍，前些年出现过病人逃离现象，所以针对病人的看管近年来变得非常严厉。医院的病区是全封闭式的，工作人员出入都要开关门。可能是因为想家，也可能是因为想出去看看外面的世界，康复区里面的康复者喜欢站在大门前面玩弄门把手和那条锁链。

医院和社会的空间隔离弱化了家属对病人的支持和照顾。家庭是个体获得社会支持、解决自身困难最重要最基础的资源和平台。但是对于居住在医院的病人而言，他们获得的家庭支持是脆弱的，初级社会关系网是断裂的。根据社工和笔者的观察，家属们通常会在传统节日（如端午、中秋、春节）前来探访病人，是家属去病人居住的医院探望，而不是将病人接回家属居住的地方。即使是家属探访，由于空间距离遥远和通勤车班次有限，很多家属不但减少了探访的频次，也缩短了探访的时间。家属们来也匆匆、去也匆匆，使家属与病人的沟通和交流显得非常表面和无法深入，他们聊得最多的话题就是"吃"——有没有吃饱饭和有没有按时按量吃药。

> 现在在医院整天没有自由，老妈也很少来看我了，又不接我出院，觉得真是自从得了这个病之后就整个人全没有了希望，家人都看不起自己，在医院性格有时也会火爆，曾试过与病友打架，但与医护人员的关系挺好，自己在院内干活也较主动，怕惹麻烦，但如果说去工作就不想了，因为有病觉得整天想睡觉，全身不舒服无法工作。（阿 G，46 岁，已婚，精神分裂症）

在当前中国医疗服务资源供不应求的社会背景下，这样的远离社会和社区的隔离式治疗和康复有利于医疗资源的集中和高效使用，有助于一定程度的社会稳定和有序。但不可否认，对于病人和家属而言，精神病医院就像一个"孤岛"，它使病人的无能和弱势固化，难以回归和融入主流社会；它使家属的支持和照顾弱化，使照顾者们无法兼顾病人和家庭，他们不得不面临这样的选择：要么将病人丢弃在医院任其自生自灭；要么将病人带回家中亲自照顾。

2. 在医院空间内部，精神病人和医护人员的区隔通过三种机制得以实现

首先是官僚化的管理体制。官僚化是指专业人士和医院按照预先设定的复杂手续和程序去管理精神病人士和康复者，在规定的程序中，病人的需要、感受、独特性、人格和背景等，都变成忽略和被欺压的对象，他们的个人空间、决定能力、个人权利、个人尊严、个人能力和特色，都被官僚机构所淹没（见表4－5）。

表4－5　　　　M精神病医院住院病患的作息时间表
（张贴在病房墙上显眼位置）

06：30—07：10	起床洗漱
07：20—07：40	进早餐
07：40—08：20	测生命体征
08：30—09：00	做操
09：00—09：30	医生查房，发食品
09：30—10：30	康复乐园活动
10：40—11：10	服药
11：20—11：50	进中餐
12：00—14：20	午休
14：30—15：50	沐浴
15：50—16：20	康复活动
16：50—17：20	服药
17：30—20：00	看电视
20：00—20：30	服药
20：30—22：00	看电视、自由活动
22：00 以后	晚安

福柯在《规训与惩罚》中所描述的修道院、军队、学校、监狱中代表规训权力的时间表，同样也出现在我所走访的精神病医院。时间表为精神病医院生活的展开制定了一个流程，它告诉人们该在什么时间做什么事，从而使病人和医生的日常生活被精确地纳入每一个时间片段和区域的安排中。从表4－3中我们可以看到，即便是在以治病救人为宗旨的医疗空间下，医生与精神病人的互动也非常有限。时间表为医生的不在场赋予了合法性，更从时间上将病人和医生、病人和社会隔开，从而为医疗空间结构的分化和排斥提供了可能。

其次是医药化的治疗方式。医药化是指专业人士（如精神科医生）的看法和说法是一切治疗的依据，药物和器械是治疗精神病的重要甚至是唯一手段，专业人士极度依赖药物和医疗器械治疗，而不考虑病人的独特需求和药物治疗背后的证据和理论。专业人士和医院在面对精神病人士的治疗过程中只简单考虑两种可能：入院和出院。入院是指进入精神病医院接受治疗，但医院较为拥挤或者他们住院一段时间后情况转差时，就会考虑或强迫他们出院。在较为极端化的医院环境和专业人士的看法中，入院精神病人的治疗只有以下几个程序：（1）服药（用所有办法让精神病人士服用精神科药物）；（2）加药（加重有关精神科药物的分量）；（3）转药（由一种精神科药物转到另一种精神科药物）；（4）多种药（同时服用多种精神科药物）；（5）电疗（利用电疗去治疗严重的精神病，如重度抑郁症）；（6）精神科手术（切除患者脑部及中央神经系统的某些部分）。在上述治疗历程中，病人和家属的感受、需要、尊严以及其他社会心理治疗的模式和可能性，都会被摒弃和漠视，病人只变成入院、出院及各种药物治疗手段的物件和产品。

精神科医生面对那么多病人，没有时间和精力去深入了解患者的每个想法和每个生活细节，而是习惯性用头脑中固有的典型症状来套病人，用最快的时间去发现患者的典型症状。如果有，就不再去问病情，不再尝试去理解患者的世界，而是直接快速地判断。这就好像一个观察者被命令在一幅以蓝色为背景的图画中用最快的速度数出红点的个数，这个观察者的全部注意力都在红点上，当他数完后，不记得蓝色背景是什么图案。所以医生除了用全部注意力去发掘典型症状之

外，并不能真正理解患者。(SG - 9)

最后是医患分离的空间安排。病人和医生活动区域尽可能分开，为医患分离提供必要条件。以康复病区为例，医生和护士的办公室和起居室位于每层楼的正中间，左右两边是病人的病房。病人在吃饭的过程中有护士看管，护士看管的时候会戴着口罩（并不是在派餐），而他们一般都会从职工餐厅打包回来，就算是很多人挤在很窄小的办公室里面，哪怕是人多的时候有人必须站着，他们也绝不会去病人餐厅那里用餐。康复病区一楼有公共卫生间，但据笔者和社工观察，从未有任何一名医护人员使用过。

> 我是在三十几岁得的这个病，觉得自己自从患了这种病之后生活就没什么希望了，在家里也被人歧视，连自己的很多亲人都会避着自己，只有老妈会过来看自己带自己出去吃好吃的。在病区里面，每天只能被关起来没有人身自由，过着像狗一样的生活，护士虽然会很关心我们的健康，但经常把我们呼来唤去的，常常要被叫去干活，要是不干的话，就会被骂得很厉害，而且有好处不给我们，所以，我平时做事情都会比较积极，也怕得罪别人，不然日子都不好过了。（康复区阿 G，45 岁，患有轻度精神分裂症，初中文化，已婚。原来是某家公司的职员）
>
> 我在发病治疗后有一段时间的稳定期，那时在冰箱厂里面工作过，两年后工厂破产我就没有再工作过，待在家里养病，直到 1992 年住院，一开始很难接受入院，生活也不习惯。我反抗的时候就不吃药，当时医护人员很急，一定要我服药，有时还威吓我，我在强迫吃药一段时间后不再反抗，也对医院的安排慢慢习惯起来。可是在医院待着真的很闷，整个人没有了自由，像个废物似的。（阿 M，45 岁，未婚，1987 年出现精神分裂症）

医患分离的空间安排、医药化的治疗方式、官僚化的管理体制，医院内部被分化成医护人员和精神病人两个权力、地位极不平等的群体，直接后果就是病人的非人化对待。病人只成为医院、专业人士、工作人员管理的对象、争取物资的工具和展示能力地位的目标，人的特性如自尊、自信、存在、自主、自重、被尊重、被信任、被爱护等慢慢减少。病人的非人化元素不断增加，意味着病人对医院的依赖越来越严重，对社会的适应越来越困难，病人与社会的排斥性关系越来越难以改变，实现康复和回归社会的目标越来越难以实现。因此，空间区隔的本质其实是病人的医疗空间与社会空间、生活空间与社区空间的区隔。在被区隔的医疗空间和生活空间中，病人越服从"病人"的角色，越依赖医生的安排，就越难以摆脱医院这一封闭的空间，回归社会空间和实现精神康复的可能性就越低。正是基于这样的认识，很多家属在将病人送入医院治疗一个到两个周期后，纷纷选择将病人接回家中休养、定期到医院复诊和拿药的方式慢慢康复，这在客观上也造成了病人和照顾者从医疗空间向家庭空间的回归。

（三）空间约束：保护性约束

根据 M 精神病医院的医护管理制度第四十六条护理工作制度的第八款规定：保护性约束是为了保护病人及周围环境安全，保证治疗护理工作顺利进行，严禁用约束惩罚病人。凡属下列情况之一者可考虑给予保护性约束：（1）有严重疾病（如心脏病、衰竭、虚脱、高血压等）病人必须卧床休息，或病情极度躁动不合作者。（2）严重外伤手术，必须保持伤口清洁，且病人不合作者。（3）输液或其他治疗不合作者。（4）出现严重躁动、破坏、自杀、自伤、伤人、暴力行为，已使用其他方法无效者。（5）其他特殊情况确需暂时约束者（如为突然冲动，可根据情况给予保护性约束）。该条款规定实施约束保护时，应按约束保护操作常规执行，必须由医生开具医嘱，护士不得擅自约束患者，但遇到遇突发事件，如冲动行为、自伤、伤人等需紧急处理时，护士可先实施约束保护，然后报告医师及时补开医嘱，并做好护理记录。约束病人时，工作人员要态度和蔼，说明其目的是使其消除恐惧。患者在约束保护期间，工作人员做好生活护理，当患者病情缓解时，应与医师联系，由医师开出解除约束保护医嘱才可以解除约束。从这些规定可以看出，保护性约束制度不是纪律制度，而是医疗护理制度；约束病人不是为了惩罚病人，而是在极端情况下不得已而为之的一种特殊的治病救人方法。富有戏剧性的是，这样一种本应该极少被使用到的、作为常规医疗护理手段补充的方式，却被很多照顾者铭记于心乃至终生难忘。

之前她入院我去看她的时候，真的觉得那里很难待……医院的环境也不是十分的好……她提到那种地方还是挺怕的。因为我每次去也挺闷的。（你去看过她？）每个月都要去交费，然后一去就觉得那地方也挺荒芜，每天在一个院子里走来走去，她在里面发生什么我不知道。但回来后觉得她始终有点不对劲。后来居委说你还可以再送她去一次，我说还可以吗，他说可以。我又决定再送她去一次。这次直接住了三个月。（这次去距离第一次有多久？）一个月。但这次我是哄着她去的，不是去那里住只是去那里体检。因为假如我不哄她她是不会跟我去的。三个月回来之后很胖。但不是正常的胖，虚的胖，好像有点浮肿。我看她怎么胖这么多，她会不会吃药吃太多？（你觉得是药物的作用？）那肯定是药的作用。可能睡的时间太多。要不然是她在里面大吵大闹医生增加了她的药量。那时候我就决定把她接回来，后来就再也没有送去过。（ZG-4）

（妈妈的精神状况怎样？）时好时坏，大概四年前又进了一次医院。进精神病院。不知道是什么原因，大概是不太适应，她住了一个半多月，就要求出院。因为那个状况越来越差，本来进去除了精神问题，身体四肢都可以走可以站，但是治疗后反而变得两只脚走不了路。所以就出院。（我听龙哥说，妈妈现在是喜欢走路，在家会经常走动喔。）是啊。我也鼓励她这样的。因为她在那里扶着墙都可以走路的。不扶着就走不了。还没进医院之前，是可以走路的。这些事怎么说呢，也不一定是说医院照顾得不好，等等的，我估计可能是很多原因。我们也没有任何的怀疑，甚至是责怪。（ZG-12）

女儿在11岁多12岁的时候第一次入院，那个时候住精神病院是一笔高昂的费用，大概也要花几千元。除了交伙食费和治疗费之外，还要交"三防"费——防自杀、防伤人、防逃跑，这些费用，不交不可以入住。当时住院也没有十分人性化的管理措施，而阿莹又算是医护人员眼中比较"不听话"的病人，所以常常会遭到一些比较粗暴的对待。她的脾气也比较倔，有时候就被他们锁起来，整个人大字形地锁在墙上。

有一次我去看她的时候，刚好吃饭时间，她就被放下来了，我问医院的人这样吊了多久，他们说就是刚刚不听话才吊上去的，阿莹说这样已经两天了，就是吃饭的时候放下来。有时候她自己不去洗澡，就被那些医务人员捉到澡房，几个人剥光衣服用个大水喉就那样冲。可能她现在不洗澡也和那个时候有关，就经常被人用个大水喉冲。

女儿在那里磕掉的一个牙齿，嘴唇也磕破了，她在医院的时候不敢告诉我，回来之后才告诉我；说因为她不听话，老想着要跑回家，医院的人用电把她电得老实点，还是不行，就把她电晕了，锁在床上。那个时候还没有现在那么好的条件，床都是大铁床，上面配一些锁链就把人绑起来。她起来之后没有力气，站不稳，就磕到床的边缘，牙掉了，嘴也缝了几针。那几个星期我想去探望一下她，医院都叫我不用去，说在治疗，叫我先别去。我想要不然还是先配合医院吧，但等阿莹回来问才知道出了这样的事。按现在的话，当时就可以当它是医疗事故来判定。我还交了"三防"费，还搞成这样，你说心疼不心疼？所以有能力的话还是我自己来照顾比较好。（ZG－6）

我认为很多家属之所以不愿将病人送出去而把他留在家里照顾，有几个方面的原因：（1）不相信医院的能力，医院治疗只会使患者变得越来越痴呆，更容易控制，这不是对他最好的治疗；（2）住院费是很大的一笔负担，家庭经济承担不起。社工常常分别从这两方面劝导家属，分析利害关系，但家属对政府、对医院、对社会的不信任思想根深蒂固，所以社工的劝服很难成功。（SG－2）

为精神病人提供疾病治疗和康复疗养的医疗空间客观上没有发挥治疗、康复、回归社会的功能，反而对精神病人的身心造成了"二次伤害"。在我的访谈中，很多照顾者都描述了病人遭遇医院保护性约束和二次伤害的情形，可见这种情况不是个别情况，而是普遍存在的。于是，在照顾者和家属看来，精神病医院是一个"正常人去了也会变精神病"的空间，对精神病医院医疗功能的否定和二次伤害的认识经由照顾者、居民之间的口口相传，"精神病医院治不好精神病"、"精神病医院会伤害病人"等理解成为很多照顾者的共识，成为一个超越个体主观理解之上的结构性因素。因此，当照顾者在面对发病的精神病人时，他们首先想到的不是送到医院去治病，因为在他们眼中，"精神病医院治不好精神病"，对医院治疗功能的否定，使照顾者对医疗空间产生抗拒和排斥，"与其送到医院去受罪，还不如自己照顾"，照顾者对医疗空间的主动排斥因而形成了。

三 社区空间排斥

1. 利益受损和邻里排斥

最容易受到所在社区排斥的家庭是其病人有破坏性行为的家庭。要知道在大城市里，邻居们之间的接触其实是越来越少了。（SG－3）

在市场转型的大时代背景下，传统文化中的那种细水长流式的人情往来和永不清账原则，如今已大大力不从心了。熟人社区日渐淡漠，邻里之间转变为点头之交、泛泛之交。过去的邻里关系，情感和精神层面的互相扶持占据很大比重，而如今，邻里间的人际交往往往体现为利益的等价交换。这种利益可以是现实物质层面的，也可以是抽象精神层面的；这种对等可以是即时的，也可以是长远的，但不管怎样必须是可预期的。而照顾者社会经济地位的下降、所在家庭经济和日常生活的脆弱性，在邻里交往中处于"难以回报"或"无以为报"的状态。利益交换的邻里交往客观上造成了照顾者在社区空间中失去支持、遭受排斥的结果。

利益交换的极端形式——货币交换在城市社区的邻里交换中日益普遍。"货币所包含的普遍主义对地缘和血缘的特殊主义的否定。"[1] 在城市社区，随着个体家庭经济能力的不断增强，居民们在社区空间中求助或互助的愿望大大减弱，看到邻居的危难困境，居民们也会"视而不见"或"绕道而行"，偶尔的伸手相助也让人觉得不如从前"真心实意"。

2. 进入精神病医院与邻里排斥

除了利益的考虑之外，在笔者的调研中，还发现邻里对病人及其家庭态度的转变有一个非常明显的分水岭，即病人是否进入精神病医院或者邻居是否知道其进入精神病医院。只要病人还未从社区中迁出而进入这个边缘地带，他的任何古怪行为都能被邻居极大度地容忍下来。那些病态的行为都会被邻居们认为"只是个怪癖"或者"他会改过来的"，或是"世界

---

① 乐国安：《当代中国人际关系研究》，南开大学出版社 2002 年版，第 351 页。

上什么人都有"之类的说法，但一旦这个病人被精神病医院接纳了，原先的宽容不复存在。那些曾被认为正常的行为，现在就被看作反常了。[①] 这里存在着一个以进入精神病医院为界限的宽容门槛。因此，精神病人只要待在家里，各种奇特的行为就被接受，而一旦进入精神病医院，就被正式定义为反常者，同样的行为就被邻居们认定为无法接受。

3. 主动退出与邻里排斥

照顾者自身也有退出泛泛之交的邻里关系的主动意愿。随着照顾者年龄增大，社会活动减少，个体寻求更为被动社会角色的动机增强。加之精神病人的媒体话语和公众话语被严重污名化，因此照顾者们会主动断绝部分外部社会关系，包括邻里关系，退回到最安全的社会关系核心区域——家庭。

值得注意的是，虽然照顾者在本社区的邻里空间和活动空间中退出，但却有个别照顾者在社区外发展和培育一些新的社会关系，这些新的社会关系建立在共同的需求和共同的身份认同基础之上，以医生、残联工作人员、社工、志愿者、其他病人家属、照顾者为纽带，以医院、残联、社工机构、志愿组织为平台搭建。这些新的社会关系具有以下特点：既满足工具性需要，又满足情感性需要；关系不稳定，断裂风险大。

四 小结

上文中笔者介绍了三种空间排斥：一是家庭空间禁闭；二是医疗空间排斥；三是社区空间排斥。在核心家庭，家庭空间成为禁闭病人和治疗病人的空间；在医院，隔离式医疗康复模式将医院从社区和社会中分隔出来，弱化了照顾者对病人的支持，而医院高昂的治疗费用门槛、保护性约束、对病人的二次伤害加剧了家属照顾者的主动排斥，家属们由医院退回家庭治疗和照顾病人；在社区，邻里关系的高度利益化和照顾者的主动退出，照顾者家庭在社区空间中被邻里排斥。由此我们看到，如果将照顾者的社会排斥视为几种空间力量推拉作用的结果，那么医疗空间和社区空间起到了推力作用，他们将照顾者从医疗空间、社区空间由内向外推；家庭空间则起到了拉力作用，家庭禁闭和家庭治疗就像两块强大的磁石，将照

---

① ［英］道格拉斯：《洁净与危险》，黄剑波等译，民族出版社 2008 年版，第 123 页。

顾者不断地吸入家庭空间。这样的推拉作用让照顾者在社会的活动空间越来越小，只能退回家庭空间的照顾者不但物理空间受限，社会活动、社会关系、社会支持也都相应受限，照顾者和社会结构之间的排斥性关系也就在不同空间的互动和推拉作用中完成。

第 五 章

照顾者社会排斥的再生产

再生产（Reproduction）指反复不断进行的生产过程，譬如人类再生产和物质再生产，通过人类自身的再生产（繁衍）和物质（生产物资和生活物资）的再生产，如此周而复始，人类社会得以存在和发展。因此，社会生产需要连续不断、周而复始地进行。如果中断，社会就要灭亡。这种不断更新和不断重复的生产过程就是"再生产"。社会排斥的发展也会经历一个不断反复、周而复始、循环往复的过程，具体体现在以下几个方面。

首先，社会排斥各向度之间互为因果、相互强化、相互生产，如收入排斥生产消费排斥、经济排斥会生产社会关系排斥，而社会关系排斥又会生产劳动力市场排斥和新的收入排斥。

其次，制度、空间、话语三种机制不是各自独立发生作用，而是相互影响、相互改变。

再次，照顾者通过体验、认知、感受、行动的过程将客观存在的社会排斥转换成主体的排斥感受，并内化为主体意识，进而指导自己的行为，而这样的主动隔离又会生产出新的被动排斥，这种被动排斥与主动排斥、主观感受到的社会排斥与客观存在的社会排斥互相生产、相互强化的过程，也是社会排斥的再生产的一种形式。

如果说照顾者社会排斥的生产是显性的、直接的，那么照顾者的再生产机制则是隐蔽的、间接的；并因现代社会对理性主义、个人主义、自由主义的宣称而得以合法化。如果缺少对这种隐蔽的再生产的限制，那么这种社会排斥将以另一种方式得以扩大，如社会不平等、阶层分化等。

第一节　排斥向度的再生产

社会排斥是一个多向度的概念，各向度的排斥并不孤立，具有非常高的相关性，它们之间构成了一个逻辑性的循环圈，一旦个体遭受到一种向度的排斥，便会进入一个循环圈中难以挣脱。

一　经济排斥的再生产

以失业的照顾者为例，鉴于照顾者在家庭中的特殊地位以及病人家庭的特殊状况，照顾者在就业中遭受的社会排斥将对本人及其家庭产生深刻而复杂的影响。就业排斥对于照顾者在其他层面受到的社会排斥具有先决性作用和意义。

（一）就业、收入与社会交往排斥

首先，在与社会的联系上，就业对于劳动者而言，不仅是一份有收入的工作，更是其与社会产生联系的纽带。费孝通曾将中国人的社会关系分为三种主要类型，血缘、地缘和业缘关系，并指出传统农民的社会关系以血缘和地缘为主，进入工业社会，业缘关系在现代城市居民生活中将占据越来越重要的位置。在劳动岗位上，人与人之间基于共同的职业、技能、兴趣和爱好形成的社会群体和社会组织将成为劳动者的主要社会关系，发挥着重要的支持作用。照顾者从劳动力市场的退出或非积极参与，一方面，割断了其与业缘群体的联系，使其社会支持网络日趋缩小；另一方面，由于生产技能更新的加速和劳动力市场局部供大于求的社会背景，从劳动力市场中退出的照顾者在社会竞争中将越来越处于劣势地位，随着失业时间的延长，再找一份新工作的希望也将变得日趋渺茫。长期失业不仅严重压抑了他们才能、智慧的发挥，而且使其产生无意义感、无用感和孤独感，这正是照顾者主观社会排斥感的体现。

其次，在与家人的关系上，照顾者脱离就业岗位全面承担照顾病人的责任，虽然减轻了其他家庭成员的家务负担和照顾责任，但同时加重了其他家庭成员的经济社会责任，增加了心理压力。照顾者困守于家庭而其他家庭成员奔走于生计，对家庭的和谐稳定也极为不利。

最后，由于中国最重要的社会保障和社会福利只在有薪劳动者之间分配，如城镇职工的"五险一金"都是以是否被雇用、雇主和雇员是否参保缴费为前提条件。而照顾者的劳动是无薪的家务劳动，这就意味着从劳动力市场中退出的照顾者不仅在当下失去了劳动收入，而且未来面临养老、医疗、生育、住房等社会风险时将不能获得来自国家和政府的保障和福利，这严重损害了他们的经济利益。

（二）收入、消费与社会交往排斥

照顾者失去工作和治疗疾病开支增加带来的一个重要后果是收入降低、经济贫困，而经济贫困将对照顾者的生活产生多重影响，其中消费排斥就是一个重要的中间性影响变量。

在消费上，由于收入降低，照顾者将减少消费或不消费，而在一个消费社会中，社会关系的建立与消费紧密相连，消费为人与人之间的互动提供了一个可以共同参与、活动、对话乃至形成身份认同的空间，不消费意味着互动空间的丧失。

如果不能参与日常的社会消费活动，无法购买耐用品、食品以及娱乐、文化、闲暇等相关商品，那么穷人在社会交往中将受限甚至遭到排斥。虽然大部分精神病人家庭由于收入低，恩格尔系数高，用于食品类的消费支出占家庭总开支的比例较高，但对于年轻的照顾者而言，闲暇时间与娱乐、文化有关的商品消费尤其重要，同辈群体压力意味着，一双运动鞋或一台能上网的电脑是年轻的照顾者在照顾病人之余，能够参与朋友活动、获得社会认同的必需品。

> 那时打球鞋破得特别快。我对日常没什么要求，有鞋穿，能让我有双鞋去打球，能喝上水，能有烟抽，基本就足够了。有时也要买一下衣服。我鞋烂得特别快……我每天的生活是这样的，早上拿完钱去上学，4点放学，打完球6点，6点半回去……每天我的零花钱是7块钱，那时还是有1块钱的公车可以坐，公车来回两趟，中午饭喜欢怎么花就怎么花，走路到学校要50分钟，我就把2块省下用来买烟。要不每天省起2块，省到周末去打游戏机，要不打球用来喝水之类的。因为上学时每天中午煮稀饭，每天中午都如此。但我打球从下午4点到6点，如果我真的只吃稀饭的话会晕啊，所以我把钱省到这些地方。（ZG－4）

对 ZG－4 而言，面对离异的父亲和患病的母亲，还在中专求学阶段的他，能获得的最大支持和安慰莫过于能有同辈群体的陪伴，因而他非常看重与同学特别是球友的交往。这就是为什么他对有没有球鞋、有没有零花钱喝水解渴、有没有烟抽这类消费如此紧张，因为这些直接决定了他能否打球、能否与球友交往、能否获得其他同学认可并进而形成自己的交友圈子。为了保证与球友打球的基本开支，他不得不想方设法降低其他一切消费，包括省下车钱走路 50 分钟上学，中午喝稀饭吃馒头。令人扼腕的是，后来由于父亲生意的失败，ZG－4 和母亲的生活越来越拮据，为了减少消费和抽出更多的时间照顾母亲，在中专即将毕业的前夕，ZG－4 不得不放弃了每天 2 小时打球的美好时光，这既意味着他与同学、球友圈子的主动隔离，也代表着他学生时代的彻底结束，接下来他不得不面对的是如何挣钱养家照顾患有精神分裂症的母亲。当笔者与他接触时，他已经找到了一份做物流的工作，当问到他还有没有再打球或与以前的同学联系时，他苦笑了一下，"没时间打球，偶尔与关系好的同学打个电话"，"下班回家只想吃饭睡觉，太累，没时间没力气也没钱出去玩"。

二　文化认知排斥的再生产

周林刚认为在诸多向度的社会排斥中，对残疾人群体而言，观念排斥是最根本的（即将残疾人视为无用与负担的观点），教育排斥、就业排斥和其他排斥都是在观念排斥的基础上延伸的。[①] 周林刚分析，虽然正式约束赋予了残疾人与其他公民同等的权利，但非正式约束——主流价值观念没有接纳残疾人，导致正式制度规定的各项基本公民权利难以实现。但周林刚并没有深入分析价值观念上的不接纳如何建构（或再生产出）其他向度的社会排斥。受周林刚研究的启发，在第三章关于文化认知排斥三重内涵分析的基础上，笔者试图回答文化认知层面的排斥如何建构出其他向度的社会排斥。

（一）疾病认知的再生产

公众对疾病、病人认知的偏离使社区居民在接纳病人、照顾者在该社

---

① 周林刚：《社会排斥理论与残疾人问题研究》，《青年研究》2003 年第 5 期。

区居住、生活、交往、获取社区资源和公民权利等方面存在诸多困难，形成了照顾者的社会交往排斥和政治排斥。

公众对疾病、病人认知的偏差使企业在接纳病人、照顾者就业会有不同程度的歧视和排斥。首个《中国按比例安排残疾人就业研究报告》中指出，因为担心残疾人在入职后需要承担更多风险，"90%的企业不安排残疾人就业，宁愿选择长期缴纳残疾人就业保障金"①，而剩下不足10%的愿意接纳残疾人就业的企业大部分办理的也不是真实的"就业"而是"挂靠就业"——企业每月向残疾人发放一定工资，不需要残疾人直接参与工作。据笔者走访了解，对不同残障类型和程度的残疾人而言，"挂靠就业"的机会并不均等。由于并不真正参与工作，精神残疾人企业不会招聘，残障程度越严重的残疾人（如一级、二级残疾人）反而越受欢迎，因为"雇用"他们企业能获得更多免税利益。

> 精神残疾人一般不收是因为有一个责任的问题，就是在工作中，一旦出了事情，企业要负责任，企业因此有了这样的顾虑。像肢体残疾，特别是重度，也就是一级，企业会比较喜欢，是因为这样的一个残疾人相当于两个名额。一般残联推荐残疾人是首先考虑肢体残疾人，因为比较多时候会符合企业的要求。（SG-3）

（二）社会认知的再生产

照顾者对自身的认知与社会对他们的认知之间有一定差距。照顾者认为自己为了照顾病人丢掉了工作、失去了亲友、牺牲了健康，这样的付出巨大而痛苦，却得不到家人、亲友、社会的承认，反而被社会视为"不事生产的闲人"、"福利制度养的懒汉"、"照顾疯子的疯子"，照顾者和公众对自身认知的巨大差别使照顾者主观上感到自身与精神病人一样不被社会所接纳和认可，对与社会的积极接触，态度越来越消极，行为越来越被动，很多照顾者说自己过的是三点一线的生活，即"家庭—医院—菜场"，除了外出就医看病拿药和去市场购买食品之外，其他时间基本待在

---

① 转引自魏铭言《中残联：九成企业宁交残保金不安排残疾人就业》，《新京报》2011年8月22日第3版。

家中。这种主动与社会和社区的隔离使照顾者与社区社会的交往、与市场经济的联系越来越松散,其他向度的社会排斥——社会交往排斥、经济排斥等逐步强化。

（三）身份认同的再生产

笔者认为,照顾者的身份认同与社会排斥再生产之间并无必然因果关系。只有当照顾者既认同自己作为照顾者的身份,同时又赋予残疾和照顾体验以消极的含义时,当照顾者对他们的个人生活感到无助和绝望时,对照顾者的认同才产生消极作用,如负面的情绪反应,低自尊和自我效能感,自我歧视和自我隔离（主动放弃寻求工作和接触社会的机会）,由此社会交往排斥、经济排斥乃至政治排斥就被再生产出来。如果照顾者在照顾过程中,体验到一些正面的感受,反而能降低照顾者的负面情绪和贬抑,改善其与结构之间的排斥性关系。这些正面的感受主要有:（1）安全感:安全的工作和生活环境,不受暴力和骚扰的威胁。照顾工作受到肯定,情绪得以疏解,并在一个支持性的组织文化中学习;（2）持续感:在生命过程中与精神残疾人相处,有正向的经验,而且在照顾的环境中也有可学习的角色模范;（3）归属感:决定自己是团队成员的一分子,有特定贡献;（4）意义感:有一个明确的、清楚的照顾方向和目标;（5）完成感:有能力提供好的照顾,并对自己的付出觉得满意而且值得;（6）重要感:照顾工作无论是对精神残疾人、对家庭、对政府、对社会、对自己都是相当重要的。

三　政治排斥的再生产

照顾者的政治排斥既有主动的不愿参与而形成的政治排斥,也有被动的有意愿但无支持、无资源所造成的政治排斥。无论何种原因造成的政治排斥,其后果都是严重的,因为政治排斥不仅意味着没有参与投票、没有参与选举,更意味着没有利益代表发声、没有参与利益分配的途径。

在当前中国,资源分配有两种逻辑——一是市场,二是（再分配）权力。已有大量研究结论证明,市场经济的不断发展使市场竞争的规则日益成为分配资源的主要规则,但（再分配）权力仍然发挥着巨大作用,某种程度上权力对个体的利益回报与市场相当。那么如何获得再分配的权力?政治参与是间接参与资源再分配的主要路径。

残联每年都有一大笔收入——残疾人就业保障金，无论哪种形式的社会组织，政府、事业单位、国企、外企、NGO 等都要交，夸张点说，你可以不交税，但不能不交就业保障金。这笔钱残联可以自由支配，当然要经过财政局审批，也不能乱花。但这笔钱怎么用，用在谁身上，残联有自主权。残疾人那么多，不可能像撒胡椒面一样，这样看不到什么效果，还会让大家有意见。所以，通常残联会先做调研，看看谁有需要，谁的需要更迫切，谁的需要已经被满足，谁的需要可以暂时等一等，不可能一下子全都满足，只能循序渐进，一步一步慢慢来。会哭的孩子有奶吃，这个道理谁都懂，所以那些善于表达需求的残疾人、有能力表达需求的残疾人，他们的需求肯定会优先满足，而那些没能力、也没渠道表达的残疾人，他们获得的资源就相对较少。所以你看，肢体残疾人他们有残疾车，盲人有按摩班、电脑班，聋人有人工耳蜗，剩下的还有谁？……精神病人最大的困难是他们说话的权利被剥夺了，而且是终身剥夺。我曾经接触到一个康复者，他恢复得很好，想去残联取消残疾证，结果残联告诉他，取消不了，如果想要取消的话，必须获得司法鉴定。法律上把精神病人看作无民事行为能力的自然人，什么意思，就是你没有行为能力，你不能对自己的行为负责，你的话语、你的意愿可以不被认可和尊重，这就很可怕，所以精神病人想自己在残联表达意愿、争取利益基本是不可能的，只能通过他们家属来间接表达。（SG - 8）

正是由于精神病人在行为能力上的特殊性，长期以来，精神残疾人自身向残联或通过残联向政府争取权益的渠道和机会基本是空白的，这也正是同样都是残疾人，肢残、聋人、盲人都有这样那样、不同形式的福利，而精神残疾人福利长期匮乏的原因所在。① 因此，对于病人及其家庭而言，政治排斥造成的直接后果就是照顾者争取权益、表达诉求的政治参与

---

① 直到 2000 年 GZ 市精神残疾人亲友会正式成立后，该状况才有所好转。GZ 市精神残疾人及亲友协会前身是 1993 年成立的"广州市智力、精神残疾人亲友会"。为了更好地开展对同类残疾人的服务与维权工作。在 2000 年时按中残联要求把合在一起的两会分离为各自独立的协会，分别命名为 GZ 市智力残疾人亲友会、GZ 市精神残疾人亲友会，直到 2003 年，按中残联章程的要求两会正式更名，分别为 GZ 市智力残疾人及亲友协会、GZ 市精神残疾人与亲友协会。

受阻，而政治参与又与资源分配紧密相连，政治参与程度越高，表达机会越多，通过再分配权力所获得的资源越多。政治参与主体决定资源分配的走向，政治排斥带来资源分配的排斥，照顾者及其家庭无法得到经济、文化、教育等资源保障，政治弱势、经济弱势、文化弱势相互转化，层层强化，照顾者的生活陷入不良循环圈，这种情况如果不加干涉，随着社会的不断进步，他们与其他弱势群体和一般人群的差距就会越来越大，社会越发展，差距越大，照顾者被社会抛得越远。

四　社会关系排斥的再生产

社会关系对于中国人而言有着特殊的意义，中国人的关系取向体现在日常生活中为"关系决定论"、"关系中心论"，即对方与自己的关系决定了双方如何互动及其他相关事项。社会关系既是一种情感关系、人文关系，也是一种互动关系、利益关系。因此，社会关系的排斥会带来照顾者生活多个面向上的变化。

（一）社会关系排斥与经济排斥

关系与求职。美国学者 Granovetter 在 20 世纪 70 年代研究了社会关系网在个人求职过程中的作用，此后大量研究表明无论是在劳动力市场制度建设相对完善的欧美国家，还是在市场经济刚刚起步的中国，人们在求职、就业过程中都会更多依靠自己的社会关系网，通过社会关系获得相关信息和帮助，从而更容易找到工作。社会关系对于就业的作用主要有：首先是信息，"强"或"弱"的社会关系都能扩展信息渠道，提供更多就业机会；其次是人情，在强关系的基础上，分配工作被视为对强关系人的人情回报；最后是提供经济后援，降低失业风险。市场化程度越高，劳动力市场信息机制越发达，但劳资双方的信任机制、规范机制、监督机制并没有相应完善起来，因而弱关系的使用没有上升反而微弱下降，而强关系在求职中的使用却随着改革的推进不断上升。[1]

根据第三章第二节对照顾者社会关系排斥的分析，照顾者所面临的既有弱关系的排斥——与亲戚、邻里、同事、朋友等非亲密关系的疏离，也

---

[1]　边燕杰、张文宏：《经济体制、社会网络与职业流动》，《中国社会科学》2001 年第 2 期。

有强关系的排斥——来自核心家庭非正式支持的不足，因而对于照顾者而言，透过社会关系去寻找工作会变得日益困难。社会关系的排斥再生产出就业、收入和消费等各向度的排斥。

（二）社会关系排斥与文化认知排斥

社会关系排斥带来的直接后果是照顾者与其他社会群体（特别是异质性群体）接触的减少，而接触、沟通是消除偏见和歧视的有效手段之一。这方面的经典研究是美国著名社会学家斯托佛（Stonffer）所做的关于种族歧视的调查：第二次世界大战开始时，为了减少种族冲突，美国军队并没有采取种族混编的方式。随着战争的深入，白人军队的力量越来越力不从心，军队开始允许黑人加入白人部队。调查显示，虽然之前大多数黑人士兵反对混编，但混编后，这种反对意见大大减少，白人对黑人的好感也大大增强。① 由此可见，接触能减少偏见和改善认知，而隔离则会强化偏见形成刻板印象。反过来，文化认知排斥，譬如个体认知态度的偏差或群体偏见，也会影响人的行为，包括交往行为和社会关系。从认知到行为包含了一个内在演进的发展脉络：个人偏见—群体偏见—行为歧视—制度歧视，其中文化认知排斥体现为个人偏见、群体偏见、制度歧视，而社会关系排斥体现为社会交往行为的歧视。当然，这个脉络并不是单向演进的，任何一个环节都有可能反过来对前面的环节产生强化作用。因此，社会关系排斥与文化认知排斥是双向影响和强化，甚至恶性循环的关系。

（三）社会关系排斥与政治排斥

外围社会关系的松散和断裂直接影响了照顾者在单位、在社区的政治参与，从而造成政治排斥。外围社会关系包括照顾者与亲戚、邻居、同事、朋友等非亲密关系，这些社会关系能加强和促进照顾者与单位、与社区的认同、信任、合作和规范，而这些正是公民政治参与的基础。2006年胡荣通过测量农村社区的社会资本状况，探讨社会资本与村民政治参与及村级选举的关系。他发现，社团和社区认同对村民的政治参与起积极作用，社区认同感越强，村民的参与程度越高，投入村委选举的积极性越高，村民越关心集体和村庄的公共事务；村民参与的社团越多，村民在选

---

① Stonffer, S. A., Suchman, E. A., Devinney, L. C., Star, S. A., & William, R. M., Jr., *The American soldier: Adjustment during army life*, New York: Wiley, 1949.

举中的参与程度越高。[①] 2008 年胡荣在厦门的研究也证实了，社会资本（尤其是社团参与）在很大程度上促进了城市居民的政治参与。[②] 笔者在走访中也同样发现，在单位，照顾者与同事关系越好，对单位的归属感越强，找领导表达利益的可能性和成功率越高；在社区，照顾者与邻居的交往越多，朋友越多，对社区的认同感越强，参与社区公共事务或社区组织的概率越高。

照顾者社会关系变动还体现在新社会关系的建立，包括照顾者与街道/居委、与残联、与同质性群体关系的建立和加强。那么这些新社会关系的建立对政治排斥起到了再生产还是消减的作用呢？笔者认为，照顾者所建立的这些新社会关系主要发挥工具性支持而非发展性支持的功能，工具性支持的核心是均衡性互惠（等价交换、即时交换）而非普遍化互惠（现在己予人，将来人予己）。对于政治参与而言，普遍化互惠能累积社会信任，促进公民为了共同利益而合作。当然，在新建立的社会关系中，同质性群体关系对照顾者而言既能发挥工具性支持功能，也能发挥情感支持的功能，但正如第三章对政治排斥的分析，虽然同质性群体主观上有非常强烈的表达利益和维权抗争的政治参与意识，也有少数群体成员将参与意识付诸实践，但由于政治参与方式的多元化和相关制度规范的不健全、不完善，照顾者群体有限的政治参与并不足以撼动整体性的政治排斥。

五　小结

根据波吉（Poggi）的研究，具有特定负面特征（如患病、年老、收入低、少数民族等多重弱势）的人，往往更容易成为被社会排斥的对象。对于被排斥的人群而言，生活陷了一种恶性循环，一朝被排斥即终身被排斥。[③] 照顾者的社会排斥经历印证了 Poggi 的研究结论。在上文的分析中，照顾者及其家庭原来并不贫困，并且具有一定身份、社会地位，甚至可以说他们与主流家庭无二，被主流社会所接纳。当家庭遭遇重大危机（家人

---

① 胡荣：《社会资本与中国农村居民的地域性自主参与——影响村民在村级选举中参与的各因素分析》，《社会学研究》2006 年第 2 期。

② 胡荣：《社会资本与城市居民的政治参与》，《社会学研究》2008 年第 5 期。

③ Poggi A.，"Does Persistence of Social Exclusion Exist in Spain?" 资料翻译自网站 http：//www.uib.es/congres/econschool/papers/Poggi.pdf。

患精神病），家庭的基础被削弱，社会地位被弱化，原有的社会关系网遭到破坏和损伤，没有能力再进行修复。一方面经济实力无法支撑原先的交际应酬，另一方面文化认知的偏差使对方出于情感、利益、身份或地位的考虑淡化两者关系，近距离交流变弱，社会关系衔接点断开，家庭逐步边缘化，可资利用的社会资源逐渐消失，越来越少的社会资源使其更难以摆脱现状，边缘化程度加深，工作机会减少。照顾者或依附不强大的工作单位，或没有正式职业，原来享有的社会福利和社会权利无法保障现在的生活。政治参与和利益表达的话语权不足，使照顾者在短期内无法获得新的社会福利和社会权利，带来经济上的贫困和社会中的弱势地位将持续一段时间甚至永久。

因此，经济、社会关系、文化认知、政治四个向度上的排斥是一环扣一环的，每一个环节上的排斥都会衍生出其他向度的排斥，而其他向度的排斥反过来又加重了该环节排斥的强度，种种向度的排斥累积起来会产生更严重的后果——照顾者自暴自弃，形成排斥的内化，而这进一步强化人们观念上的排斥。观念上的排斥又会加重经济排斥、社会关系排斥和政治排斥，从而产生一个恶性循环圈，照顾者在哪个环节受到排斥都有可能被拖入恶性循环圈中难以抽身（见图5－1）。这也为我们反社会排斥工作提出了一个要求，即反社会排斥工作要在各个环节上展开，而不能厚此薄彼，否则反排斥的工作会事倍功半。

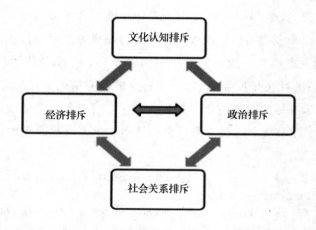

图5－1　社会排斥的链式反应图

第二节 制度、话语、空间的再生产

在第四章中，笔者分析了社会排斥的三种生成机制：制度机制、话语机制和空间机制，并分别分析了每一种机制形成社会排斥的具体作用方式，如制度机制是通过显性的方式（分别是制度匮乏和制度不完善）和隐性的方式（制度封闭、制度变通、制度间相互强化）实现的，话语机制则是通过话语控制、话语隐瞒和话语转化的方式展开的，空间机制则体现在医疗空间、社区空间的推力和家庭空间的拉力。在社会排斥的实践中，笔者在调研中进一步发现，这三种作用机制不是独立、分割进行的，更常见的情况是共同作用、相互影响，即一方面，三种生成机制同时作用在照顾者身上，对于某一个照顾者或某一群照顾者而言，他们同时感受到来自制度、话语、空间机制的作用；另一方面，三种生成机制之间相互影响、互为因果、循环往复。制度会塑造话语和空间，而话语、空间机制的改变反过来会产生新的制度机制。这样的过程笔者将其称为社会排斥机制的再生产。我们以一起对照顾者组织的空间排斥案例为例，分析三种社会排斥机制互动和再生产的过程。

一 案例过程：以 L 家属组织进驻社区引发的冲突为例

L 家属资源中心是 GZ 市残疾人联合会和利民会（香港）合办的一家社区精神康复服务机构，中心以促进社区精神健康及社区照顾服务发展为服务宗旨，坚持以社区为本，提供专业服务帮助精神病康复者及其家属照顾者发挥潜能为服务理念，采用社会工作模式开展精神康复服务。早在2006 年 3 月前，GZ 市残疾人联合会已买下荔新大厦地下车库和地面首三层楼层，准备装修后用作残疾人劳动就业服务中心。2005 年 9 月，残疾人劳动就业服务中心（荔新大厦）工程完成并通过了有关部门的验收，L家属资源中心却在进驻社区时遭到社区居民（以荔新大厦业主为主）的强烈抗议。

第一阶段：猜测、质疑。

在装修的时候，业主因为装修队在大厦内加装电梯要砸地面，而且楼内出现了一些裂痕，担心影响到楼面结构，就跟装修队有了一个矛盾。加之机构进驻前在小区花园内放置了一些物资（包括空调、床等），大厦内的业主就开始猜测残联是准备在这里设置一个类似精神病院的机构。业主就很担心自己的安危，另外也担心空调噪声和排热对小区空气的影响。

第二阶段：投诉、抗议。

接着业主们就采取行动保护自己的利益：向市残联投诉；从大厦的各个角度挂起白底黑字的条幅，希望吸引社会大众的关注；找到媒体采访报道此事；凿穿水管，导致中心漏水无法正常运作。

由于部分业主的过激行为，市残联在荔新大厦的工作受到了很大影响。

中心已经把近期将要举办的大型活动取消并暂停接收新的精神病康复者和家属。（SG－7）

我当时在春晖工厂那边，有一次回来的时候满地都是水。跟学员整个上午都在那里打扫，严重阻碍了我们日常的一个运作。当时居民的反应也让康复者觉得很害怕，很担心，很多人都会跟我讲，居民这样子的话我回来的时候会不会受威胁。康复者担心居民会对自己造成威胁，会不会袭击他们。（SG－8）

第三阶段：回应、解释。
接到居民的投诉后市残联也做出了回应，但居民方面不是很配合。

小区的业主对中心存有误解，我们也数次邀请他们来参观，可他们就是不愿意。（SG－8）

就居民们担心的装修问题（乱接渠管、乱拆力墙会危及大楼安全等），市残联根据市安监局的要求委托市房屋安全鉴定事务所对荔新大厦加建电梯部分以上的住户房屋做了安全鉴定。鉴定报告结论表明经改造的房屋结构是安全的。

此外，残联正式邀请了居民代表、媒体代表、片区民警、家属代表到利康中心来，召开说明讨论会，介绍设置利康的初衷，将提供怎样的服务、将以怎样的形式提供服务。

> 中心只是精神病康复者及其家属进行交流、活动与咨询的场所，是一种典型的社区康复形式，更注重对家属的辅导，并不是精神病医院。而且康复者都是经过严格的评估，证实是稳定的，才能到中心来。中心的大门开在马路上，康复者和小区居民出入两个通道。康复者晚上回家，不会对住户业主的日常生活造成任何不良影响。（SG - 9）

同时，市残联会后也出资邀请媒体代表、居民代表到香港参观同样安置在小区内的精神病康复服务机构。

第四阶段：抗议消散。

媒体代表从香港参观返回广州后，了解了香港那边类似的情况后客观报道。从正面引导居民看待精神康复中心进驻社区的问题。对一些态度顽固的居民，由街道和社工登门拜访详细解惑，消除居民的顾虑。半年后（2006 年底）条幅撤下。其间，中心向精神康复者提供的服务并未间断。

二　双重话语冲突

为什么居民们要将 L 家属资源中心赶出社区？通过笔者走访家属、社工和机构负责人以及小区居民发现，在这场以反抗和驱逐为主题的冲突中，居民们对照顾者组织空间排斥最根本的原因聚焦于居民和中心对于中心风险的话语冲突——居民们认为中心存在大量风险，并通过自身和媒体的话语将这种风险表达和放大出来；而中心和照顾者们认为中心是安全和无风险的，希望通过各种途径强化这种安全叙述，并改变居民的话语和认知。

（一）话语冲突一：中心不安全 vs 安全

社区居民将 L 中心理解为精神病医院，而非普通的社会组织。因此从话语表达看：

> 有精神病人的地方就是精神病医院，现在是和谐社会，你们搞这群人来就不和谐了。（JM - 2）

　　我们机构搬进来的时候，楼下是一个放辅助用品用具的地方，其中就有一个是床。然后居民看见了，觉得是医院里搬出来的。然后又从我们的宣传栏上看到是服务精神病人，然后他们就担心要在这里搞一个精神病院，然后就有投诉，好大的意见。（SG－2）

而居民们对精神病人的理解有：

　　病人有过激伤害行为、会伤害孩子（附近有一个协和小学），病人会威胁自己和家人的安全，威胁生命安全……（JM－2，JM－3）

　　他们并不清楚精神康复者与精神病患者的区别，康复者是精神病被治愈或病情得以控制的，到利康中心的康复者都是经过专业科学的评估，病情稳定、复发率是低的，并不会随时威胁到居民安危。另外，更重要的是，居民们也不清楚 L 中心是一个以支持家属照顾者为主的组织，虽然也开展针对康复者的服务，但照顾者和家属是其最主要的服务对象。
　　残联和照顾者组织一直强调 L 中心的安全性，诸如"L 中心全市有四处，都是在居民区里，并未有收到任何关于服务使用者对附近居民或游客造成滋扰的投诉，只有荔新大厦居民对该中心有意见"，在说明会上也请资深的社工介绍"中心只是精神病康复者及其家属进行交流、活动与咨询的场所，是一种典型的社区康复形式，更注重对家属的辅导，并不是精神病医院"。试图强化 L 中心的安全叙述，重塑居民的话语认知。
　　从居民和照顾者组织的话语冲突可以看出，在对病人和中心安全性问题的话语表述上，双方各有说法，那么这一巨大的话语差异是如何形成的呢？

　　首先，居民对精神病人和照顾者存在误解和歧视。他们认为精神病人就应该摆远一点，捆起来。其实社区公众对精神病人、对精神病康复者是不了解的，他们更多觉得一提起精神病人就是砍人杀人，他们会觉得就应该将精神病患捆起来。其实精神病人更多的时候并没有这样的暴力行为，有也是在大发作的时候，更多的时候比较平静。（SG－7）

其次，居民拒绝了解中心及家属、病人。虽然居民通过挂出白底黑字的横幅和标语等方式吸引公众、媒体和政府关注，展现出希望改变现状并与中心决策者沟通的姿态，但当中心和残联表现出积极而富有诚意的沟通行动时，如邀请他们参观 GZ 其他社区已开展的服务，出资请居民代表去香港了解先进的精神康复服务机构和模式，居民却无一人参加。①

　　他们反对完之后也没有上来看过我们在干吗。(ZG - 18)

最后，媒体在形塑居民认知上发挥了重要作用。

　　最初居民找了媒体，我们可以看见媒体的标题有些什么，有精神病就应该要进医院，又写什么救救孩子啊。(SG - 9)

下面是冲突发生时 L 中心所在城市的主流媒体对该事件的报道。

　　小区业主：精神病院开到小区
　　昨日下午，记者来到荔新大厦 GZ 市精神病康复者及家属资源中心——L 中心采访，不想刚到采访地点，抬头一看，竟是白底黑字的竖幅挂满大厦。上面写着"精神病院驻小区，小区居民皆惊慌"等内容。究竟是什么让这小区如此怨气腾腾？
　　随后，记者来到小区采访，多名居民表示：残联购买了荔新大厦地下车库和地面首三层楼层。去年 9 月，残疾人劳动就业服务中心（荔新大厦）工程完成并通过了有关部门的验收，残疾人用品用具中心、按比例劳动就业服务中心、残联就业培训中心相继搬入。最近，居民们发现，残联在大楼里办起了精神病院，美其名曰"L 中心"。
　　"'L 中心'是精神病康复者的集中地，说不准哪一天有哪个精

---

　　① 为了平息该冲突，市残联组织了媒体和居民代表去香港参观当地的精神康复服务机构，如庇护工厂和其他服务机构都是在民居甚至大型屋村里面，他们的肇事率很低。去了香港后，媒体渐渐出现了正面导向。

神病康复者精神病复发，大人们还好说，小孩子出了事怎么办？报纸
上不是经常有报道说疯子伤人吗？"一名业主对记者说。

  （《精神病院开到小区？荔新大厦怨气腾腾》，《羊城晚报》2006 年 5 月 11
日报道）

  从报道的标题、内容、话语不难看出媒体对该冲突的话语与居民立场
的一致性。标题中的问号反映了媒体对中心进入社区空间的质疑；报道中
使用"白底黑字"、"怨气腾腾"、"皆惊慌"等表述夸张的语词一方面能
吸引受众眼球，另一方面也强调了冲突及后果的严重性；报道通过转述当
事人的话语增强生动性和可读性，但报道仅有居民的发言而没有中心代表
和家属代表的发言，显然有失新闻媒体作为第三方的中立身份；在论证手
法上，报道既没有开展调研收集一手数据，也没有使用已有的二手资料和
研究结论，而仅用"多名居民表示"等论证方式显然并不科学，也极易
对受众产生误导，即有大量居民反对 L 中心进入社区，不能违背民意强
行推进 L 中心进社区。继《羊城晚报》的报道后，《GZ 日报》等也进行
了类似报道（《居民要求康复中心搬出大厦》，《GZ 日报》2006 年 5 月 10
日报道），但报道的内容、风格和立场与《南方日报》基本一致，这样的
报道不仅不能化解冲突，反而让冲突的一方——居民对精神疾病和 L 中
心产生了更消极的认识。当然这也提醒了家属、中心及残联负责人，仅仅
做居民的工作、让居民接受中心是不够的，还必须改变媒体的态度，让媒
体发挥其对居民和公众的巨大影响力。

  （二）话语冲突二：工程有风险 vs 无风险

  居民方面，从进入社区的时间顺序看，荔新大厦的居民入住在先，而
中心的入驻在后。虽然残联已经购买了荔新大厦地下车库和地面首三层楼
层，准备装修后用作残疾人劳动就业服务中心（包括 L 中心和春晖庇护
工场等），但对此荔新大厦业主并不知情，即对该工程居民没有任何心理
准备。而在工程进展过程中，居民们凭直觉（耳听眼看）从外观上看到
工程和装修可能有安全隐患，在残联、政府和有关部门信息封闭和沟通缺
位的情况下，居民们对工程风险有各种猜忌也就不足为奇了。

  残联刚刚买了这里的三层楼，然后装修，加装电梯，据楼上居民

的反映，因为加装电梯和装修影响到他们，其中一点就是装电梯的时候要砸地面，影响到了楼面结构，出现了一些裂痕。所以当时装修的时候，居民就跟施工队伍有一个矛盾。(SG - 7)

装修队一些设置装修啊，比如说一些空调，我们的空调是挂外墙，就会呈现一个凹字形，而且所有的空调会向着小区的花园，居民会觉得空调的主机太密集，特别是夏天的时候噪声和热量很大，他们的利益受损了。(SG - 8)

居民比较紧张的是在楼宇结构上，而残联的施工队也找了一些检测部门来看过没有问题，也帮居民修理了一下，慢慢事情也平息下来了。(ZG - 18)

当时居民也有提到过说，你们在这里搞这样的东西，弄得我们的楼价会下跌，没有人买，但是到现在，也没有看到楼价跌了，因为这里有地铁开了，加上本来的楼价趋势就不会因为我们在这里就不升，经历了这些事情后，事情平息了。(SG - 9)

残联和中心方面，针对居民比较担心的装修时加装电梯、施工过程中楼内部分墙面出现裂痕、楼面结构和楼房的牢固性受影响等主要工程风险问题委托专业部门做出安全鉴定，并做出了一份显示经改造的房屋结构是安全的工程质量报告，以化解居民的担忧和顾虑。

在住房商品化、市场化的社会背景和《物权法》颁布的法律背景下，居民对自有产权物业的维护——保卫家园——这样的话语是很容易引起社会共鸣和获得道义支持的。居民"对于自身权益的申诉，普遍超越了对个人、家庭的财产利益计算，而涉及对家园所象征的各种传统价值和现代价值的挖掘和提炼，包括传统中国社会中'家'所具有的价值意义以及与环境保护、社区文化等相关的价值"[1]。因此对于居民维护物业安全、降低工程风险的诉求，残联和中心无法也不能采用任何强制措施去压制，而只能以平等的姿态，拿出真凭实据（第三方检测部门的报告）化解居民的担忧。

---

① 陈映芳：《行动者的道德资源动员与中国社会兴起的逻辑》，《社会学研究》2010 年第 4 期，第 54—55 页。

三　话语冲突和空间排斥

居民和中心的话语差异及冲突带来的直接后果是居民要将中心驱赶出社区。为此，居民们想出了很多办法，如把中心的水管凿穿，导致中心漏水无法正常运作；从大厦的各个角度挂起白底黑字的条幅；找到媒体采访报道此事，等等。下面是实地走访中笔者了解到的居民抗议内容和空间排斥形式。

（居民们）直接在楼上挂了一些白底黑字的条幅，每个角度都在挂，直到外面的人对这栋大楼很感兴趣了，经过都会驻足观望一下。接着就是报纸，从不同的角度去形容中心是怎么样的，（他们在猜测）居民是用怎样的方式去保护自己的家园。（SG-8）

3 月 20 日，L 中心与残疾人职业培训中心部分防火门锁遭到恶意破坏，由于部分业主的过激行为，市残联在荔新大厦的工作受到了很大影响，L 中心已经把近期将要举办的大型活动取消并暂停接收新的精神病康复者和家属。（SG-7）

（居民们）把我们的水管凿穿了，就是我当时在春晖工厂那边，有一次回来的时候满地都是水，跟学员整个上午都在那里打扫，严重阻碍了我们日常的一个运作。当时居民的反应也让康复者觉得很害怕、很担心，很多人都会跟我讲：居民这样子的话我回来的时候会不会受威胁。康复者担心居民会对自己造成威胁，会不会袭击他们，不让他们回来，有些人就是说他们只有 L 中心这里可以去，L 中心或者春晖工厂关门了，那他们去哪里？（SG-7）

家属方面是专门开了一个家属聚会日跟家属讨论（心理疏导），家属很伤心，因为他们很难得找到这样一个机构为他们服务，但是居民是这样一个反应。我们也跟他们解释，即使是在香港开庇护工场，社区都会面临这个问题，早在七八十年代都有这个问题要面对，要介入很多，做很多前期工作，希望居民能接受这一类的群体。（SG-9）

（居民们抗议和反对的时间有多长？）大半年，从 2006 年 3 月到年底。横幅也挂了有半年。（ZG-18）

　　虽然居民与 L 中心的话语冲突围绕两方面展开——中心安全和工程风险，但冲突引起的空间排斥对象和排斥内容都清晰地指向前者，即中心是否是精神病院、中心的病人和照顾者是否安全无危害。因此居民的排斥行动不是去驱赶或围堵建筑施工人员，反而采用破坏中心的正常运作（凿穿中心水管）、挂横幅、找记者诉说中心有疯子会伤害老人、孩子和居民等方式，说明在双重话语冲突中，对病人和照顾者危害性的担忧是最主要的话语冲突，这也回应了第四章中公众话语特点的分析——不正常、有危险、害怕等。那么这样的话语冲突与空间排斥之间有何关联呢？

　　从话语冲突和空间排斥的进程来看，两者的发展呈现出如下关系：伴随着话语差异的不断酝酿和发酵，话语冲突不断升级，空间排斥日趋严重（从最初的口头抗议到挂横幅标语到实质性的破坏行动），其中媒体对冲突事件的报道将居民与 L 中心的话语冲突公开并放大，也带来更严重和更公开的空间排斥，成为排斥事件的顶峰。随后在残联、街道和警察的介入下，空间排斥的行动逐步减少，L 中心和居民之间的对话增多。媒体的话语改变是一个转折点，此后居民与 L 中心的话语冲突逐步减少，最终居民默认和接受 L 中心进入社区。

　　　　我们中心当时是依附残联的，所以不能做太多的东西，只能静观其变。我们可以理解居民的担忧，就像我们职员入职我们自己也有担忧，但是我们需要融合了解，才知道康复者是什么样的人。从残联的角度，派出了最高领导层出面跟街道、警察方面在这里开了个会，解释我们是做什么的。我们不能百分百确保不会有事情发生，但我们会尽力使之和谐，可以做到大家都共融，残联的领导又出面希望平息这个风波。（SG-7）

　　专家警告
　　病人与社会隔绝更加危险
　　专家认为，精神病和其他疾病一样，只是病而已。其实，精神病人多有自闭倾向，即使是在清醒的时候也不愿和他人接触。他们担心自己受到歧视，以及被伤害。社会歧视导致精神病患者不愿去医院就医，家属也不向外人承认，这样会令病情被进一步耽误。而且歧视也让精神病康复者与社会交往越来越少，让他们仇恨社会。这些因素，增加了病人在发作时肇事的可能性。事实表明，越是发达的国家，其歧视程度就越低，相应的同情心会更多。而在落后国家，则有不少人视患者为包袱。

GZ 市现有精神病人 9 万余人，其中重症的 4 万多，多生活在家庭和社区之中。而且由于精神病属于长期病患，家属在体力、精力、财力等方面往往出现极大的困难，有不少长期处于焦虑、失败、内疚感和恐惧的状态下，更需要社会支持和帮助。据 GZ 市义工联在某大型社区进行的《关于精神病康复者及其家属状况的问卷调查》，半数以上市民认为精神病很恐怖，精神病患者最缺乏的是平等的社会机会。

调查显示：如果家中出现有精神病人，被访者认为是家人负担的占 44.9%；认为家人有羞愧感的近七成；因此少与邻居打招呼，觉得有些抬不起头的占 29.4%；被访者认为社会地位、生活、婚嫁等受到非常大影响的达 44.7%；没有什么影响的只有 14.1%。

融入社会

"利康"是社区的稳定剂

正因为如此，GZ 市残联与香港利民会共同合作，于 1998 年成立了 GZ 市利康家属资源中心。7 年来，在这 4 个建于社区的利康中心里，600 多名精神病患者及其家属接受过中心的服务。这为病人创造了一个平台，免费为他们创造学习和交流的环境，重新认识自我，建立信心，掌握生活和工作技能，以利于融入社会。

在中心里，我们见到了今年 33 岁的阿军，他正在认真地使用着电脑。他头发已是半白的母亲流着眼泪说，孩子从小学习成绩优秀。然而，16 年前的一场事故使他的大脑受到了损伤，从此留下了精神分裂的病根。患病后，他渐渐断绝了与同学和朋友的往来。阿军在清醒的时候告诉妈妈，不希望别人看到这样的他。只有等恢复了正常人的生活，才会请他们饮茶道歉。

电脑学习是利康中心提供的免费活动之一，阿军在这里找到与人交往的乐趣和重新学习的动力。妈妈有些欣慰地说："如今，阿军在利康的恢复状况很好，这不，他迷上了电脑。"

梁炬处长说："'利康'这一类精神病人的康复机构及辅助性就业服务，实际上是社区的稳定剂。我市这些年来所开展的社区康复工作，已经将精神病人肇事率降到原先肇事率的1%。我们希望大家对精神病患者予以更多的宽容和关爱，对其康复工作增加理解和支持，欢迎他们进中心来参观，从了解中消除疑虑和担忧。"

（《报道"精神病康复，该进社区吗?"》，《南方日报》2006年6月7日）

与一个月前《羊城晚报》的报道相比较，《南方日报》的报道话语发生了明显转变。首先，增加了专家、残联负责人的发言，并用"病人与社会隔绝更加危险"、"利康是社区的稳定剂"等语词总结其核心观点，既简洁明了、引人注目，又强调了社会融合对病人康复的重要性和L中心进驻社区的合法性；其次，将病人和照顾者作为主体引入报道中，用阿军的事例刻画了一个积极向上（从小学习成绩优秀）、正面乐观（恢复状况良好）的"受害者"（一场事故使其大脑受到损失）而非"施害者"形象，该形象与公众眼中对精神病人的刻板印象截然相反，有利于改变公众话语，进而消解隔离和排斥，实现病人、照顾者的社区融合；最后，从论证方式看，报道引用了大量具体、翔实和有引证出处的数据和资料，增强了报道的科学性和公信力，从而使得报道的立场更鲜明，观点更有说服力。

为什么在短短1个月时间之内媒体话语会发生改变？这与中心的努力密不可分。在此期间，一方面，中心通过组织媒体代表前往香港了解类似精神病社区康复机构情况，举办居民分享会，澄清媒体对中心和社区康复的误解；另一方面，中心的社工和残联负责人也对后续媒体的报道严格把关。

我很强调报道的字眼，要求比较多，影响比较多，采访的稿子给我看，问我的意见，有不妥当的地方进行修改，有一些原则，称谓、我们工作的性质、工作人员的名字、相片做处理、要用化名等要告知记者，后来的报道比较中性、全面。如果没有这样的要求，很难想象记者会写出什么东西来。之前根据居民的意见直接就写了，后来更多是给政府、中心做宣传倡导。（SG-1）

主流媒体的话语改变是一个标杆事件，它既是此前话语冲突的尾声，也是居民话语改变和空间接纳的起点。由此，居民的抗议和反对行动逐步减少直至完全消失，中心进驻社区逐步获得了话语和空间的合法性。

四　空间再生产和制度建构

当笔者 2012 年进入 L 中心调研时，距离 2006 年发生的社区冲突事件已时隔 6 年。一个以照顾者和精神病人为主体的社会组织在社区中生长了 6 年，那么，6 年组织空间的生长如何影响这些组织内部的照顾者，如何改变照顾者与居民、媒体、政府的交往和信任关系，如何在累积各种社会支持的基础上进而塑造新的社会关系和社会制度？

（一）空间再生产与福利制度建构

笔者在走访过程中发现，现在社区居民对 L 中心已不再是完全排斥，而表现出部分接纳的特点。有一位居民这样形容她对 L 中心看法的改变：

> （阿姨您以前怎么看中心的精神病人和家属？）以前都好惊。报纸上不是经常报道精神病人砍人伤人，要不就赤身裸体，疯言疯语，谁看了都怕啊！（那现在怎么看精神病人和家属呢？）这些年大家也见多了，知道精神病有好多种，香港那个歌星，唱歌好好听的，后来跳楼自杀的那个，叫乜嘢？（是张国荣吗？）是是，他得了抑郁症，也是精神病的一种，我和我女儿都好中意听他的歌，他有好多歌迷啊，太可惜了，就这么死了。精神病人很可怜的，家属就更可怜啊。现在看到也不觉得那么害怕啦，看得多了嘛，这栋楼里就有很多呀，有个乜嘢机构，里面都是精神病人。（阿姨您现在会去那个机构吗？）那倒不会，没必要嘛，我们普通老百姓没需要去呀！（JM－3）

> 全世界都有这样的家庭，我们不要歧视他们。做邻居这么多年了，他们从来不会打搅我们的，没有发生过意外情况。换位想想，家里有这样一个病人，家人已经很辛苦了，做邻居的也要体谅一下。（JM－1）

如果说 JM－3 的改变是由主动排斥到被动接纳，那么还有一些居民的改变则是由主动排斥到主动接纳：如有的居民逢年过节会采取捐钱捐物、赠送节日礼品等方式表示对中心工作的肯定和对照顾者的支持，还有的居民主动申请到中心做义工，协助社工、照顾者开展活动。中心社工向笔者讲述了一个发生在 L 中心和社区居民之间的故事。

> 当初在这里开办（中心）时引来很多反对的声音，为此，我们要做好学员和照顾者的工作，让他们懂得在外面活动时注意纪律，不要大声喧哗；其次，我们也注重改善康复者的生活，发展康复者就业。在我们的宣传和街道、居委会的动员下，街坊们慢慢接纳了这些康复者和照顾者。更奇妙的是在一次机缘巧合下，住在附近的一位 F 老师主动申请做义工，手把手地教我们的学员如何做丝网花。（教的时候有遇到困难吗？）困难真的挺不小的。当初 F 老师教他们，教了一阵子让他们再做一次都做不了。但 F 老师真是非常有爱心，不懂的就重做一次，手把手地教每一个学员。学成之后，无论是我还是这些学员，都觉得很开心。起初，附近许多街坊在橱窗外看到这么漂亮的丝网花都不相信是我们的学员手工做的。我们就邀请他们进来参观，甚至一起去做，加强了相互间的互动。后来，每次学员做好了丝网花，街坊们都会争相去买。还有的是以团体或企业的形式，来 L 中心参观。（SG－7）

虽然像 F 老师这样主动参与中心活动、关怀照顾者的社区居民很少，但个别居民产生的示范效应是显著的，居民态度的变化直接影响中心照顾者们的心理，照顾者们普遍表示与以前相比，社区居民对他们的接纳程度有一定改善，虽然距离完全接纳和完全融合仍有较大差距，但微小的改变也让照顾者们信心增强。

> 我参加中心几年，目睹中心的变化，从工作人员、场所到设备都在不断发展。中心职员耐心聆听家属倾吐苦水，根据家属需要请精神科医生和香港专业人士来中心讲课；周边社区的居民不像以前那么反感和敌视病人和家属，有了中心的支持，我不但了解了相关知识、懂

得自我放松和面对现实，更知道要坚定信心。①

照顾者信心的增强和居民看法的改变让照顾者以更正面的态度与居民、与社会、与政府交往，照顾者们不但积极参与各种康复培训和减压活动，而且还组织起来向政府、向媒体、向社会表达诉求，使精神病人逐渐得到社会的认同、重视和关怀。

中心的工作人员还把家属的心声归纳、总结，鼓励我们向有关部门反映。加上社会各方面媒体的支持，多次报道精神病人问题，使精神病人逐渐得到社会的认同、重视和关怀。像特困精神病人的医疗救助、精神病残疾者的免费门诊等，这些福利政策不断立法，不断出台，这是可喜的开始。②
我们和家属一起做，我们帮忙写报告、写建议，家属去讲，向残联讲，居民医保、免费乘坐公共汽车，其实 2000 年我们就已经在向残联写报告了。肢残人士有小车，但精神残疾在交通上没有任何帮助。我们告诉他们，这是有必要的，但对精神残疾最迫切的是医疗，所以我们一致在医疗上努力，推动他们形成组织，通过这个组织向残联、向政府争取权益，我们是推动者。残联有一个家属协会，然后由家属协会提交到残联理事会，这是最官方、最正式、最安全的渠道。（SG - 8）

为中心社工和照顾者们所津津乐道的是，在他们的不断努力和推动下，精神残疾人及其家属的福利待遇不断提升，如在 2010 年 7 月颁布实施的《广东省实施〈中华人民共和国残疾人保障法〉办法》中，明确提出"各级人民政府和有关部门应当将残疾人康复工作纳入基本医疗卫生制度、基本社会保障制度和基层医疗卫生服务内容，建立健全以社区康复为基础、专业康复机构为骨干、残疾人家庭为依托的残疾人康复服务体系"（见办法第 13 条）；"盲人和其他重度残疾人凭残疾人证免费乘坐城

---

①　摘自《凡人心声》，L 中心内部刊物，2009 年 3 月印刷，第 17 页。
②　同上。

市市内公共交通工具；其他残疾人凭残疾人证可以享受免费或者减半缴费优惠"（见办法第 56 条）。而这些改变的亮点也正是照顾者们在中心开展的各种家属活动、亲友论坛、亲友协会等空间中反复宣传和倡导的。[①]

朱健刚在《打工者社会空间的生产——番禺打工者文化服务部的个案研究》一文中提出农民工 NGO 是在特定的政治和经济权力关系下，经过农民工志愿者和其他社会力量的互动所生产出来的自主空间，这一空间的生产推动民工之间的社会交往以及成员的相互信任，从而积累农民工的社会资本和情感纽带，并最终使其能够适应并抗争这种不平等的权力关系。[②] 与该文的结论相似并有所超越的是，笔者分析发现 L 中心作为一种物理空间的存在，也创造了新的社会空间。这个新的社会空间，一方面重构了原有不平衡的照顾者、病人和居民之间的社会关系，让照顾者、病人和居民以更开放、更平等的姿态互动，这种互动重塑了居民对照顾者和病人的话语和认知；另一方面，这个新的社会空间赋予了照顾者和病人新的社会关系，激发其权利意识和行动能力，透过这样的意识和能力，照顾者由制度的"被接受者"成长为制度的"能动改变者"。正是在这个意义上，空间的再生产和福利制度重构发生了紧密关联，成为同一发展进程的不同侧面。

此外，以上案例也展示了一条非常明显的"话语冲突（空间排斥）——话语改变（空间融合）"的发展轨迹。在这段发展轨迹中，无论事件进展到哪个阶段，话语和空间始终紧密结合。从本质上看，话语和空间都是权力结构、社会关系的投射。媒体和居民的话语体现了媒体和居民对中心、照顾者的心理认知和意愿表达，这样的认知和表达既体现了群体的空间态度（从排斥到接纳），也形塑了群体的空间关系（从隔离到融合）。而改变后的空间关系让居民和中心有更多的接触、了解，

---

　　①　在精神残疾人及其亲友协会主席所撰写的一篇《精神残疾人及亲友协会工作路径探讨》的报告中，对协会开展的工作进行了如下总结：在残疾人保障法修改座谈会上，参会家属代表发言的主要内容有：（1）强化社会化康复服务，医疗康复保障，设立残疾人康复基金逐步纳入医疗保障；（2）残疾人的子女学习费给予减免；（3）精神残疾人应逐步实行免费治疗。协会通过残疾人代表大会主席团成员的身份向主席团提交议案，及时通过种种相关渠道反映精神残疾人的权益需求。由此可以看出，家属照顾者们的提议部分被修改后的办法所采纳。

　　②　朱健刚：《打工者社会空间的生产——番禺打工者文化服务部的个案研究》，参见《中国制度变迁的案例研究（第六集）》，中国财政经济出版社 2008 年版，第 210 页。

从而生产出更多消除误解和偏见的机会，进而给话语改变提供契机。因此，在社会排斥的再生产或消解过程中，话语机制和空间机制既是两个同步进行、同步演化、同等重要的中介机制，也是两个相互作用、相互改变的中介机制。

（二）空间再生产与康复制度建构

在 L 中心承担的诸多功能中，还有一项非常重要的功能是精神病人的社区康复。长期以来，我国精神病人的治疗和康复模式以集中治疗、院舍康复为主，这样的康复模式适合处于急性发作期或严重丧失辨认能力和控制能力的精神病患，院舍的封闭管理和集中治疗有利于医护人员对病情的观察、治疗和保护措施的实施，有利于减轻医务人员的管理压力和负担，也有利于减轻家属的精神负担和照顾负担。但是，相对于数量庞大的精神病人而言，当前集中康复的院舍机构数量和服务水平远远不能满足精神病人和家属的需求；院舍康复基本建设费用、管理费用和运作成本高，投入大，受益面窄；院舍康复和机构生活对人的有害影响，如对被照顾者的过度控制、监管和标签化倾向。因此，在我国残疾人事业"十一五"发展纲要（2006—2010）中指出：全面推行"社会化、综合性、开放式"的精神病防治康复工作模式，即"社会化的工作体系，综合性的防治措施，开放式的管理"；大力开展精神病防治社区康复工作，采用工疗、娱疗、日常照料等多种康复手段，努力提高康复效果。"十二五"发展纲要（2011—2015）又进一步提出"建立示范性社区康复站，依托各级各类医疗、康复、教育机构，充分利用社区资源，加强社区康复服务能力建设，制定社区康复服务质量标准，开展规范化社区康复服务，实现康复进社区、服务到家庭，为残疾人提供基本康复服务"。社区康复已成为与院舍康复同等重要的精神病康复模式，并上升为国家和政府康复制度建设的重要目标。那么在该目标的规范下，如何构建符合地方需要、具有地方特色的社区康复制度，就成为地方政府和残联需要思考和探索的改革议题。

L 中心开展的针对家属和康复者的服务工作为 GZ 市的社区康复制度建设提供了有价值的探索。首先，从空间位置看，中心位于居民社区，附近就是地铁站和公交站，既能便捷地为有需要的家属、康复者提供及时服务，也能让康复者在获得专业训练和服务的同时不脱离社区，从而更好地实现社会功能的恢复。其次，从服务内容看，中心提供的服务主要有以下内容：提供简单的工作训练，定期评估学员能力和需要；开设课程学习、兴趣、社交和康乐活动；提供治疗性、教育性、发展性、互助性小组活动及个案辅导工作；会所服务等。笔者在对 L 中心调研的过程中发现，无论是照顾者还是康复者，他们对中心的服务非常满意，认为中心的工作有效促进了精神病人的康复。

中心除了做家属工作，亦在康复者层面通过为康复者而设的小组、兴趣班、联欢游园活动等去拓宽康复者的社交圈子、改善人际关系、培养兴趣及专注力。我就鼓励儿子到中心参加活动，以培养自信心，让他迈出家门，走上接触社会的第一步，为康复打下基础。随后，儿子的病情得到巩固、稳定，有了正常表现，慢慢淡化了过去，重新感受到人们友善的目光和微笑，逐渐又有了想工作的愿望……儿子能有现在的状况，我深知，这不仅有父母倾注的心血，有医生功劳，还有中心各位职员通力合作和厚爱，在此我深深表示感谢。①

L 中心开展社区康复的经验为 GZ 市残联探索社区康复模式提供了实验空间。中心在推进康复者就业服务的过程中发现，在中心给康复者们提供工作训练之后，即使经过专业评估，康复者们已具备回归社会、重新参与工作的能力和意愿，但在当前文化、政策和社会背景下，康复者们仍然无法实现就业。因此，在中心的工作训练和真实的就业岗位之间，需要有一种带有庇护性质的就业作为过渡，这种庇护性就业能同时发挥工疗、康复、就业和社区融合等多种功能。由此 2006 年底，GZ 市政府办公厅下发《转发市残联等部门关于加强康园工疗站建设工作方案的通知》，在全市全面发展康园工疗机构，并把这项工作列为 66 项"民生工程"之一。为了保证康园工疗机构能够获得可持续发展，GZ 市从残疾人就业保障金中一次性补助每个区的工疗站开办费 6 万元，每个街道康园工疗站开办费 3 万元，工疗站建成后的康复训练经费，头两年按每个工疗站接收 30 个工疗人员，每人每月补助 400 元的标准计算拨给，

① 摘自《凡人心声》，L 中心内部刊物，2009 年 3 月印刷，第 4 页。

从第三年，按照工疗站实际接收残疾人数再作安排。经费来源由市福利彩票收入的残疾人事业专项资金承担30%，市、区级残疾人就业保障金承担70%。为了帮助工疗站学员开拓产品市场，GZ市政府办公厅还发文规定："将康园中心列为信封、信纸印制的定点单位。市属各机关、事业单位和群团组织使用财政性采购10万元以下的办公用品，优先在市康园工疗站服务中心购买。"正是由于有了一系列的制度保障，康园工疗机构现在GZ市遍地开花，截至2011年7月，全市建成康园中心1个，区（县级市）康园中心12个，建成街、镇康园工疗站156个，建站覆盖率95%，其中9个区已完成100%建站任务，部分街、镇已建成第2个、第3个康园工疗站。①

从L中心的发展到GZ市康园工疗机构制度的发展，又一次印证了多年改革的成功经验——任何一项影响全局的制度变革必须首先从局部的"试验田"开始检验，这样的试验田有安徽的小岗村、沿海的深圳，也包括GZ市的L中心。L中心服务模式的经验不仅推动了康园工疗机构在全市的空间布局，更推动了社区康复作为一种制度的创新和再生产，空间作为局部的制度创新的场域，推动了整体性制度再生产的进程。

五 小结

话语、空间与制度三者的本质都是将个人与社会链接起来的中间机制，是社会关系的表达形式。如果说空间是社会关系的物理表达，那么话语是社会关系的语言表达，而制度则是社会关系的规范表达和整体表达。空间的改造会引致空间外观、地理格局的变化，也会引起空间内人与人之间、人与组织之间社会关系的变动，这样的变动一方面带来社会关系的显性语言——话语的变迁，另一方面局部范围内社会关系的变动会带动全局，牵一发而动全身，进而引发整体性的制度变革。总的来说，空间再生产推动话语的改造和再生产，话语改造反过来重塑了空间格局，空间再生产与制度再生产的关系较为复杂，可以从两条路径实现：一条路径是以空

---

① 参见GZ市康园工疗站服务中心《广州市康园工疗机构建设情况调研报告》，《残疾人权利研究》2011年第2期，第44页。

间为主体提供改变既有社会关系的实践和机遇，制度再生产的过程是一个既有社会关系被改变、新社会规范被建构的过程；另一条路径是空间实践本身就是新制度变革的实践。如果说第一条路径下，制度再生产是空间再生产的意外后果，那么第二条路径下，制度再生产则是空间再生产的应有之义。

第三节　自我与社会排斥的再生产

如果说社会排斥是个体与外在社会结构之间的关系，那么针对这种负性的社会关系，自我如何反应、认知与行动，自我的反思和社会排斥之间存在怎样的关系？自我如何改变（或再生产）社会排斥？社会排斥的改变（或再生产）反过来会不会带来自我的变化呢？在西方研究中当个人遭遇社会排斥时反应并不一致，有时会引起负向反应，有时会出现正向反应。而中国文化历来重视人际和谐、强调整体的重要性，在这样的文化中，自我对社会排斥会有何反应？本节将围绕上面这些问题展开讨论。

自我是具有认知能力和反思能力的主体，自我既不完全不受社会关系约束，也不是消极遵守社会规则，而是在社会结构中能够根据规则约束，进行各自决策的能动者；自我既执行社会规范，又能对社会规范和行动环境做出新的甚至是出乎意料的个人解释。自我通过有目的收集信息、筛选和组织信息，选择对自己有利或经重新组织后偏向于自身的社会规则，进而做出决定。正是由于自我具有反思性和能动性，因而在同样的社会情境中（同样面对排斥性的社会关系），有的自我会将这种排斥关系内化，不断强化排斥关系对自我的约束力；而有的自我则具有谋划能力[①]和转换能力[②]，在行动中改变事态或事件过程，导致外部环境发生变迁（消解社会排斥）。本研究重点关注前者，即自我和社会排斥反复再生产的过程。通

---

① 转引自张兆曙《非常规行动与社会变迁：一个社会学的新概念与新论题》，《社会学研究》2008 年第 3 期。

② ［英］安东尼·吉登斯：《社会的构成》，李康，李猛译，生活·读书·新知三联书店 1998 年版，第 76—77 页。

过笔者的实地观察和深度调研，发现自我促成社会排斥再生产的过程包含以下步骤：首先是自我遭遇"社会排斥"初期感知压力与产生焦虑。当照顾者发现自己因为照顾家中的病人而不得不放弃工作、交友、休闲、娱乐时，这时照顾者感受的是压力和焦虑。其次是情境冲突与自我反思。当日积月累的照顾让照顾者感受日益沉重的经济压力、精神压力、身体压力和心理压力不能释放，而亲戚、朋友、同事、邻居的异样目光和社会交往排斥以及社会文化和福利制度对他们的不接纳，更让照顾者开始反思为什么照顾及照顾的意义何在。最后是自我认同和社会排斥再生产的过程。在这一过程中，照顾者将反思内化并将照顾与排斥看成是自我的一部分，自我与他人的排斥性社会关系通过日常生活的互动不断内化为自我行为的一部分，同时自我也不断强化排斥关系的合法性以及对自我的约束力，由此，社会排斥关系在自我与他人的互动中不断地反复生产出来。上述三个阶段中，第一阶段和第二阶段在前文第二章照顾者的压力、照顾动机和意义以及第三章照顾者社会排斥的向度等章节已有详细阐述，因此这里将第三个阶段作为分析的焦点，重点分析下面几个问题：（1）照顾者自我认同的本质是什么？自我认同与社会排斥的关系是什么？（2）自我如何对社会排斥进行反思？反思的过程如何再生产自我与社会排斥关系？（3）为什么自我对社会排斥的反思有差异？哪些因素影响着自我及其反思？

一　照顾者的自我认同

自我认同与主体所承担的社会身份（民族、性别、信仰等）、社会同一性、社会比较（对自己的认识是通过与周围人的比较确立的）、他人的评价以及文化有关。自我认同的核心内容是身份认同，而身份认同的过程就是寻找意义的过程，个体知晓他的特定身份，而且此身份资格会赋予其某种情感和价值意义，从而获得对自我及其存在的价值和意义。要阐明照顾者的自我认同，必须从分析其主要的社会身份入手。

（一）两种身份：家属和照顾者

走过 10 年、20 年的照顾历程，照顾者是否已产生对照顾身份的自我认同，这是从调研开始直到本书撰写都困扰着笔者的一个问题。在已有的学术话语中，农民工有自我认同、基督徒有自我认同、同性恋有自我认同都不难被经验所证明、被学界和社会所接纳，或多或少与这个群体数量庞大且具有被社会认可的身份有关。那么精神病人的照顾者呢？从数量上看，这个群体人数并不多；从社会身份的确认看，照顾者身份的特殊性似乎也没有被普遍接纳；从组织化程度看，这个群体没有公共空间、归属感、凝聚力、共同行动等重要的组织要素。那么是不是可以断定他们就没有自我的身份认同呢？但如果没有这样的认同，又如何解释长达10年、20年的坚持呢？为了找到答案，笔者在深访中对几乎所有的照顾者都提类似"如果可以把病人送出去，你会怎么做"、"如果有钱了，你最想做什么"、"如果一夜醒来，所有照顾的困扰都消失了，你会怎样"的问题，希望通过这样反向提问的方法来探寻照顾病人对与照顾者而言究竟意味着什么？

> （那如果有钱的话，你最想做的事情是什么？）旅游，去玩。（你一个人，还是你们全家？）当然全家啦，去下香港，阿彪都没去过的，香港我就跟市利康那边，市利康那边让我出一点钱，就包我去，包你全家就绝对不可能的。我很喜欢去玩的，出外活动啊，但是 GZ 市内不喜欢，太多人了。（所以你是想通过旅游这种方式，是纯粹去玩呢，还是？）旅游嘛。带着他去啊，特别是他爸爸，不用骂那么多。人会放下很多的，出去旅游。（ZG－2）

所有的照顾者都坦言照顾的压力无法承担，照顾的角色扮演得很辛苦。但当照顾者们有条件选择另一种身份和生活方式时，"如果有钱了会怎么做"，照顾者们第一反应想到的不是送病人去一个条件优越的医院或托养机构，也不是改变自己照顾者的身份，而是认为有钱就意味着可以更成功地扮演好照顾者的角色。在对 ZG－2 的三次深度访谈中，笔者曾一再追问如果现在有一个托养机构愿意接收 ZG－2 的儿子，而且托养费的高低、距离的远近、照顾的满意度等各方面都比较符合（当然不可能百分之百符合）照顾者要求时，ZG－2 是否愿意将儿子送去托养从而彻底摆脱照顾的责任。ZG－2 每次的回答都是"不知道"、"不可能出现这样的情况"、"不能回答'如果'这样的问题，因为没发生，真的发生了再去考虑"、"条件肯定没那么好，舍不得、放不下"。但当笔者提到如果有一个地方可以集体、全家托养时，ZG－2 立刻非常肯定地回答"好，愿意去"！为什么送病人去托养时要视"条件"好坏来决定，而全家托养时则可以完全不考虑条件而直接做决定？"条件差"是否只是照顾者应对提问的一个借口，用以遮掩自己苦苦坚持不愿放弃照顾者身份时的幌子？

在笔者调研过程中发生的另一个照顾者的故事再一次印证了前面的结论。在社工眼中，作为父亲的 ZG - 1 不辞辛劳找社工、找残联、找居委、找媒体只有终极目标——将自己患有精神病的儿子送去免费托养终老。经过各方长达两年的努力终于等到了这一天，社工拿着一份托养协议来到 ZG - 1 家中，告诉他只要他在上面签字，过几天儿子就可以送去某养老院托养，两位老人家从此可以安享晚年。ZG - 1 刚开始并不相信这等好事会发生在自己身上，后来终于相信了，又说"这么重大的事要再想想商量商量"，最终社工等来的答复是"不送"，并且没有原因解释。"其实还是舍不得"，社工事后笑着对我说，"很多家属都这样，嘴里说恨不得马上摆脱病人，行动上又做不到"，"一方面病人离不开照顾者，另一方面照顾者也离不开病人"。

还有一个年轻的照顾者 ZG - 4 讲到自己去汕尾打工，希望摆脱长期照顾母亲的生活境遇，但在那里待了一个星期就返回家。

　　之前有个同学家里开了厂，在汕尾，叫我过去做。我去的时候没有怎么想，但是去到之后就想了很多，她够不够钱花、有没有回家之类的。去了一个星期，还没到厂里我就回来了。（回来之后你和母亲状况如何？）我回来之后看见她还是那样，就像往常那样，出去之后还回来，好像也没什么影响。我还觉得我浪费了 200 块车费。（你是觉得去了浪费车钱？）我没想到去了之后会想那么多，被人叫去的时候反而什么都没想，就觉得可以去试一下。（假如有一天，你妈妈走出去了没有回来，你会不会有一种轻松的感觉？）应该不会吧，像刚才说的去汕尾那样，可能还是会想很多，也会担心她。之前她入院我去看她的时候，真的觉得那里很难待。所以很快就把她接出来了。（ZG - 4）

照顾者认为逃离病人出去打工浪费了 200 元车费，即使母亲走失自己也不会觉得轻松，这说明照顾者其实并不愿摆脱照顾的责任，尽管这负担又累又重。无论这负担刚开始时被迫背上还是主动承担，但经历了诸多风雨，对很多照顾者而言，这负担早已成为他们生活的重要内容、生命中不可割舍的一段，同时也是自我最重要的组成部分。

至此，一直困扰笔者的问题终于有了答案——照顾者对自己的身份有认同，那么这种认同的本质是什么呢？它与亲属身份认同有何异同？自我、身份认同与社会排斥之间的关系是怎样的呢？

笔者认为，自我的身份认同是自我所有的社会身份在"自我"这个平台上的集中体现。照顾者有很多社会身份，如家庭身份、职业身份、社交身份等，那么对于他们而言，最重要的社会身份是什么？这种社会身份决定了照顾者自我认同的主要内涵是什么？如前所述，绝大部分精神病人的照顾者由于长期失业，他们在职业身份、社交身份在生活中起到的作用日益式微，而照顾家庭和病人成为生活的主旋律，亲属身份和照顾者身份占据着自我的主导位置。照顾者的自我认同由两部分组成：一是家属身份认同，指基于血缘关系、姻缘关系而形成的对作为病人家属的身份认同；二是由于长期照顾病人而形成的对照顾者的身份认同。之所以要将这两种身份剥离开来，因为两者并不必然统一。在现实生活中我们既可以看到有作为家属的照顾者，也有作为家属的不照顾者，还有作为非家属的照顾者。前者——家属身份——是一种先赋身份，没有选择，无法改变；后者——照顾者身份——是一种后致身份，可以选择，也可以放弃。因此，对于家属照顾者而言，与亲属身份相比较，照顾者的身份是更具有决定意义的、自我认同最重要的组成部分。

那么，自我对照顾者身份的认同与社会排斥之间有无因果关系呢？笔者认为，只有当照顾者既认同自己作为照顾者的身份，同时又赋予疾病和照顾体验以消极的含义时，当照顾者对他们的个人生活感到无助和绝望时，照顾者的自我认同才产生消极作用，如负面的情绪反应，低自尊和自我效能感，自我歧视和自我隔离（主动放弃寻求工作和接触外部社会的机会），由此社会交往排斥、经济排斥乃至政治排斥被再生产出来。相反，如果照顾者能从疾病、照顾的负面经验中找到正向的意义，从原本被动、消极的生活方式中脱离出来，在与现实生活妥协或适应后重新建构自我概念，这样的身份认同反而会成为力量的源泉，想方设法改变自身境况，改变与社会结构间的排斥性关系。笔者发现，照顾者积极的自我认同不在于客观标准，而与以下四个方面有关：（1）与重要他人之间的关系——一种关爱与在乎感，这个重要他人通常是家人但不必然是；（2）参与自认是有意义的活动，如参与照顾者群体活动了解他人的照顾经验和感受；（3）有个人信念和信仰，并以此建构照顾的人生哲学；（4）以现在的生活连接过去和未来，不论未来有多长久，肯定过去（照顾）的重要性。

　　（二）群体/组织的影响

　　在自我认同的众多研究中，均强调组织、群体的力量，分析组织对个体建立或重构认同的重要性和相关作用。如化妆品直销组织对其内部女性直销员培训就是对其社会认同的重构过程[①]；杨凤岗发现教会有助于美国华人移民的宗教皈信和融合，成为保存文化传统的族群中心[②]；法国社会学家圣索利厄对工作与社会认同的研究发现，工人们在工作环境中学习自身应承担的责任，了解和认同公司文化，同时也是自我被塑造和规训的过程[③]。那么对于照顾者而言，他们在自我认同建构过程中，是否受群体或组织的影响呢？笔者发现，绝大部分照顾者的自我认同现阶段仍是一种个体行为，虽然有相当数量的照顾者也参与残联、亲友协会的活动（如第三章中提到的 ZG－21、ZG－20、ZG－19），也参与其他残疾人或家属组织的活动（如 ZG－28、ZG－2 是 L 中心的会员），但他们参与群体活动的身份更多的是作为政府福利政策、社会慈善力量被救助、被关怀的对象，他们参与群体活动的意愿更多基于组织所能提供的福利和服务，是为了利己和自助，而不是利他和互助。当然，无论参与的动机是什么，参与本身就是变化，既改变了病人和家庭的经济生活状况，也改变了照顾者对照顾与自我的认识和看法。

　　去年有家属被医生诊断为乳房有肿瘤，她首先给参加小组活动时

---

　　① 韦科：《一个女性直销组织的认同研究》，参见《北大清华人大社会学硕士论文选编》，山东人民出版社 2008 年版，第 231—286 页。

　　② 杨凤岗：《皈信、同化和叠合身份认同：北美华人基督徒研究》，默言译，民政出版社 2008 年版，第 226—234 页。

　　③ Renaud Sainsaulieu：L'identite' au Travail, Paris: Presses de la Fondation Nationale des Sciences Politiques, 1985.

认识的其他家属打电话寻求支持，而不是给中心工作人员或其他人，
说明他们内部已有群体认同和身份认同。（SG－8）

必须承认的是，社工所言的照顾者群体认同并未在笔者的调研过程中
被照顾者所普遍提及，大部分照顾者还处在单打独斗式地独自面对残疾和
照顾，还没找到或不愿参与组织和群体的活动。此种状况一方面与当前中
国社会组织和社会群体发育普遍不足，同质性个人形成的社会群体和社会
组织数量较少，可供残疾人及其照顾者们选择参与的社会群体就更少；另
一方面相对于政府部门、街道、居委会、残联这样的正式组织而言，这类
民间、草根的社会组织和社会群体资源严重不足①，对一部分照顾者和残
疾人而言缺乏吸引力和凝聚力，加之参与组织和群体基本是零门槛，成员
可以自由进出，一旦对组织有所不满或失去兴趣就可不经任何手续退出组
织，无任何强制和服从的色彩，使组织的稳定性及成员对组织的认同感都
不太理想。社会同一性理论告诉我们，当主体是大团体中的某个小团体的
一部分时，更容易意识到自己的社会身份，那些能长期留在群体和组织内
的照顾者，他们对组织和群体的价值观念和目标有强烈认同，对组织和群
体有很高的忠诚度和归属感，这也使他们对自己作为照顾者的社会身份更
加明确和认同。

二　自我对社会排斥的反思

笔者通过访谈发现，受到排斥的照顾者们对社会排斥的普遍反应模式
有这样几个阶段：第一个阶段是对排斥行为的不可理解、委屈、愤怒；第
二个阶段就开始了对排斥事件的反思，主要是试图理解排斥行为，寻找被
排斥的理由，并进而生发出社会排斥对于自身、家庭的意义，内心深处不
断地对排斥进行理解，反思社会排斥的合理性。第三个阶段将社会排斥视
为自身和家庭日常生活的一部分，并由此而发展出适应这种排斥性社会关
系的照顾方式、交往方式和生活模式。

---

①　以 L 中心为例，中心为了保障会员们能免费获得各种服务和资源（会员不需缴纳会费），
自 2000 年正式成立以来，中心得到了香港嘉道理慈善基金会的资助，当基金会的资助终止后，
又陆续得到了 G 市残联以及 G 市政府的经费支持。

从访谈资料来看，自我对社会排斥的反思有以下几种形式。

（一）合理化：寻找社会排斥合理化的理由

理由1：精神病人的病态行为有可能或已经影响、危害到他人的直接利益或间接利益，与他人形成排斥性社会关系是合理的。

> 我女儿有了精神病以后，被兄弟姐妹嫌弃，亲戚朋友都疏远了。很多时候他们想来看我爸爸，但是有个精神病女儿在家里，他们很多都不敢来了。一方面，是经济上的问题，看见我们这样，问他们借钱又怕不能还。确实也是，我现在在外面也有一些债。另一方面，我女儿发病时会破坏，这一两年她没有出去破坏了，以前的那个破坏啊，她都没有停的，把人家的东西打烂，有时还会打人，连我都打，这样还有谁敢上门呢？（ZG - 20）

理由2：家人患有精神病是羞耻的、丑陋的，他人对整个家庭（包括病人和自我）有歧视和排斥是合理的。

> 家里有这样一个病人，怎么说呢！（低头，沉默）丢人啊！现在这个社会笑贫不笑娼，穷都被人瞧不起，更何况像我们这样的家庭，家里有这么个疯子。虽说精神病也是病，但这个病和其他病不一样，得了别的病，社会上还有人同情你，可怜你，帮你一把，但得了精神病，大家躲都躲不及，还有谁会来帮你呢？这种病在别人眼里，就像艾滋病、性病一样，是脏病，很可耻的，家里人一般都不会告诉外人，邻居也好，同事也好，能瞒多久就瞒多久，谁会说出来啊！（ZG - 10）

这段话中照顾者表达出非常明显的对于因疾病所带来的贬低、排斥的感知和羞耻。照顾者对疾病感知的羞耻给照顾者的心理和社会交往造成沉重的负担，有羞耻感的照顾者不仅认可疾病是可耻和丑陋的，甚至认为疾病所导致的对病人乃至病人家属的排斥和歧视也是合理的。在调研过程中，大多数照顾者谈到家庭内部事情时都有点"支支吾吾"，不愿多提家庭内部的事情表征着照顾者对此事的介意乃至一定程度的羞耻感。

　　照顾者寻找社会排斥合理化理由本质上是照顾者对社会排斥进行价值判断的过程，即对社会排斥做出"对"或"错"的价值判断。一旦照顾者根据自我的知识体系和社会的道德标准做出社会排斥"合理"或"对"的价值判断，那么以此道德评判为标准，照顾者会据此修正自我的价值观和人生观——对自我进行有错化归因和产生宿命论人生观。

　　（二）有错化：对自我进行有错化归因

　　处理 1：由于自我或家庭疏于照顾和管教，或者没有事先预防，所以才引致家人患有精神病。

　　　　（阿彪患病您除了感觉痛苦之外，还有别的感受吗？）很内疚。（为什么？）当时我太心急了，第一次发病时在医院住了一个星期，我就让他去上学。旷课旷得太多不行嘛！那个医生也说"一个星期就行的了"，"打只针下去，一个星期就能痊愈的了"。那次真的病了一个星期，我马上就让他上学。哎，一上学就不行了，那天我们也没给他吃药，晚上回来才吃药。最衰的是让他去上学。我们一看他好了，吃那些安官牛黄丸，388 元一颗，一看他好了，就马上让他上学，一上学回来就又病了，我们就继续给他吃，吃了挺好，又让他去上学。我们不懂，没经验啊！我们一见他好了，整个人太高兴了，一个方面就没有那么认真地给他吃药了。他爸爸都说不要给他上学了，但我觉得不划算，交了几千块学费，就想让他上学，其实那时他还没好的，我当时太心急了，那些药还没吃完，我就送他上学去了。如果当时能在家多休息，按时吃药，也许现在就不是这样了。（ZG－2）

　　在笔者的访谈过程中，照顾者多次提到了这段惨痛的经历，情绪激动时甚至泣不成声，可见这段经历给她留下的印象之深、对她和家人生活的改变之大。也许正是由于照顾者认为自己对儿子疾病的治疗康复负有一定责任，所以与其他照顾者相比，ZG－2 对儿子和家庭的照顾非常细致入微，她不但包揽了家里大大小小的所有事务，甚至当她偶尔需要外出时，她也会事先准备好饭菜，而不需要儿子和丈夫动手；她还不遗余力地寻找各种治疗和康复机构帮助儿子康复。这些表象反映了照顾者心灵深处对病患的无奈、愧疚和负罪感，这也正是照顾者持之以恒照顾病患并安心接纳由此带来的失业、贫困、疲劳、疾病等社会排斥的原因。

处理2：由于照顾病人而不能像以前那样与其他家人、亲戚和朋友平等相处，如找他们借钱，但因贫困无法偿还，或者由于照顾病人不能对工作全力以赴，所以才引致社会排斥。

> （亲戚们没有来往的原因）就是因为穷，以前有钱的时候不是这样的，一家人都很好的。有钱的时候亲戚朋友满屋子，穷了以后大家都远离了。包括我的姑姑，就是我爸的妹妹，都嫌我们穷，没来往了。他们也就是两兄妹，也不来。就是嫌我们家穷，嫌我们家有病，就不来了。什么亲人都没有了，就是我和××（病人）两姊弟，现在很现实的。现在的亲戚没有一个来往，全部都失去了……（ZG-3）

> （您和家里的其他亲戚有来往吗？）以前有，因为我妈是广州人，所以都是和她这边的亲戚来往，我舅舅、姨妈什么的。但阿莹发病后就没再来往了，连电话都没有。那些香客们说我们家很邪，阿莹是克星，是害人精，克死了妈妈、克死了爷爷，不能理我们家，所以现在没有亲戚来往了。（ZG-6）

（三）认命

笔者发现，"命"的观念在与照顾者的谈话中经常被使用，有的照顾者为了让自己理解和接受突如其来的疾病，用"生肖相冲"、"名字起得不好"、"命硬"等原因解释为什么疾病的灾难会降临在自己和家人身上。认命的想法看似消极，但与照顾者们长期接触的经验发现，认命可以克服自身的罪恶感，将责任归于天；认命还可以帮助病人或家属接受生病和排斥的处境，自己不再悔恨追究，而能生活于当下。但另一方面，认命这种无奈的心理状况也会导致他们接纳排斥现实和实践的连续性（社会排斥反复、多次、多向度地发生）。在这一过程中，排斥关系的双方，照顾者和他人都同时具有了合法性，即一个有精神病人的家庭和照顾者就应当处在这样的排斥性社会关系中。

（四）升华

升华是一种心理防卫机制，心理学认为当自我发展成熟之后其防御的方法不但比较有效，可以处理或解决现实困难、满足自我的欲望和本能，而且也被社会文化所接受，这类成熟的心理防卫机制包括压抑、升华、补偿和幽默。其中，升华是指自我将负性的感受另辟蹊径，用符合社会认可的建设性的方式表达出来并得到满足。如在学校被人欺负，所以努力考进警校，以维护社会正义。

> 有的照顾者会将照顾病人的苦难和受到的排斥理解为人生考验。
> 自己这么大的难关都能迈过，世上已经没有什么事情能够难倒自己了。(ZG-9)

有的将应对排斥的过程视为自我解决问题、提升能力的过程。

> 每天哭泣对孩子没有帮助，不是帮他而是在害他，所以我唯一能做的就是坚强，我坚强完了之后，让他好好地生活下去。(ZG-22)
> 有人消极解决，有人积极解决，就在乎你自己的想法，你坚持自己，用自己的方法解决。(ZG-9)

对极少数照顾者而言，排斥和照顾的体验不仅使其在个体、自我层面得到价值体现和能力提升，更引发了照顾者从宏观层面重新思考个人与他人、家庭与社会、生活与生命之间的关系。

> 过去我是个完美主义者，自从有这个孩子让我想到，求完美又怎样？不如求完成，现在我尽力完成所要做的事，这样生活也好过多了。(ZG-24)
> 社工与我没有任何关系，但都关心我，对我这么好，我以后也要对自己好一点，对他人和社会好一点。(ZG-15)
> 在这个团体中，我体会到社会对人的尊重，而且每个人因身份地位不会有不同的待遇，每个人都是平等的。(ZG-12)

三　反思的影响因素

照顾者的反思性受到哪些因素影响？为什么他们会对社会排斥进行合理化解释呢？又为什么要对疾病和自我行为进行有错化归因呢？本质上照

顾者的反思性受限于现有社会结构（如第四章中谈到的制度、话语和空间），即除了接受社会排斥，社会结构几乎没有为照顾者提供合乎理性的选择机会，这是他们无奈的选择。表现在日常生活的实践中，一方面，无论照顾者多么抗拒这种关系模式，但在现实生活中却不得不视社会排斥为理所当然的事情；另一方面，所有照顾者都想到过要改变这样的边缘化和社会排斥境遇，那么改变的行动和对行动的反思受到哪些因素的影响呢？笔者认为有两方面——情境因素和个人因素。

（一）情境因素

心理学研究中曾以情境模拟故事的方式来探索情境因素对社会排斥反应的影响。各受试者被随机分派至 2（原团体相对地位：高 vs 低）×4（再被接受可能性：20% vs 50% vs 80% vs 无讯息）的实验情境中。结果发现，当原属于高地位团体且再被接受可能性大于 50% 时，个人留在原团体的意愿显著高于其他被排斥情境。而当面对排斥时，所有受试者都采取较多的有效策略，只有当再被接受可能性为 20% 时，个体使用有效策略的次数稍微低于其他情境。另外，大部分的受试者也都愿意努力进行改善，除了原属团体地位较低且再被接受概率只有 20% 时，此时个体努力及改变自己的意愿最低。换言之，大部分情况下受试者还是希望能继续与团体维持关系。[1]

当照顾者及其家庭所处的社会阶层和社会地位较高时，并且被接受的可能性较大时，照顾者改变排斥关系的意愿最大，改变的行动也最有可能成功。当照顾者及其家庭所处的社会阶层和社会地位极低，且被接受的可能性也极低时，照顾者改变的意愿最低，改变的行动也最不可能成功。即大部分情况下，照顾者还是希望改变排斥关系的。正如社工所言，照顾者会"审时度势"，根据自我所处的具体情境决定改变排斥的行动意愿和行动方式。

回到笔者所做的调研中，以 ZG－3 为例，照顾者在国家事业单位工作（GZ 市园林局），不仅收入较一般照顾者高，而且社会地位也较高，单位在工作之余会组织旅游、聚餐等活动，因而同事关系较融洽，照顾者

---

[1] 高立宇：《华人社会排斥现象之探讨：情境因素与个人因素对反应策略的影响》，硕士学位论文，台湾中原大学心理研究所，2009 年。

被接受的可能性较大。因此，当照顾者面对来自邻居、亲友的排斥时，单位同事反而给照顾者提供了有力支持，家人第一次发病时正是在同事的陪伴和协助之下才得以送进精神病院。在 ZG - 3 的叙述中，经常提到单位同事对她和家中病人的支持，有借钱、将过时的二手衣物送给她生病的弟弟穿等物质支持，也有倾听她的诉说提供精神支持。这样的支持从侧面也说明了照顾者改变排斥关系努力的成功。

　　（单位的同事会帮你吗？）在单位给我帮助的人都不少。（他们会给你哪些帮助？）有一次我弟弟发病，我正在单位上班，邻居打电话通知我让我赶快送他去医院，当时单位同事就在旁边，因为以前也和她聊过我家里的事情，所以她也知道我弟弟的情况，当时她立刻就陪我一起回家，然后一起送我弟弟去医院。在医院里我守着我弟弟，她就跑上跑下帮我找医生，做检查，办入院手续，忙完之后还安慰我，让我放宽心。这件事情我现在都记得很清楚，真是很感谢她。（还有吗？）看我干活辛苦的时候，就叫我坐下来喝茶歇一下。（生活上的呢？）有些人会给一些他们不要的衣服，还是挺新的，就叫我拿回去给我弟弟穿。有些人也会给几十块叫我买点东西给他吃啊。好心人肯定也有的，好多人。我也很感谢他们。真的。人世间……（除了同事以外，还有没有其他的群体，比如说同学、朋友等？）有。（多不多？）还可以，呵呵，在我不开心的时候，电话就会响个不停。（是怎样的情况呢？）呵呵，不管是男的还是女的，都很好，在单位很多大哥都帮我出主意，真的。有个同事的肝长了个肿瘤，突然爆了，又没钱。但是这样的情况下，我也是第一个发动大家去捐钱的，然后大家看见这样，也去捐钱了。（那你在单位的号召能力还是很强的啊！）我觉得，人啊，其他人帮助过自己，自己也要去帮助人，这些都是相辅相成的。所以我女儿在亚运会的时候，说想去做志愿者，我就同意了。（ZG - 3）

　　再以 ZG - 9 为例，照顾者从 GZ 市一家知名的国有企业提前退休，全职照顾家中生病的女儿，本人收入有保障，文化程度较高，丈夫是司机，收入中等，整个家庭的经济状况、社会地位较好，因而照顾者在单位和社

区都能交到一群朋友，当自己面对照顾压力和社会排斥时，会选择与朋友
聊天、唱 K 等方式来疏解。

> 我把她安置好，我自己就出去跟朋友喝一下咖啡、红酒，坐着聊
> 一下。我这个人很喜欢跟人家用语言沟通，有时候一些事情自己想不
> 通的，自己开心不开心的都跟别人分享，就不用困着自己。别人即便
> 不能帮你解决，也可以是很好的聆听者。说出来会让自己舒服一点，
> 整天憋在心里很容易自闭、抑郁。所以我自己就这样自我释放，有空
> 就去唱 K，时间不会很长，即便长也不会过夜。(ZG - 9)

（二）个人因素

1. 保护性价值观

心理学家发现，几乎所有人的价值体系中都存在一些绝对不能与其他
价值进行交换的价值。如环保主义者认为，无论经济利益有多大，都不可
以损害自然环境和历史文物。这种拒绝与其他任何价值相交换、无论在何
种情况下都会坚持的观念称为保护性价值观（Protected Values，PV）。[1]
无论破坏它会带来多大的利益，或坚持它会带来多大的牺牲，它都会坚
守，比如对革命的信念。

在对照顾者的调研中，笔者发现所有照顾者都认为照顾生病的家人是
自己应尽的责任和义务，是道德价值的体现。但照顾者们对该价值重要性
的认识并不一致，父母通常认为父子（女）关系、母子（女）关系是不
可选择、不可替代、不可交换的，对照顾子女价值的理解完全满足上述
PV 的 6 个特征。而身为夫妻、子女和兄弟姐妹的照顾者也认为照顾家人
重要，但在是否将其视为保护性价值上表现出个体差异。当照顾病人与其
他重要价值（如核心家庭关系和谐、工作有成就有前途、个人自由快乐
等）有冲突时，照顾者往往会选择他认为更加重要的价值而减少甚至放
弃照顾。

---

① Baron J., Spranca M., Protected Values, *Organizational Behavior and Human Decision Processes*, 1997, 70: 1 - 16.

（你觉得照顾你妈妈在你整个生活中，你的生活由很多部分组成，比如工作、社交、娱乐等方方面面。如果用一个百分比来形容照顾你妈妈的百分比，大概占到百分之多少？）百分之十。工作的时候想其他比较多，比如朋友或者其他。（你对今后的生活有什么期望？）可以没有那么多麻烦事就够了。只要过得快乐就可以了。（还有别的吗？）快乐、平等，还有自由吧。我觉得这些看起来好像都很简单，但是其实要过普普通通的日子也是很不容易的。要求越多麻烦的事就越多，想得越多就觉得越纠结。追求越高，想的就更多，经常有些事牵挂着，所以要快乐也很不容易。平等和自由也不是人人都能够得到的。所以我觉得我的期望也不算很简单。但是我希望日后的生活能少点麻烦就好了。（ZG-4）

在 ZG-4 看来，照顾有病的母亲只占到其生活的 10%，并不成为其生活的主旋律，反而快乐、平等、自由等是他最看重的价值和追求的目标。因此，ZG-4 对母亲的照顾带有一定程度的"放任"和"不顾"，对外不主动寻找名医和专家治疗疾病，对内不固守家庭守住母亲，不包办家务，反而将更多的时间放在工作、继续教育、交友、娱乐等与快乐、自由的价值观紧密相连的领域，这种"放任式"的照顾方式既是 ZG-4 价值观的体现，也让他与社会结构间建立了相对紧密和正向的联系。而 ZG-6 个案的情形与 ZG-4 刚好相反。

（为什么一直坚持照顾阿莹？）很多人都劝我，和我说，你这辈子带着这个女儿，就不要指望可以找到老婆了，以后你自己一个人过下去。我就觉得无所谓，老了以后就去老人院。不过阿莹需要我照顾的话，我还是会带着她。所以现在我虽然残废了，我还是照顾她。如果是当初的话，听了他们说，让李莹走的话……李莹试过几次离家出走了，几夜没回来，我去找她，她就站在树底下、缩在天桥下。有一次我找到她，她哭了，说"我们这些精神病人被人看不起，又嫌弃我们"。那时候她还小，才十四五岁。那次她不知道是怎么回事，弄得她爷爷生气，她爷爷说了她几句，她就跑出去了，几天不回来。我问她饿了怎么办，她说就去垃圾桶捡东西吃，或者在小吃店里看人家有吃剩的东西，她就拿来吃。晚上就睡天桥睡马路边，一个女孩子这样很危险的嘛。所以我无论如何都要把她找回。那几天过后，我连工作都没有了。别人说你连续几天不来上班，经常请假……所以我就说精神病人对工作和家庭影响很大。（ZG－6）

在与笔者交谈的过程中，ZG－6反复强调无论面临怎样的困难，他都会坚持继续照顾有病的女儿，因为"她始终是我女儿，我的亲骨肉"。正是因为他将照顾亲人视为一种保护性价值——不能用其他任何价值进行交换，所以无论是女儿发病，还是父母生病在床，他都一并承担所有的照顾责任，即使"家破人亡、妻离子散"，失去工作、失去朋友。这种"牺牲型"、"奉献型"照顾方式由于过于强调照顾者的照顾责任和家庭角色，不能协调好家庭照顾与自我发展、家庭角色与社会角色之间的关系，因而更容易让照顾者的社会关系恶化，形成照顾者与社会结构之间的排斥性关系。

2. 自我效能感

自我效能感是指个体能成功执行特定情境要求的行为的信念。它影响着人们设立目标和为实现目标愿意冒的风险。人们感知的自我效能感越强，设立的目标越高，实现目标的毅力越强；反之，自我效能感越低，人们越可能形成回避倾向，面对逆境时也越容易焦虑、抑郁，免疫系统越容易受到损害。那么，照顾者群体的自我效能感有何特点？如何形成？又如何影响到照顾者对社会排斥的反思呢？

首先，照顾者的自我效能感普遍偏低。如当笔者询问照顾者"是否有信心找到工作"、"是否自信能克服困难"等问题时，他们的回答往往是"不确定"、"走一步算一步"、"不知道"。低自我效能感的形成受下述四种因素影响。

（1）排斥体验

班杜拉认为，直接经验（如个人的亲身体验）对自我效能感影响力度最大。[①] 成功的经验可提高自我效能感，失败的经验会降低自我效能感，多次成功与失败会使人建立起高或低的稳固的自我效能，自我效能感

---

① 高建江：《班杜拉论自我效能的形成与发展》，《心理科学》1992年第6期。

一旦形成将具有惯性，不会因一时的挫折而降低，也不因一时的成功而提高。照顾者的人生体验，特别是多次遭遇的受排斥体验降低了照顾者的自我效能感，使其建立了相对稳定的低自我效能。

（2）替代经验

替代经验是指通过观察或想象他人的行为而获得的间接经验。个体的许多效能信息都是从替代性经验中获得的，一个孩子看到另一个孩子能独立行走，会认为自己也能完成同样的操作，增强自我效能感。反之，目睹另一个孩子走路摔跤，会降低其自我效能感，觉得自己也可能失败。照顾者群体困围于家庭空间（见第四章第三节"空间生产"），与外界、与社会接触机会少，因此相对于直接体验，间接经验更为重要，对自我效能感的影响更大。

照顾者在以下两个方面的间接经验降低了他们的自我效能感：其一是社会比较落差，通过比较个人标准与社会标准而进行，即"别人都可以我也行，别人都不行，我也不行"。在照顾者的生活世界里，他们很难看到成功的榜样，反而看到的是媒体对精神病的暴力违法者的话语描述，听到的是邻居亲友对精神病人及其家属的恐惧、厌恶（见第四章第二节"话语生产"），这种社会比较的落差让个体对自己越来越没有信心，期望越来越低；其二是有效信息欠缺，即由示范行为所传递的信息将提供学习者解决问题的需求和策略，从而对自我效能的形成产生影响。很多照顾者坦言，独自面对反复发病的病人，很希望知道别的病人康复没有？别的照顾者是怎样做的？别的家庭是怎样的？因此，有的照顾者会在带病人去医院看病时认识有相同经验的其他照顾者，取得联系后互相交流吸取一些对自己有用的经验：如哪个医生对哪种类型的疾病更擅长？哪种药的效果好？病人不肯吃药怎么办？等等。

家属们太渴望看到成功的案例了，周围的医生也好、护士也好、病人也好，都在说得了精神分裂就是宣判死刑，必须终身吃药，不能工作，不能结婚，不能生孩子，和废人差不多，没有任何希望。（SG-7）

（3）情绪影响

情绪状态也是影响自我效能的重要因素之一。中等强度、平和的情绪有助于自我效能的形成，过度强烈的情绪会削弱自我效能的功效发挥。人们在悲哀、抑郁或过度焦虑时，自我效能感不如在情绪好时那样高。照顾者群体长期照顾精神残疾人，心理压力大，烦躁、焦虑和抑郁是常见的心理问题（见第二章第三节"照顾者压力和需求"），受这些负面情绪影响，自我效能感难免处在较低水平，认为自己"不能应付""难以解决"。

另外，较低的自我效能感一旦形成就具有稳定性和惯性，即使环境发生了变化，短期内个人的自我效能感也难以相应改变。自我效能感在三个方面影响着照顾者的反思：①影响照顾者的行为取向。人们做什么或不做什么，受制于个体的效能判断。某一领域的自我效能感越强，行为成功的可能性越大，人们越容易选择该领域的活动，反之人们会避开那些活动任务。照顾者在经济、政治、文化认知、社会交往中的自我效能感低，感知到工作单位（同事）、社区（邻里）、社会（亲朋好友）对自己的逃避和排斥，因此他们往往选择避开社会交往，主动从社交领域中脱离（见第三章"照顾者的社会排斥分析"）。②影响照顾者行为的努力程度。自我效能感高的个体，愿意在任务完成中花费更多时间，付出更多努力，面对挫折与挑战，坚持不放弃。而自我效能感低的照顾者在困难面前，缺乏信心，不愿付出百分之百的努力，还没遇到困难就退缩和放弃。③影响照顾者行为的归因。在调研中，笔者发现，自我效能感低的照顾者对社会排斥的归因往往是消极的，如将其归因于外在的不可控因素（社会、政府、他人、运气、机遇、命），而不是自身能力、努力与否等内在因素。一旦照顾者学会将自己的排斥遭遇归因为个体努力与否就会改变现状，就不会因一时的失利而降低对未来成功的期望，从而产生有效的成就动机，提高自我效能感。

综上所述，照顾者的自我认同与社会排斥会相互强化，这个过程我们称为自我认同与社会排斥的再生产，具体分析如下：对照顾者身份的认同是家属照顾者自我认同的核心，但是，有自我认同并不必然再生产社会排斥，社会排斥的再生产是在自我对这种负性关系的反思中形成的。合理化、有错化、认命的心理反思机制再生产社会排斥，而升华的心理反思机制消解了社会排斥。影响照顾者反思的主要因素既有情境因素（照顾者所处的社会阶层和社会地位)，也有个人因素（照顾者的价值观及自我效能感)。照顾者将对照顾责任和精神病污名的认知卷入照顾实践中，通过合理化、有错化、认命等反思方式将照顾病人由个体的行为选择上升为社会性和文化性的照顾行为，并通过对照顾责任的认同实现自我认同，从而实现了社会排斥的承继和再生产。

第 六 章

结论与讨论

第一节　两种社会排斥

一　照顾者社会排斥的独特属性

与贫困、被剥夺、边缘化相比较，社会排斥具有六个关键属性：多向度性、动态性、关系性、相对性、累积性、约束性、能动性，这些特性使社会排斥成为分析社会不平等问题有力的概念工具。多向度性指社会排斥的内容具有多个向度（包括经济排斥、政治排斥、社会关系排斥、文化排斥等）；动态性指社会排斥不仅是一种状态、后果，更演绎动态过程，即谁（施动者和推动者）通过怎样的机制和过程将个人、群体排斥出一定社会领域；关系性，相对于过往贫困研究主要从分配角度考察个人和群体在可支配资源的缺乏，将个人和群体视为孤立的研究对象，社会排斥概念则把重点转向社会关系，关注社会纽带和社会关系的变化；相对性是指任何用以测量社会排斥的标准都必须参考其他指标或其他人的活动，当一些个体和群体没有获得在他们生活的社会中被认为是正常的、习俗性的或者预期的资源、机会、禀赋和权力时，才会产生社会排斥；累积性是指在某一层面遭受的社会排斥会导致其他层面的社会排斥。往往一些弱势导致一些排斥，而这些排斥反过来导致更多的弱势和更多的社会排斥，各维度的排斥效果会相互加强，结果形成了永久的多重弱势；约束性指社会排斥特别关注是哪些个体难以控制的因素使弱势群体与主要的社会及就业环境脱离，"难以控制的因素"主要是结构性因素和社会机制；能动性意味着人们可能自主从主流社会中隐藏起来，这在底层社会与上层社会都会出现，对于底层社会成员来说，排斥并不只是社会力量对被动人群施加作用的结果，在有些情况下，排斥和主动撤出是个体的自我选择。

在以上六大属性分析的基础上，以第三章"照顾者的社会排斥分析"为基础，照顾者的社会排斥还具有以下三个方面的独特属性。

(一) 连带性 (又称群体性、派生性)

连带是互相关联、牵连的意思。连带性是指某种事物具有牵连、关联其他事物的特性。中国文化中连带性的思想非常浓厚，没有人可以独善其身，因此罪犯"一人受罚，株连九族"，"子不教，父之过"，子女犯罪，没有教养，是父母没有教育好的过失，有的责任和义务甚至上升到法律层面予以规范，如"连带责任"和"无限连带责任"等规定。

社会排斥的连带效应有两个层面：既有纵向的以时间为轴所产生的连带效应，也有横向的以空间为轴所产生的连带效应。前者如对贫困家庭的研究，贫困不仅发生在父母身上，更连带影响到下一代的孩子。对于一个遭遇社会排斥、社会资本、经济资本、文化资本都匮乏的贫困家庭而言，整个家庭向上流动的资本严重缺乏，从而其后代向上流动的可能性也大大低于正常家庭后代。这种贫困在代际间的生产和再生产使穷人家庭的贫困代际传承，贫困的生活方式和文化相应代际传承。后者以空间 (或群体) 为轴所产生的连带排斥，这个空间范畴可大可小，小的如家庭、群体，大的如社区、社会。一个典型的例子是在西方金融机构根据居住地来确定顾客的信用等级，社会排斥通过社区来体现而不是个体来体现。因而社会排斥这个概念是个体群特征而不是个体特征。

> 他们也还是不想人家知道他们的侄女、姨甥女有这种病。像我弟弟的女儿，她那些同学都说你的堂姐是傻的，痴线的。还有我妹妹的女儿也被说过，说你表姐是傻的。他们也觉得没有面子。(连学生、小孩子都会笑话吗?) 那时候，他们都是同一个学校的。他们都不敢找她玩。(ZG-6)

> 精神病人怎么也会有些亲戚关系，有些叫你阿姨、有些叫你阿姑，对同辈和下一辈都有影响。像我的女儿在学校都被人笑。老一辈就说你的孙子侄孙是傻的，晚一辈的就说你阿爸你舅舅是傻的。所以不但我和她爸爸不出门，连我女儿也不愿意和外人接触，她自己也很痛苦。(ZG-7)

照顾者的社会排斥是一种非常典型的连带排斥，与此类似的还有艾滋孤儿的社会排斥，对艾滋病患者的社会排斥不仅关系患者自身，还连带影响了他们身边最亲密的家人——子女。类似的还有对精神病患者的社会排斥研究也证明病人的家属通常会隐瞒疾病信息，甚至连医学院的学生和实习生也尽量避免选择精神科或其他心理健康领域，这些都显示出社会排斥的连带性和派生性特点。

（二）双向性

社会排斥是社会结构与个人共同建构的过程。一方面，社会结构排斥个人，主要体现在传统文化观念、社会制度、社会环境等结构性因素对个人的排斥，个人是排斥的被动接受者；另一方面，个人也排斥社会结构，个人在与社会互动过程中的经历和消极体验使其主动与主流社会脱离，个人是排斥的主动构建者。因此从某种意义上说，双向排斥是一个主动排斥和被动排斥同步进行的过程。

人们退出劳动力市场，可能是自我隔离或自我排斥，也可能是雇主或政府的行动而被排斥在工作之外，这两种都是社会排斥，但有所不同。前者是主体不认同主流社会而采取的对主流社会的主动逃离，是主动排斥，后者是主体违背自身意愿、由于外在结构性因素或自身先赋原因而不得不被边缘化的状态，称为被动排斥。主动排斥和被动排斥在照顾者的研究中都不同程度地存在。

照顾者与社会结构间的纽带断裂是一个双向排斥过程。一方面，照顾者因为照顾自动与社会脱节；另一方面，社会对精神病人的不接纳和歧视将他们推向社会的边缘。照顾者越是能够从其他家庭成员和社区中获得归属感和认同感，越有可能回归社会；反之，照顾者与家庭其他成员和社区的关系越疏远和隔膜，他们就越封闭，越被社会排斥。社会对照顾者缺乏生存和生活上的援助（客观支持）以及情感上的关怀（主观支持），极端的情形甚至变支持为挤压、迫害，这些形成了照顾者与社会互动过程中的消极体验（无助、不信任、污名等），使其拒绝与他人、与社会合作（较低的支持利用度），导致照顾者社会归属感和社会认同感的缺失。

（三）隐藏性

显性排斥指通过明确的制度、政策、法律或习俗的规定，将一部分人排除于享受正常的社会权利之外，如城乡居民的不同国民待遇、种族歧视政策等。隐性社会排斥是指在一些看似平等的游戏规则之下，由于文化、偏见、习惯或规则执行过程中的原因而造成的实际不公正。如女性劳动者求职，在男女平等的表面下，她们往往会遭到以能力问题为借口的拒绝。

> 还有一些排斥。之前奶奶生日、过年之类的我都有带她去吃饭，但后来带她去，看到旁人都不怎么高兴，后来我就直接不带了。他们也没怎么问？只是说吃完了走的时候，奶奶说不如顺便把这些也带回去吃吧？我说好啊。（你感觉他们在排斥你妈，那么你觉得你作为你妈的儿子、照顾者，你觉得他们有没有用异样的眼光、不同寻常的方式看你？）排斥我？有倒是有，表面上不说，但眼神可以看得出。（谁的眼神？）邻居、走到街上以前认识的人，不是朋友，认识我妈的人，很明显的，走过就算了，不怎么打招呼的。（怎样的眼神？）那种好像不想和你有什么关系，和你打招呼，怕惹上麻烦之类的，总之很怪异。（你感受到别人很怪异的眼神，你当时的感受？）既然你不想看到我，我也没必要让你看到我，没必要跟你打招呼。（ZG-4）

在照顾者提及的诸多排斥体验中，大量排斥现象都属于上例中提到的不明显的、隐性的排斥，看似平等，并无明确的制度或规范要求区别对待，实则有双重标准、双重游戏规则。以求职为例，一重标准在明，所有人一视同仁，都有入职机会；另一重标准在暗，以性别、年龄、家庭状况等与职业能力无关的标准筛选，而这些标准既与职业能力无关，却又被掩盖在能力不足的幌子之下，体现的是整个社会对有家庭照顾负担的照顾者的歧视和排斥。

二 照顾者社会排斥与残疾人社会排斥

照顾者社会排斥不仅具有一般社会排斥的动态性、关系性、相对性、累积性、多向度等属性，还具有连带性、双向性和隐藏性等不同一般人群社会排斥的独特属性。但这样的属性（或者说特征、特点）分析始终停留在对社会排斥现象的表层分析，而没有深入社会排斥的形成机制和生产过程的分析。那么，更进一步地，通过第四章和第五章对照顾者社会排斥生产过程和再生产过程的解析，揭示出照顾者的社会排斥与精神残疾人（或者残疾人）的社会排斥有何本质性的区别呢？这种本质性区别是否能形成对社会排斥经验研究的补充和完善，进而实现对社会排斥理论的推进和提升呢？笔者认为从本质上看，照顾者社会排斥与残疾人社会排斥的区别如下。

1. 排斥场域

相对于正常人，残疾人的社会排斥主要产生于市场领域、生产过程中的不平等，而照顾者的社会排斥不仅产生于市场领域和生产过程，更是家庭场域和再生产过程中的不平等。照顾者的从属地位不仅体现在家庭中或不仅体现在市场体系中，由于家庭和市场不是分离而是相互作用的，因此照顾者的社会排斥同时是生产领域和再生产领域的不平等，两者强化了对照顾者的社会排斥。

2. 排斥起因

残疾人的社会排斥起源于残疾人的身份特征，如精神残疾人患有精神疾病，而精神病是一种不可预测风险、外表怪异、有性格缺陷、令人恐惧的疾病，因此只要具有该类身份特征的主体都会与社会结构形成排斥性关系，无一例外，具有必然性。但照顾者的社会排斥则是并不基于照顾者这种特殊的身份，而是基于照顾行为所带来的道德谴责、能力怀疑、利益考虑（见第四章"照顾者社会排斥的生产"）。因此照顾者社会排斥起因于他与残疾人的关系，经由制度、话语、空间等机制将污名扩展到他自身乃至整个家庭。

3. 排斥形式

对残疾人的社会排斥从形式上看往往是直接的、明显的。如路人对外表怪异、言语乖张的精神残疾人唯恐避之而不及，走路绕行、眼神鄙视、表情厌恶，言语上还会斥之为"疯子"、"神经病"、"打人骂人的怪物"；再如企业对没有肢体、视力残疾人予以解聘或招聘时直接否定，这些排斥形式非常显眼，没有任何遮掩，也反映了将残疾人视为废人、家庭和社会累赘价值观的普遍性和广泛性。

相对于残疾人，照顾者是健康人士，而他与残疾人间的照顾和被照顾关系并非不言自明，因此照顾者的社会排斥开始时大都不明显，多一些掩饰，如邻居们往往会对照顾者和家人侧目而视，而对残疾人则指手画脚。

值得注意的是，排斥形式并非一成不变，随着照顾时间延长，照顾者有被标签为"类精神病"的风险，排斥会变得越来越明显。如有的长期照顾者由于照顾压力过大会产生烦躁、焦虑和抑郁等心理问题（见第二章第三节"照顾者压力和需求"），这类心理问题极易产生"我和你待久了，我也快成精神病了"的自我暗示；还有的照顾者长期在他人暗示"精神病是遗传病"的影响下，开始反思自我及其价值，越来越不愿接触邻里、社区和社会，自我暗示和他人暗示让照顾者越来越向残疾人靠近，一方面排斥由被动走向主动，另一方面排斥也变得越来越明显。

4. 排斥感受

（1）主观感受到的排斥和客观存在的排斥

当客观上该情境中不存在排斥时，但主体赋予该情境以受到排斥的理解，那么主体的行动和行动结果将受所赋予意义的影响，正如托马斯的自我实现预言"当人们把情境当做真实的，那么其结果将成为真实的"[①] 所预示的，当足够多的存款人相信关于银行破产的谣言时，即使银行的资金周转并没有太大的问题，仍将导致银行的破产，因此金融机构的稳定依赖于如下情境界定"人们相信他们所依靠的经济许诺的相关制度的有效性"[②]，一旦存款人对情境有了另外的界定，一旦他们对这些许诺实现的可能性发生疑问，这一非正式的定义结果就足以成为真实的（见表6-1）。

表6-1　　　　　　　　　　　主观排斥和客观排斥

	主观界定"排斥"	主观界定"不排斥"
客观情境"排斥"	1 真实的社会排斥	3 虚假的社会接纳
客观情境"不排斥"	2 虚假的社会排斥	4 真实的社会接纳

表6-1中，2和3在社会结构和行动者的互动中最终都会演变成为1。在2的状态中，受到自我实现预言的作用，即使客观情境不排斥，一

---

① [美]墨顿：《林聚任等以社会研究与社会政策》，林聚任等译，生活·读书·新知三联书店2001年版，第285—286页。

② 同上书，第286—287页。

且该情境被行动者理解为受到了排斥，这种情境界定会影响到行动者对行动意义的理解，进而影响到行动本身。行动者会认为，既然自己已经被他人所排斥，那么就不要再自取其辱了，他可能会选择主动与主流社会脱离。而由于社会排斥的双向性，行动者越是拒绝与中心的社会结构互动，那么其在社会结构中的位置越容易边缘化。在3的状态中，虽然该情境中的行动者主观上感受不到客观存在的社会排斥，但由于社会结构与行动者的互动是连续不断发生的，即客观情境的"排斥"会连续不断地与行动者主观认定的"不排斥"发生碰撞和冲突，比如照顾者和有精神病的儿子参加了一次愉快的社区活动，但这并不表示每一次社区活动都能带给照顾者愉快的体验，反而如果十次社区活动中即使只有一次让照顾者感受到了排斥，那么这一次体验会打破行动者原有的主观认定的不排斥和客观情境的排斥的平衡，为了缓解这种冲突和紧张，行动者最终会改变对客观情境的主观理解，使主观理解和客观情境二者之间保持一致。因此只要主观或客观任意一方存在着真实的社会排斥，通过自我实现预言和心理平衡机制的作用，最终主观和客观会走向统一，达到主客一致的社会排斥结果。

（2）单一排斥感和双重排斥感

从主观感受的角度来分析残疾人和照顾者社会排斥的差异有重要意义。笔者在对照顾者的调查和服务中发现，照顾者主观上感受到的社会排斥层次非常复杂，既有"与别人相比我的生活很困难"、"我觉得在这里低人一等"这类直接指向自己的排斥感受，更有自己感受到的旁人对所照顾残疾人的排斥，而长期照顾经历所缔结的情感纽带让照顾者对后一种情境更敏感，感受更强烈，这种"伤在你身，痛在我心"的经历让照顾者体验到了双重排斥感——指向自己的和指向残疾人的。

> 这里的人都很冷血的。就是那一次2月份的，在大南路的医院那里，我是抱着他的，他本来就很重，然后就抱着一直走，当然走得很急的，然后抱着的样子就又不是很好看了，然后就是有一个女孩就在那边谈恋爱的，样子也是古灵精怪的，他们就看了过来，那个女生就跳了起来喊了出来，走开一边去了，我就跟她讲"我们是不是丢你脸了，信不信我真的打你"，后来那个男的就想追上来打我，我就站在那里，你歧视我，我忍了，我不与你计较，但你歧视我的孩子，当

他怪人一样，我抱着他，我是他的爸爸，我怎么能忍受?!（ZG－27）

我知道我们一家人都被别人瞧不起，瞧不起我没关系，我一把年纪了，还有几年可以过活，但瞧不起我的孩子，给她吃垃圾，在大街上追着打她骂她，连小孩都不拿她当人看（停顿），我宁可这些都由自己承担，不愿让她吃这样的苦，受这样的罪，所以再苦再难只要我能挺过去……（ZG－6）

双重排斥感的研究结论让我们对残疾人社会排斥与照顾者社会排斥的本质性差别有了新的认识。对残疾人排斥的感同身受与对自身排斥的叠加让照顾者陷入了双重困境。对第一重困境，指向自己的排斥感，照顾者可以通过行动获得一定程度缓解乃至解决，如与其他照顾者的交往让自己有同行者的陪伴和支持，又如转变人生态度和价值观让自己有学习、成长等正面的感受，这一重困境相对容易克服。对第二重困境，指向残疾人的排斥感由于精神残疾的无法改变而不得不长期存在，并且伴随着照顾关系的持续，照顾者和残疾人在生活、情感上的共同依赖让这一重困境变得越来越难以克服。从经验资料中可以看到，由于照顾者对残疾人社会排斥的感同身受，这让他们产生出更强烈的"被需要感"，因为除了他们，没有一个人不排斥精神残疾人，没有一个人愿意照顾精神残疾人，这种"被需要感"让照顾者把残疾人的健康、残疾人的需要、残疾人的利益置于自己之上，由此他们与自己的需要、愿望和自我感受失去了联系，他们持续地帮助和照顾那个有需要的精神残疾人，这使精神残疾人更加依赖照顾者提供的需要满足，由此陷入了恶性循环的怪圈——越需要越满足，越满足越需要，照顾者也在这种不健康的照顾关系中掉入了不相信、不触碰、不改变的陷阱，进而产生了更低的自我评价和更差的社会关系。如何减少和降低照顾者的双重排斥感，是一个值得进一步讨论的研究领域。

第二节　社会排斥的生产和再生产

一　生产与再生产的历史演变

在前资本主义社会，经济制度扮演从属的角色，只作为维持生活需求的满足而存在，因此在当时的社会，生产从属于再生产，生产劳动与再生产劳动很难分辨何处开始是生产，何处开始是再生产，人类活动的总体是一种生产与再生产的复合体。

从前资本主义社会过渡到商品化社会，工业资本主义的出现将劳动力、土地、货币都商品化，生产不再从属于再生产，生产的目的不是为了生活的维持，而是为了寻求更大利润。工业资本主义将"生活"从"生产"中剔除，将"再生产"的部分私化和家庭化，将市场的功能扩大化，忽略了再生产和生产之于人类存在和延续的整体性和不可分割性。当今社会受到这种以生产为核心的思想影响，造成有市场价值者才受到重视，而完全忽略对再生产劳动者的贡献。照顾者在这套工业资本主义逻辑下，不被视为劳动者，其付出努力从事的再生产劳动便不被看见。

生产与再生产主要的分析场域在市场。个体及社会在市场上通过生产、分配、交换、消费等活动来维持生存与运作，且存续也必须依赖生产反复或更新，这种不断反复或更新的生产过程叫再生产。资本社会中的再生产除了产品本身生产、分配、交换、消费的再生产之外，也包括资本家和劳工之间生产关系的再生产。资本家从市场取得生产手段与劳动力后，与生产过程结合，产生利润，使资本可以扩大再生产。而劳工从资本家手中获得薪资以维生，并由此生产出更多的劳动力，即"劳动力再生产"，通过劳动力再生产的过程，劳工得以再次贩卖自己的劳动力，参与下次的生产过程。由此劳工和资本家的关系得以维系和延续。因此，劳资关系的再生产与资本的扩大再生产、劳动力再生产是同一过程的不同面向。

二　生产与再生产的区别

一是从数量看，再生产是生产的累积，再生产是不断更新和重复的生产，如机器用久了会磨损报废，所以需要不断生产新机器，衣服穿旧了会破，因此需要年年织布纺衣，每一次的生产都是上一次生产的更新和重复。不孤立地看一次生产过程，而从经常的、反复的发展过程来看就是再生产。

二是从时空看，再生产是生产的延续。生产在先，再生产其后，生产和再生产发生于前后延续的时空层面。再生产使特定的价值得以传递，既定的规范和结构得以延续，最终社会得以按部就班地维持，从而现存的社会结构和权力关系被保持下来，即被再生产出来。

三是从性质看，再生产不是生产的机械式的、一成不变的简单重复，而是既有冲突又有矛盾的权力争夺和关系重塑的过程。

四是从形成逻辑看，以社会排斥为例，排斥性关系生产的逻辑有制度、话语和空间，再生产的逻辑则是实践及其反思。社会排斥通过在经济、文化认知、政治和社会关系等向度的日常互动卷入照顾实践中，从而再生产出排斥性关系。

三　社会排斥的生产与再生产

社会排斥是一种关系形态，它反映的是个人与社会的关系。个人与社会的关系是社会学研究的元问题。个人与社会关系的探讨始于涂尔干，他提出的有机团结和机械团结是个人与社会关系的两种典型形态。一方面，社会是一个大的系统，根据各个子系统的功能不同可以划分为经济系统、政治系统、文化系统、社会（共同体）系统，因此个人与社会的排斥性关系就产生了四个向度——经济排斥、政治排斥、社会关系排斥、文化排斥；另一方面，由各个子系统组成的社会是一个有机整体，在各个向度上展现出来的个人与社会的关系相应的也是一个有机整体，因此经济排斥、政治排斥、社会关系排斥、文化排斥也是一个有机整体，它们之间不是分割的，而是相互作用、相互强化、循环作用和循环生产，这就是社会排斥向度的再生产。

个人与社会何以发生关联？个人与社会的排斥性关系如何生产和形成？在第四章中，笔者分析了三种将个人和社会链接起来的中介机制——制度、话语、空间。在制度生产部分，首先，制度指的是一套以文字或非文字形式存在的、在社会中实际运行并被使用、规范人们行为的各种规则，这些规则通过显性和隐性两种方式生产社会排斥，显性排斥机制有制度匮乏、制度不完善，而隐性排斥机制有制度封闭、制度变通和制度间相互强化，缺失和不完善的国家制度和市场制度通过封闭、变通、相互强化的方式加剧其从与家庭照顾者有关的资源和福利中撤离——国家与市场的双重撤退，由此塑造了照顾者与国家、与市场、与社会的排斥性关系（见第四章第一节"制度生产"）。在话语生产部分，指向精神病的传统话语（行为不检者）、当代媒体话语（暴力违法者）、日常生活话语（可怜低能危险不可预期），这三种话语类型表征了传统、当代媒体、公众对精神残疾人及其照顾者的话语权力，这样的话语权力从两个方面生产出社会排斥：一方面，话语权力使媒体和公众囿于此种类型的表达，从而实现精神病的话语垄断，通过照顾者的话语控制、话语隐瞒、话语转化策略，此种话语垄断被强化和复制。另一方面，这类话语表达也将照顾者们链接起来，将照顾者与他人区别开来，话语关系被置换为人与人的关系、照顾者与社会的排斥性关系，由此社会排斥被生产出来。在空间生产部分，家庭空间成为治疗、禁闭病人和照顾者的空间，医院高昂的治疗费用、保护性约束、对病人的二次伤害加剧了照顾者对医疗空间的主动排斥，邻里关系的高度利益化和照顾者的主动退出使照顾者从社区空间中撤出，这样，照顾者的生活空间在医疗空间、社区空间的推力和家庭空间的拉力作用之下形成，而空间不仅是生活空间、物理空间，更是社会关系、社会支持、社会活动的空间，空间的推与拉产生了照顾者与结构之间的推与拉，形成照顾者排斥性的社会关系。

正如布迪厄在对资产阶级家族再生产策略的研究中所揭示的那样，四种再生产策略——婚姻策略、繁衍策略、教育策略、遗产策略——分别推动了经济资本的再生产，但同时各个策略之间又紧密联系，如内婚制确保群体的整体化"让嫁妆留在家族内"（婚姻策略）、控制群体内部人口自然产生的数量（繁衍策略）、控制有资格进入群体的个人数量（教育策略）、将群体内部自然生产的一部分人排除在群体之外（遗产策略，如将女子送入教会学校使其保持独身，或剥削小儿子的继承权让其献身于教会）[1]，"各种策略之间的这种相互依赖关系往往延续好几代人"[2]，通过上述一整套策略的相互作用推动家族资本和权力的再生产。受此研究思路启发，笔者发现在分析照顾者的排斥性社会关系时，作为中间机制的制度、话语、空间也不是独立发生作用的，它们既是分离的，也是整合的，空间是社会关系的物理表达，话语是社会关系的语言表达，而制度是社会关系的规范表达和整体表达。空间的改造会引致空间外观、地理格局的变化，也会引起空间内人与人之间、人与组织之间社会关系的变动，这样的变动一方面带来社会关系的显性表达——话语的变迁，另一方面局部范围

---

[1] 布迪厄：《国家精英——名牌大学与群体精神》，商务印书馆 2004 年版，第 498 页。

[2] 同上书，第 473 页。

内社会关系的变动会带动全局，牵一发而动全身，进而引发整体性的制度变革。具体而言，首先，空间与话语相互改造，话语冲突（空间排斥）——话语改变（空间融合），新的话语会生产新的空间格局（如媒体对 L 中心报道话语的改变引致居民驱赶 L 中心行动的减少从而使 L 中心获得空间合法性）。其次，空间与制度相互建构，空间再生产与制度再生产的关系可以从两条路径实现：一条路径是以空间为主体提供改变既有社会关系的实践和机遇，制度再生产的过程是一个既有社会关系被改变、新社会规范被建构的过程；另一条路径是空间实践本身就是新制度变革的实践。如果说第一条路径下，制度再生产是空间再生产的意外后果，那么第二条路径下，制度再生产则是空间再生产的应有之义（见第五章第二节"空间再生产与制度建构"）。

在自我与社会排斥的关系上，个体是能动的主体，对其自身与社会的关系具有反思性和能动性。社会排斥再生产的复杂性在于它包含了斗争和反抗，社会排斥是"抵制的再生产"，而传统的再生产理论对结构因素的强调遮蔽了这一差异，因此需要把再生产过程中的行动者，尤其是被支配者的主体性带回研究中。当排斥性社会关系形成后，个体如何判断和认识这种关系，有何种情绪体验，是消极反应还是积极反应，采用何种应对策略，这些反应和应对策略受到哪些因素的影响，进而这些反应和应对策略又如何对排斥性关系产生影响，在上述影响过程中，排斥性关系是被消解还是被再生产出来，上述问题都需要进一步回答和澄清。通过第五章的分析发现：照顾者最重要的自我认同是对照顾者身份的认同（见第五章第三节"照顾者的自我认同"），这样的身份认同在两个方向上再生产出截然相反的社会关系：通过合理化、有错化、认命的心理机制再生产排斥性社会关系，通过升华的心理机制消解排斥性社会关系，照顾者的反思性（或自反性）既受到情境因素（所处的社会阶层和社会地位，被接受的可能性）影响，也受到个人因素（保护性价值观和自我效能感）影响。在情境因素层面，当照顾者及其家庭所处的社会阶层和社会地位较高且被接受的可能性较大时，照顾者改变排斥关系的意愿最大，消解排斥的行动也最有可能成功；而当照顾者及其家庭所处的社会阶层和社会地位较低且被接受的可能性也极低时，照顾者改变的意愿最低，消解排斥的行动也最不可能成功。在个人因素层面，当照顾者将照顾亲人视为不可交换的保护性价值观时，更容易形成排斥性的社会关系，这类照顾者通常是父母（研究发现虽然父亲和母亲在照顾劳动的内容、方式上有不同，但在社会排斥方面并无明显差别），而配偶、子女、兄弟姐妹照顾者在是否将照顾病人视为保护性价值上表现出个体差异，社会排斥方面也因前文提到的情境因素而各有不同。个人因素的另一个重要方面是自我效能感，照顾者在经历了多次受排斥的直接经验、观察（看和听）他人受排斥的间接经验、长期悲哀抑郁焦虑的情绪体验之后，形成了较低的自我效能感，低自我效能感一旦形成具有稳定性和惯性，即使环境发生了变化，短期内个人的自我效能感难以相应改变，从而在行为取向、行为努力程度和行为归因三个方面影响照顾者的反思，带来社会排斥的内化和固化。

第三节   讨论

一   作为再生产性劳动的"照顾"

在前文第二章第二节照顾劳动基本情况部分，笔者对照顾劳动的密集性（内容）、长期性（时间）、持续性（频率）、紧密性（空间）以及主要照顾者模型的分工方式进行了分析，并总结了照顾劳动具有非规模经济效应、溢出效应、爱的劳务三大特点。那么作为一种劳动形式，照顾真的特殊到无法与其他的劳动形式（如企业的生产劳动）对话吗？对此，笔者试图从马克思的生产性劳动和再生产性劳动的理论框架中去寻找答案，对照顾的本质属性和再生产劳动的理论尝试作一些探索和讨论。

（一）照顾的本质：再生产劳动

马克思认为人类社会有两种劳动，一种是生产性劳动，一种是再生产性劳动，两种劳动都是人类社会存在和发展所必需的。但在主流经济学和社会学研究中，再生产劳动，由于缺乏市场价格、没有经济价值被长期忽视。再生产劳动包括照顾、家务劳动、婚姻、生殖、幼儿哺育、儿童的监护等多方面，其中对照顾的研究是再生产劳动理论的重要组成部分。绝大多数商品和服务是在工业模式和市场领域中生产出来的；而照顾、家务劳动、家庭服务的生产则是在家庭方式中完成的。第一种生产劳动产生了阶层和阶级不平等（包括残健之间的不平等），第二种生产劳动则产生了照顾者和非照顾者之间的不平等和排斥性的社会关系。

两种生产劳动之间的差异在于生产关系。工业模式下的劳动者为了得到固定的工资而从事特定的工作和服务，劳方和资方的权利义务通过劳动合约予以确定和规范，从而劳资双方的不平等关系是显性的。而家庭方式下的照顾者无论投入的劳动量还是所得的报酬，都不确定，这种出于爱和责任而付出的无酬劳动，既辛苦又枯燥烦琐。家人从照顾者那里得到的这种关照、服务和劳动，所付出的代价远低于这些服务在市场上所具有的价值。家人以经济上的支持回报照顾者的劳动，劳动合约被披上婚姻、孝道、责任和义务的外衣，掩盖了照顾者和非照顾者之间的不平等关系。

（二）照顾的三重属性

道德属性，照顾劳动被视为爱的付出、情感表达和自然本能，照顾者成为维系家庭成员的情感纽带，由于"爱"和"情感"的价值无法测量和监督，因而不能也无法对照顾劳动进行量化和定价，照顾是无价劳动，照顾者是无酬劳动者，成为家庭和社会的共识。这既赋予了照顾劳动不同于其他生产劳动的丰富的道德意蕴和情感内涵，也掩盖了照顾劳动所凝聚的无差别的人类劳动价值。

经济属性，照顾劳动本质是劳动力再生产，可以直接和间接创造经济价值和经济财富。生产与再生产的概念最早来自马克思的研究，劳工从资本家手中获得薪资以维持自我和家庭的生计，并由此生产出更多的劳动力，即"劳动力再生产"。马克思对劳动力再生产的分析场域主要在市场，即劳动者在市场中通过生产、分配、消费、交换的机制来维持自身的生存、运作和更新。但不可忽视的是，劳动力再生产不仅发生在市场，更离不开家庭，照顾劳动也是劳动力再生产的重要一环。在国家福利普遍供应不足和市场服务过于昂贵的背景下，家庭成员的衣食住行等日常生活服务基本上依靠家庭照顾者的无酬劳动。没有家中照顾者对家内劳动事实上的负担，既无法满足市场所需的实现工业化和现代化的廉价劳动力，也无法弥补国家福利承诺与劳动者客观需要之间的事实差距。

但是照顾劳动与生产劳动的经济属性有所不同，普通商品生产和劳务提供具有规模经济的特点，即生产规模和劳务规模越大，则成本越低，价格越便宜。但照顾劳动具有非规模经济的特点，高质量的有偿照顾服务非常昂贵。

社会属性，正如商品具有社会属性一样，照顾劳动也具有社会属性，即凝结在照顾中的无差别的人类劳动，它反映了人与人之间的关系，是照顾劳动与其他劳动或商品共有的属性。照顾劳动既能满足被照顾者的需要，同时还具有外部效应，让家庭、企业和社会受益。

在企业看来，一方面，20世纪90年代中期以来，我国为了实现快速工业化和现代化，追求经济超速发展而实行"以生产为中心"的发展策略，"企业不能办社会"把与"劳动力再生产"密切相关的职能与企业剥离，企业不再承担"劳动力再生产"这部分成本，企业获得了低成本的劳动力和市场竞争力；另一方面，照顾的外部效应使得对家人照顾的社会回报高于家庭私人回报，因而企业不愿补贴员工对家庭的照顾，因为企业不能得到直接回报，因此企业不会额外补贴那些提供家庭照顾的员工。

在政府看来，政府之所以提供公共产品和公共服务，是因为这部分产品和服务具有很大的外部效应，大到如果个人和家庭不能提供这样的产品和服务，政府就必须干预和提供，如医疗、教育、国防和外交等，而照顾的外部效应显然不如医疗、教育等那么大，譬如我们不能接受一个病人因为看不起病而身亡，也不能接受一个学生因为付不起学费而上不了学，但我们也许可以接受一个残疾人因为无人照顾或照顾不善而生活得不好，因此，外部性的大小通常与一个社会普遍接受的价值观有关联。在价值观层面，一方面仍有不少人持有残疾人是废物、是社会的包袱等偏见，残疾人不能结婚生育以免拖累家人和社会等残健不平等价值观，残疾人（尤其是精神残疾人）所享有的与健全人士同等的正当权益不被社会认可；另一方面，照顾残疾的家人一直都被视为家庭和个人必须独自承担的责任，只能通过夫妻之间的性别分工或上下两代间的代际分工来承担此项职能，即使这"生命中不能承受之重"压垮家庭拖垮个人也别无替代，政府的干预也仅仅被视为对个人和家庭的恩赐和施舍，而非残疾家庭应得的权利和政府应承担的义务。正是以上述价值观为基础，照顾服务从未进入政府必须提供的公共服务范畴，照顾作为劳动的价值被漠视和低估，照顾劳动在生产和再生产过程中被隐身和视而不见。

笔者认为，照顾也是一种劳动形态，与其他劳动形态一样同时具有经济属性（产生经济价值）和社会属性（产生社会价值），但照顾还具有道德属性①。企业不能办社会，国家也无提供照顾福利的职能，使"照顾责任家庭化、家庭责任女性化"成为当前残疾人照顾不争的事实，家庭（特别是妇女）无酬承担绝大部分的照顾和再生产职责，照顾日益成为家庭和照顾者个人需要克服的困难。更令人扼腕的是在学术研究的视野里，政治学、经济学、社会学等的研究传统一直以来将国家、市场等视为公共领域而赋予重要性，而对家庭、情感等私人领域轻视乃至视而不见。公私领域的分离形成了传统社会学关于社会、家庭、劳动分工的意识形态，也界定了学术研究中孰重孰轻的排序。国家、市场、阶级和阶层成为研究的显学产出了大量成果，而家庭、照顾者、儿童和老人照顾等议题不被重视和研究，而此种不重视、无产出反过来进一步加剧了照顾者和照顾劳动诸多困境不被了解、无人支持、无法改善的境况。因此，必须从再生产劳动的高度重新审视照顾的本质属性和价值所在，进而讨论照顾劳动的劳动方式、劳动内容、劳动分工、劳动效率、劳动价值等议题，也才能从理论和实践层面分析劳动者的社会排斥困境和形成机制，本质属性并提出有建设性的服务对策。

（三）照顾劳动女性化：再生产领域的性别不平等

在前文第二章中，笔者分析了照顾劳动女性化的三种表现——照顾责任女性化、照顾内容女性化和照顾感受女性化，这样的分析显示出与其他劳动形式——如农业劳动、工业劳动——相比，照顾劳动被印上了鲜明的女性烙印。那么，为什么照顾劳动更多由女性而非男性承担？照顾劳动女性化形成的原因是什么？女性大量从事照顾劳动和家务劳动会产生怎样的后果？这是值得进一步讨论的话题。

1. 照顾劳动女性化的原因

照顾劳动女性化的现象体现了照顾劳动分工的不平等。工业和第三产业的发展使大量原来由家庭完成的工作转移出家庭，现代化的家用设备（如洗衣机、扫地机）又进一步减少了照顾劳动的工作量，在照顾劳动和

---

　　①　类似具有道德属性的劳动形态还有护士的护理工作、教师的教学工作等，但与他们不同的地方是全面市场化改革之后，有的道德劳动（或情感劳动）由政府干预和提供，如教育，而有的情感劳动由市场承担，如医疗护理，而家人照顾、残疾人照顾则由福利三角（政府、市场、家庭）的第三个主体家庭来承担。

家务劳动普遍市场化、社会化的背景下，家务劳动需要重新再分配，女性化是劳动分配不均现象、性别不平等的表现，梳理已有的对照顾劳动女性化的理论和经验研究，有以下解释①：

（1）资源依赖和资源议价

资源依赖说认为女性提供的有价值资源很少，如女性在劳动力市场就业难度大且获得的收入普遍比男性少，能够提供更多有价值资源的一方拥有照顾劳动分配的决定权，而男性在经济资源上的优势使其在决定照顾劳动分配上也具有强有力的权力。资源议价说则认为女性和男性提供了不同的资源，他们对家庭的贡献是平衡的，照顾劳动的分工取决于家庭利益和家庭产出的最大化，而非权力或控制。因此拥有更多市场资源——如收入、职业地位、教育程度的家庭成员在资源议价时就处于更有利的地位。如当夫妻双方的收入差距越小时，照顾劳动或家务劳动分配越公平，而当妻子失业或当男性收入远远高于女性时，照顾劳动往往会由女性承担。

（2）性别意识形态

性别意识形态对生产劳动的影响有大量研究，如潘毅对打工妹的研究。那么，性别意识形态对再生产劳动、对照顾劳动分工有没有影响和作用呢？自由主义的性别角色意识会带来平等的照顾劳动分工，而传统性别角色意识下的女性会做更多的家务劳动，特别是女性特征的家务事，如做饭、清洁、洗衣服、购物（男性特征的家务事指修缮房子、修理家用电器、搬重物等）。

（3）时间因素

女性相对男性拥有更多及更弹性的空余时间，可以承担对家庭成员的长时间照顾。

（4）分工合作

若女性和男性分别承担符合其个人能力的家庭所需，整个家庭也会因合理的家庭分工而获得最佳得益。

（5）社会政策和社会制度

旨在减少性别不平等和工作—家庭冲突的社会政策对照顾劳动的平等

---

① 根据 J. Finley, "Theories of Family Labor as Applied to Gender Differences in Caregiving for Elderly Parents", *Journal of Marriage and Family*, 1989, 51 (1): 79 整理。

分配有积极影响。如为了缓解有子女父母的工作—家庭冲突，有的福利国家设立父母假、提高儿童照料服务和补贴、赋予非全日制工作者同等的社会保险和社会福利申请权利，由此支持双亲而不仅仅是母亲抚养儿童和照顾家庭，最终实现照顾分工、家务分工的性别平等。而当前中国的社会政策并无此类制度安排，在保障底线公平的社会救助制度中，以家庭整体的平均收入而非家庭成员的分类需求为救助筛选标准；在相对普惠提供的社会保险制度中，以生产劳动参与（而不是再生产劳动参与）和保险缴费而非公民资格为准入门槛；在锦上添花的社会福利和服务制度中，也很难看到对家庭照顾者、全职母亲等群体的关顾。因此，当前中国的社会政策和社会制度环境不仅不利于消除生产领域的性别不平等，也不利于消除再生产领域的性别不平等。

2. 照顾劳动女性化的后果

如果说照顾的本质是一种再生产劳动，那么照顾劳动女性化揭示了再生产领域的性别不平等。再生产领域的性别不平等会造成如下后果：

（1）照顾工作所引发的照顾压力被忽视。女性照顾者在照顾过程中比男性感受到更多负面经验，这既与照顾劳动本身所具有的密集性、长期性、持续性、紧密性等特点有关（见第二章第二节"照顾劳动基本情况"），也与女性照顾者较少的社会资源有关，因此在照顾过程中女性照顾者在生理健康、心理健康、情绪健康状况均较男性照顾者更差。

（2）照顾工作弱化了女性的家庭地位。照顾工作的本质是一种再生产劳动，但其"劳动"本质长期被伦理、美德的论述掩盖，有价值、有偿的"劳动"被理解为无价值、无偿的"照顾"。在家庭内，照顾者的劳动付出被家庭成员视为情感和爱的表现而非劳动付出，照顾工作对维系家庭的情感价值、经济价值、道德价值被家庭成员忽略，女性被视为在外挣钱的男性的依附，弱化了女性在家庭中的地位。

（3）照顾劳动弱化了女性的社会地位。体现为：①照顾责任女性化使得女性减少或限制生产劳动以提供家庭照顾。她们或者减少工作时间，或者从事自雇或非正规经济活动，或者干脆放弃就业；②女性照顾者在生产领域的生产力下降，在没有其他家庭成员或政府、社会支持的情况下，如果家庭照顾的需求与工作发生冲突，普通家庭的大多数女性照顾者会请假，从而进一步影响工作效率和生产力；③女性照顾者的兼职工作率较高，非正规经济参与率较高，失业率高等，加剧了女性照顾者在生产领域的不平等地位；④如前所述，女性在家庭和市场的劣势和不平等弱化了女性的整体性社会地位，在生产领域和再生产领域同时加剧了性别不平等。

（4）再生产领域的性别不平等与生产领域的性别不平等交互作用，再生产和生产密不可分，性别不平等在生产和再生产领域相互影响、相互强化。生产和再生产的"性别分工"清楚地划分了工作与家庭、公领域与私领域、男女之间的关系。市场、公领域是男性的场域，工作是有价值的劳动；家庭、私领域是女性的场域，在家照顾是无价值的份内事，对照顾劳动价值的否认弱化了女性的家庭地位，对照顾责任家庭化、女性化的强调则加剧了女性在生产领域的弱势，而生产领域的不平等和弱势使得女性自身的贫困率和贫困程度加剧，女性在家庭（再生产领域）的地位和权力进一步弱化，由此性别不平等在生产和再生产两个领域同时产生和强化。

二 反社会排斥

论文第四章和第五章对照顾者社会排斥生产和再生产的过程和机制进行了较为深入的阐释，以制度生产、话语生产、空间生产为基础，在中国推动反社会排斥政策。首先要从制度、空间、话语这三种中介机制入手，切断个体与结构排斥性关系的机制链条。同时，由于自我认同与社会排斥会相互强化，因此同样重要的一点是要对受排斥群体进行赋权和增能。就前者而言，制度的核心议题是资源分配和资源获取的公开公平公正，空间的拓展融合需要平等权利关系的建立，而话语是态度的表达和叙事方式，背后暗含着对受排斥群体的理解、认知和文化意涵。仅仅片面强调制度或政策的改变并不足够改变排斥现状，三者要同步推动。就后者而言，由于个体权利和能力的差异性，因此大一统、无差别的反排斥策略并不具有绝对优势，反而需要培育个体受排斥者的能力。

（一）制度消解：从个体到结构

制度本身不是一种资源，资源是制度得以实施的媒介。就照顾者与制度间的排斥性关系而言，制度得以实施的基础是照顾者的人力资本、社会资本等个人资源以及在具体行动情境中可调动的其他配置性资源和权威性资源。如何将制度由拒绝接纳的安排转化为积极支持的安排，SG－3 曾给出"感恩、诉苦、合作、讨好"四种与政府（制度执行者）互动的策略（见第四章第一节"制度的'隐性排斥'"）。笔者认为，除了这四种与政府互动的个体化策略之外，还有如下策略：

组织化策略。如加入残疾人家属协会，将个人的诉求与组织的需求一体化，迎合残联、家属协会抓典型的需求，获得这些支持的主要是和残联接触频繁、积极参与残联组织活动的照顾者。

> 家属协会的活动能开阔照顾者的视野，他们在那里可以交到很多朋友，一些政策上的东西也可以最先接触到，这些都有利于对他们自身的就业与创业，甚至增进其家庭成员的福利，比如向残联申请补助以保证子女顺利接受文化教育。用被访者自己的话来说，"家属协会是家属们的娘家"，当照顾者遭遇困境时，他们首先会想到从家属协会获得帮助与支持。（SG－6）

问题化策略。残疾人及其家属通过把事件问题化，把"我的问题"变为"你的问题"，借助媒体使个人"问题"成为公共事件，即"问题"的公共化，从而在一定程度上获得公众的道义支持与同情，从而形成对政府、职能部门以及利益相关者的压力，以期得到体制内权力部门的重视和快速解决。比如在安置残疾人就业上，面对"顽固的单位"，残疾人协会采取劳动执法，同时邀请新闻媒体监督。

互助策略。关系凝聚理论认为工具性交换关系促进了交换双方之间以情感为基础的、富有表现力的关系的形成。交换活动促进了共识的达成，如果网络能够将同样的两个人不断地联合起来共同完成任务，那么他们很可能经历情感上的共鸣。这种交换关系使双方产生相互依赖，而这种相互依赖进而使人们更可能维持彼此之间的交换关系以至形成更紧密的人际关系。

> 17日我联系刘生（ZG－5），告诉他有一个长期不能外出的残疾人需要剪发服务，希望他能提供帮助。他立马答应了。当天，他带齐剪发用品上门服务。一开始，刘生与服务对象不熟悉，她怎么都不肯安分地坐下来剪发。我发现服务对象一心想着外面，估计是很久没出

家门去玩，就试着带她到楼下剪发，这样才解决了一个困难。服务对象患有癫痫，不能老实地坐着，剪发时需要她的母亲轻轻地捧着脸，她才稍微定下来。经过了一个多小时的细心剪发后，刘生终于露出满意的笑容，他不肯收钱，还希望为隔壁工疗站的残疾人剪发，我告诉他现在没有联系上负责人，下次联系好了，再请他来帮忙。刘生在剪发的过程中，自身价值得到了体现。除了活动和小组，这样互助可以使残疾人家属之间沟通更紧密，他们接受帮助的顾虑就更少。此次活动可算是为照顾者服务以来里面第一个互助的形式，由具备专业技能的残疾人家属为其他残疾人服务，是一个创新的开始。（SG－2）

互助策略不仅能在情感支持、经验互补、资源互惠、利益共享上解决照顾者的实际困难，而且照顾者之间的相互帮助、相互联络也编织了一张社会支持的网络，通过这样的社会支持网络，照顾者的物质资本、人力资本、社会资本等资源得以积累。而资源一方面是制度得以实施的媒介，当个体资源提升时，制度封闭、制度变通、制度间相互强化等隐性排斥机制可得到缓解；另一方面，当个体资源提升日益普遍，带来整体性资源改善时，不完善的旧的制度也就具备了变革基础，制度匮乏、制度不完善等显性排斥机制的改变将成为可能。

（二）话语重塑：从问题取向到救助取向，从社会控制到人文关怀

1. 作为双刃剑的媒体话语

对于弱势群体而言，媒体报道既有正面功能，又有负面功能，具体而言：

正面功能包括：首先，有助于行动者借助媒体将自身"问题"建构为"公共问题"，将自己的利益诉求通过媒体为中介的政治沟通过程传递给政府有关部门，影响公共政策；其次，行动者利用媒体提供的社会资源支持构建社会关系网络。行动者寻求媒体中的社会关系资源，从而能快速将自身"困境"表达出来，减少信息披露的成本。

负面功能包括：在"明君—贪官—苦民"的传统思维影响下，行动者借助超越地方政治的主流媒体和曝光、诉冤、向上级汇报真实情况等"诉苦技术"，将自己的不满传递给政治系统的上层决策者。行动者的这种媒体利用策略具有"理性"和"非理性"因素，因为媒体既可以是一

个"传播问题和需要的载体",也可以成为"制造问题和需要的载体"。如媒体将负面效应无限扩大化,一个小的事件在媒体的推波助澜之下,就会形成一个非常广泛的舆论氛围,就像蝴蝶效应一样,不仅对公众产生影响,也给行动者自身产生巨大的舆论压力,有时甚至是负面效应。

媒体曝光的"焦点效应"和"放大作用"对于病人和照顾者而言,可说是一把双刃剑。如在笔者调研中遭遇一位精神病人的父亲(也是其主要照顾者),他通过各种途径联系到了 GZ 一家知名纪实类新闻栏目 G4 的节目组,与栏目组反复周旋后终于获得栏目组同意,决定报道该家庭情况并为其筹款,媒体为了吸引眼球,博收视率,同时也为了帮助该家庭筹集到更多善款,间接暗示照顾者将困境放大,"越可怜越有效"。记者这样描述陈伯的家庭情况:"前段时间 G4 记者报道了 72 岁的陈伯左眼白内障,右眼盲了,有帕金森症,但他还要照顾中过风、行动不便、口齿不清的老婆和 27 岁患有严重自闭症的儿子阿健。他们一家三口生活困难,屋里只有一床厚的棉被,于是他们一家三口一起睡觉。很多街坊都齐齐出来,希望陈伯过一个快乐的新年。"照顾者陈伯也在镜头面前哭诉"家庭贫困,连一床多余的被子也没有,儿子 27 岁了却不得不和老父老母共用一床被子睡觉"[1]。

节目播出后引起了强烈反响,一周内照顾者收到了热心市民 5 万多元捐款。但这则报道同时也激起了照顾者所在街道的强烈不满,因为街道早在上一年入冬前就为他家送来了新的棉衣棉被,并且一直以来街道和居委都将该户纳入低收入家庭从而给予了相应的福利待遇,可以说比较重视和关照该户家庭。而媒体的失实报道不但让街道和居委的负责人遭到上级非议,也给街道和居委的工作造成了很大的舆论压力。因此,本来与街道交好的照顾者与街道的关系瞬间恶化。

> 我播出了这段新闻后受到了很多社会舆论、街道领导的谴责。我千言万语对不起、对不起,但是也无可补救……街道现在连我的低收证也回收了……这就等于什么都是高价的了!这么久他们都没有收

---

[1] 见"G4 落力帮"栏目组 2012 年 1 月 21 日报道"帮帮陈伯",视频网址,http://video.baby.sina.com.cn/v/b/70107441-2129612844.html。

回，现在出了这点事就把低收证收回去了……也不享受低收待遇了，这对我们不公平了！（ZG－1）

由此可见媒体曝光就是一把双刃剑，它既能够给照顾者争取更广泛的社会资源，但有时成为"社会舆论的焦点"的照顾者也会因媒体报道带来新的困扰。

2. 话语重塑

媒体报道的效果取决于多方面原因，如媒体自身的报道空间、社会关系网络的性质和功能以及政府内部的政治过程。对于行动者而言，如何恰到好处地利用媒体表达自己的合法利益诉求是行动者需要反复斟酌的环节。

我们中心来到金沙洲开展服务之后，也有记者来采访，我被采访了2次，当年第一个报道金沙洲的姓马的女记者2011年来采访我，问我关于精神病康复者的情况、处理的方法，我很强调报道的字眼，要求比较多，影响比较广，采访的稿子给我看，问我的意见，有不妥当的地方进行修改，有一些原则称谓、我们工作的性质、工作人员的名字、相片做处理、要用化名等要告知记者，后来的报道比较中性、全面。如果没有这样的要求，很难想象记者会写出什么东西来。之前记者根据居民的意见直接就写了，后来更多是给政府、中心做宣传倡导。（SG－8）

（三）空间再造：从麻风病模式到鼠疫模式

在第四章中，笔者分析了家庭空间、医疗空间和社区空间如何通过禁闭、门槛、区隔、约束等机制将病人和照顾者限定在家庭这一封闭的空间之内，并通过三种空间之间的推拉力量强化病人及照顾者对家庭空间的依赖，从而塑造了照顾者与社会结构之间的排斥性关系。这种空间机制与福柯所分析的权力对个人进行控制的一种空间模式"排斥麻风病人模式"有相似之处。在《不正常的人》一书中，福柯做了如下阐释："我觉得关于对个人进行控制的问题，实际上，西方只有两种大的模式：一个是排斥麻风病人的模式；另一个是容纳鼠疫病人的模式。""对麻风病的排斥是一种社会行为，它首先是在个人（或一群个人）和另一个之间严格的区分、拉开的距离和不接触的规则。其次，是将这些个人扔到外边混杂的世界中去，在城墙之外，在社区的界限之外。因此构建了两个相互隔膜的群体。最后是对麻风病人的排斥意味着这些排斥和驱逐的人丧失了资格（也许不完全是道德上的，但无论如何是法律和政治上的）。正是以这种形式，权力作用于疯子，作用于病人，作用于犯人，作用于异常的人，作用于穷人……作用于那些人的权力的效果和机制是排斥的、使丧失资格的、流放的、抛弃的、剥夺的、拒绝的、视而不见的……有关排斥的消极概念。"① 笔者所分析的家庭禁闭、医疗空间和社区空间对照顾者及其病人的拒绝和驱逐正是这样一种消极排斥。而鼠疫模式一方面构建城市权力结构的大金字塔，城市"被分成城区，城区又被分成街区，在这些街区中人们又独立出街道，在每个街道中有一些监视员，每个街区中有巡视员，每个城区中有负责人……一种连续的权力组织起来了"②；另一方面在等级化的金字塔中，"监视是应当进行并没有任何中断的，哨兵应当总是在街的尽头出现，街区和城区的巡视员应当一天两次进行巡视，以至于城中发生的任何事情都不能逃脱他们的目光"③，"这不是一种排斥而是一种检疫隔离，他不是要驱逐，相反是建立、固定、给定他一个位置，制定场所，确定在场，被分区控制的在场"④，"对麻风病的反应是消极的，是一种拒绝、排斥的反应。对鼠疫的反应是一种积极的反应，这是一种容纳、观察的反应"⑤。虽然福柯区分麻风病模式和鼠疫模式的目的是解剖权力对个体控制的不同形式，但如果将权力理解为社会关系的载体，那么其实这两种模式也代表了两种空间机制所产生的两种不同的社会关系（或社会排斥），前者是消极的空间排斥，而后者是积极的空间排斥。在对儿童、老人、病人、穷人的照顾上都可以看到类似的积极排斥，如建在社区和居民生活圈的幼儿园、学校、养老院、医院和廉租房小区，但精神病人的照顾仍然采用麻风病式的消极排斥方式，要么将其圈禁在与世隔绝

---

① ［法］福柯：《不正常的人》，钱翰译，上海人民出版社 2010 年版，第 33 页。
② 同上书，第 34 页。
③ 同上书，第 34—35 页。
④ 同上书，第 35 页。
⑤ 同上书，第 36 页。

的精神病医院，要么将其圈禁在封闭的家庭空间中。因此，亟须用积极排斥的思路对精神残疾人及其照顾者的空间进行再造，可以从以下两方面进行。

1. 精神病医院空间和功能的重置

第二次世界大战后世界范围内人权运动的蓬勃发展及精神病治疗水平的提高，促使革新精神病医院的呼声日渐高涨。在疾病的药品研发和诊疗研发上，以氯丙嗪为代表的一批抗精神病药物相继出现，既提高了精神病的治疗效果，成功抑制了精神病患中可能出现的狂躁状态，大大减少了患者暴力行为的发生，也为革新精神病医院提供了技术支持。1959 年世界卫生组织刊行的 *Psychiatric Services And Architecture* 一书强调精神病院的环境对提高疗效具有重要作用，主张精神病医院应向社会开放。① 与此同时，以英国为代表的欧美国家则进一步探索了以精神病患者自由入院为中心的新型治疗模式。因此，精神病医院的空间和功能可在多个方面实现较为彻底的改观：如取消作为符号象征的精神病医院的门窗铁栅栏，用各种人性化的细部设计取代，如通过一卡通和视频监控等科技系统，将严格管控的病区过渡为开放型管理模式，增加患者进出病区的自由度，医院的室内外环境趋近于普通医院，为了阻止重度精神病患者中可能存在的暴力倾向，病区可设置隔离室，医护人员的活动空间中可设紧急按钮，按下按钮，安保人员可立即赶到。

社会文化和主流价值越来越强调对精神病患者的人权尊重，精神病的治疗目标也由单纯追求治疗效果逐步扩展到提升病人的精神状态与改善病人的生活质量等方向上来；同时，各类精神病人及精神障碍者数日渐增多，政府难以承受越发沉重的医疗负担。因此，精神病人住院时间大幅缩短以及患者大规模回归社会的需求增加，精神病医院需要从以下方面进行空间重置：（1）门诊患者显著增加，提升门诊部的规模及功能；（2）减少精神病床的数量及住院部所占的比重；（3）在医院成立独立的康复部或社工部，进一步加强兼顾门诊及住院患者的康复训练场所与设备；（4）医院的生活环境趋近于正常的社会生活环境，不仅供患者交流的室内外空间形式日趋丰富，而且男女患者可被安置在同一护理单元内。

---

① 周颖、孙耀南：《精神病医院建筑的相关基础研究》，《中国科学》2010 年第 9 期。

2. 社区综合性精神康复空间的建构

随着社会压力的持续增大以及高龄化程度的不断加深，不仅各类精神病患者大幅增加，而且还出现了精神病患者高龄化以及高龄者精神障碍化的新趋势，这不仅要求医疗设施提供的精神医疗服务非常齐全，而且必须便于患者就近利用这些设施。为利于精神病的早期发现、满足患者退院及居家治疗、康复训练的需要，在居民日常生活范围内建立一些以精神病预防为主要目的的社区精神保健设施及提供一般医护、康复训练、短期居住、生活及职业技能培养等综合性服务的社会复归设施成为必要，精神病医疗模式需要从以精神病医院为主体向以社区复归为主体进行转变。因此，在空间重构上，不仅需要对精神病医院进行空间重置，还需要增加社区精神保健设施及社会复归设施的空间和数量，拓宽其服务范围。为了保障这些社区内的保健和复归设施的专业性和有效性，专业的精神病医院必须给它们提供有效的技术支持和人力支持。从未来的发展趋势看，虽然精神病医院仍占据整个精神医疗体系中最重要的核心地位，但社区综合性精神康复空间在未来将会成为继医院、家庭之后容纳精神病人及其家属人数最多、覆盖面最广、持续时间最长的重要空间，这也暗合了福柯笔下提到与老人院、廉租房小区类似的积极排斥的空间形态。而我国当前精神医疗和康复的空间仍局限于精神病医院，社区内的综合性精神保健和复归空间由于种种政策、资源、文化等种种障碍难以拓张，空间再造面临较多阻碍难以推动。

（四）个体增能

"增能"一词是从英文 Empowerment 翻译过来的，又可译作充能、充权、赋权、增权，意思是让人有更大、更多的责任感和自信，有能力去做自己应该做的事。[①] 一些学者则认为，增能涉及个人、组织和社区三个层面。在个人层面上，增能包括参与行为、施加控制的动机、效能和控制感；组织层面上的增能包括共同领导、发展技巧的机会、扩展有效的社区影响；社区层面的增能由受到增能的组织构成，包括公民参与社区决策的

---

① 张银、唐斌尧：《浅析社区康复中的残疾人增能》，《中国康复理论与实践》2003 年第 9 卷第 8 期。

机会、允许在冲突期间公正地考虑等多种观点。[①] 关于增能的面向问题，黄洪及李昺伟认为增能有三个面向：首先，面向弱势群体本身，目标是去除个人的无能感，增强其对生活的控制力和适应力；其次，就是面向弱势群体所处的社会权力关系，以去权的角度来思考弱势群体的困境，坚持公平及公义的原则，改变不合理的权力关系；再次，面向社会整体及弱势群体的新的世界观和价值观，就是要改变旧的剥削和压迫观念，以民主、平等为原则，建立新的世界观和价值观，发挥权利的积极作用，尽力消除其负面作用。[②] 上述观点都普遍认为，弱势群体增能的并不以夺取权力为目标，而是希望透过更为平等的权利关系达到互利共赢的局面。

1. 个体维度的增能

（1）激发权能意识

残疾人及其照顾者普遍存在自信心不足、能力意识不强的特点。导致这种特点的原因是：缺乏参与的权利和机会、不愉快的失能经历等。因此，在增能社会工作中，社工应当多聆听他们的故事，理解照顾者的感受，引导照顾者反思，使他们对自己有正确的认知，从而激发权能意识。在个案工作过程中，社工是一个聆听者和鼓励者，在聆听过程中表达同理，鼓励照顾者自我分析，肯定他们的分析能力。社工与照顾者是伙伴关系，一起讨论问题、分析原因、制订计划。

（2）发掘个人优势

人都有优点和不足，社工需要聚焦于照顾者的优势，寻找各种支持和资源，探求符合个人愿望和兴趣的各类活动。引导案主重视其现有优势，并动员案主通过实际行动来实现自身期望，相信生活并不是之前所想的那么苦闷和悲惨，相信自己的能力也能改善自己的生活。如有的照顾者擅长理发，社工就发动他为其他精神残疾人和家属义务上门理发；有的照顾者书法好，残联社工在春节的花市摊位上专门预留一个位置鼓励其为街坊书写福字及对联，这些工作既发掘了照顾者们的优势，也极大增强了他们的信心和勇气。

---

① 王慧娟：《增权：一个理论的综述》，《长沙民政职业技术学院学报》2007 年第 4 期。
② 黄洪、李昺伟：《增权再思：边缘社群与社区工作》，见香港社会服务联合会社区发展部编《社区发展：挑战与蜕变》，香港集贤社 1996 年版。

（3）培养个人能力

社工充分利用服务对象的优势和资源发展相关能力，促进案主建立自信心和能力感，从而激发其学习热情和动力，增强自己其他方面的能力。能力分为三个层面：驾驭自我的能力、与人合作的能力、影响社会政策的能力。如 L 中心曾面向照顾者开展的各类小组、工作坊和讲座，包括"精神健康饮食"、"认识精神病成因及最新药物"、"与精神病人有效沟通的技巧"、"康复者家庭护理"、"社区精神康复介绍"、"职前准备知多少"、"风雨同路"、"福利关注小组"、"领袖训练小组"，培养照顾者的在照顾家人、护理疾病、口头表达、人际交往、情绪管理、时间管理、资源整合、政策链接等方面的综合能力。

2. 群体（社区）维度的策略

（1）激发群体意识

通过沟通、讨论、倡导，激发照顾者的群体意识，让他们觉得自己是群体和社区的一员，有责任和义务管理好自己的家庭及社区。

（2）培育自治组织

为了促进群体凝聚力的产生，发展照顾者自我管理、自我服务的能力，在社工的推动下，照顾者成立了家属小组。第一年家属小组都有专职社工组织，替他们选主题、找资料、准备场地、打电话请医生或老师。一年后社工就开始淡出，小组活动的开展大都由家属们自己组织，他们自己选择聚会的主题，自己寻找有用的资源，从找社工拿钥匙开门、开窗、整理桌椅、签到、准备器材都是家属积极主动去做的事情。

（3）发展自治能力

社工协助自治组织充分发挥自己的领导才能，积极主动地承担管理责任，甄别社区问题，妥善处理社区问题，自行解决社区问题，促进社区和谐发展。

3. 社会维度的策略

（1）影响强势人群

强势群体掌握着一定的社会资源，他们的态度决定了残疾人及其照顾者的生活状态，社工需要通过一些活动打破强势人群对残疾人照顾者的固有成见，重新界定照顾者的需要，树立对照顾者的新看法。

（2）构建社会支持网络

西方国家近十年的政策研究发现，在公共福利制度的功能最弱、社会排斥最明显的领域，正是社会网功能最强的领域，如老人、残疾人、单身母亲、新移民群体等。这个事实使人们认识到，个人社会网络的建立是人们改善自己生存状态的一种普遍策略。社会支持网络包括家庭成员、同辈群体、朋友、俱乐部以及其他组织，社会网络有利于照顾者融入社会，获得积极的自我认知。社工充分利用社会资源帮助服务对象建立自己的社会支持网络，志愿服务团体、宗教组织以及周边社区都可以成为照顾者的社会支持网络。

（3）发展参与能力

改善社会环境，消除社会歧视，需要照顾者的广泛参与，并需要具备一定的参与能力。参与能力表现为：自我管理能力、社会交往能力、影响他人的能力、社会政策建议能力等。2001年2月，GZ市残联副理事长与家属照顾者代表开了一次征求意见会。2001年7月，《GZ日报》在采访部分家属照顾者后刊登了贫困精神病家庭的有关报道，各媒体也参与了报道。新闻媒体的报道引起了社会对精神病患者及照顾者的关注，也引起了政府有关部门对精神病问题的重视，随后在2002年GZ市制定的城镇居民特困人员医疗资助办法中，增加了对贫困精神病患者及康复者的治疗救助进一步优惠措施。这一次成功的经验起到了良好的示范作用，推动了残疾人家属协会和其他残疾人组织积极参与社会、参政议政。

最后，个体增能要与制度重构、话语重塑和空间再造同步进行，那么个人能力和意识的提升何以能够撼动制度、话语和空间等结构性因素，笔者认为培育社会组织，在个人与结构之间架起社会组织的桥梁，在国家福利供给不足、市场理性、家庭邻里疏离的背景下，通过社会组织实现"社会"的重建，既能提升个人的意识、能力和优势，也能以组织化的方式与国家、市场和家庭对话，从而带动制度、话语、空间等结构因素的变迁。

附录1

知情同意书

您好：

　　您正被邀请参与由华南农业大学社会工作系教师、中山大学社会学专业博士候选人肖小霞女士所执行的关于残疾人家属照顾者的研究计划。此计划由中山大学社会学与人类学学院蔡禾教授和华南农业大学公共管理学院张兴杰教授指导，并由越秀区残疾人联合会监督实施。我们非常期待您能参与此项研究，分享您的宝贵经验。

●本研究计划的目的

　　探索广州市残疾人家属照顾者的人生历程、生活现状、照顾经验及在照顾过程中的主观体验。本研究计划主要针对不同身份的家属照顾者，去了解：

　　1. 自己成为残疾人主要照顾者的过程
　　2. 照顾家中残疾人这件事对自己及家人带来的冲击
　　3. 照顾过程中如何动员社会资源解决困难
　　4. 照顾过程中所受的社会排斥
　　5. 对残疾人、照顾残疾人及社会排斥的主观看法
　　6. 如何描述自己作为照顾者的角色

●谁符合资格？

　　广州市户籍的残疾人家属照顾者，每户家庭访问一个最主要的照顾者，如残疾人的父母、祖父母、配偶、子女（或子女的配偶）、兄弟姐

妹等。

●什么事情需要您的协助？

若您符合资格并愿意参加此项研究，我们将安排在您方便的时间，对您进行不少于 1 小时的访谈，访谈的内容分别是：

1. 照顾者和残疾人的基本情况
2. 照顾残疾人的具体情况
3. 社会排斥情况
4. 照顾残疾人的过程和变化

●参与此项研究您的权利：

您享有的权利包括：

1. 拒绝的权利：访谈遵循自愿原则，如果您拒绝参与，您和您的家人不会受到任何惩罚。

2. 隐私权：您享有对自身及您家庭成员的身份保密而不被泄露的权利。在研究报告的公开文本中，我们不会列出访谈地点、您和您家庭成员的名称。

3. 共享访谈资料的权利：您可以分享针对您本人的访谈资料，也可以分享在访谈资料基础上形成的研究报告。

●此项研究的收益

1. 您本人的收益：首先，您将收获我们发自内心的、最为诚挚的感谢以及对您家庭未来生活的美好祝福；其次，访谈结束后您将获得我们的礼品。

2. 其他人的收益：我们希望通过此项研究，吸引政府、学界和社会更多地关注残疾人家庭及其照顾者，并构建相关知识和技能提供给残疾人家属、护理人员、社区工作者和政策制定者，以帮助其他有相同境遇的残疾人家庭。

假如您愿意参加此项研究计划并接受访谈，在此过程中您可以直接联系肖小霞女士，联系方式是：电话××××，电子邮箱××××。

参与者签名：＿＿＿＿＿＿＿＿＿＿＿＿

时　　　间：＿＿＿＿＿＿＿＿＿＿＿＿

附 录 2

第一轮访谈提纲

一 生活史

可能的问题有：

请受访者回忆早期生活，再现他们在家庭、学校和工作中的经历。

请受访者讲述 1—2 个发生在自己生命历程中的重要事件。

二 目前的经历

可能的问题有：

发病时受访者及其他家庭成员的第一反应和感受。

受访者成为残疾人主要照顾者的过程。

受访者成为残疾人照顾者之后的生活状况。

受访者作为照顾者的照顾工作细节是什么样的？如何做好照顾工作？

有什么影响因素支持或妨碍自己从事照顾的工作？

请受访者讲述一个发生在自己与残疾人、重要家庭成员之间的事件。

三 意义的反思

可能的问题有：

将照顾残疾人这件事放到自己生活的大背景中看，两者之间有何关联？或者说自己的生活背景怎样影响自己成为残疾人照顾者的？

如何解释×××发病的原因？能治愈吗？

作为一个残疾人的长期照顾者意味着什么？对受访者而言，价值和意义何在？

对自身及目前生活的评价。

如何描述和规划自己、残疾人及家人未来的生活？如果有一天×××送走或不在，您觉得您的生活会更好吗？

对此次访谈的感想与评估。

附 录 3

第二轮访谈提纲

一　基本情况

1. 照顾者性别、年龄、受教育程度、职业、收入、与被照顾者关系。

2. 残疾人性别、年龄、受教育程度、最后一份工作、收入、残疾类型。

3. 家庭其他成员。

二　照顾残疾人情况

1. 何时开始发病（或得知残疾），第一次发病情形，自己和家人如何处置，自己的第一反应和感受，迄今为止发病次数、入院治疗次数，治疗和康复费用是多少。

2. 何时开始成为主要照顾者，照顾工作的内容包括哪些方面，能否用某一天的生活安排来描述自己作为照顾者的生活。

3. 照顾过程中有哪些困难，最困难的是什么，自己如何解决困难，自己通过何种方式获得外界支持，这些支持具体是什么，不同群体的支持有何不同，现在最想获得的帮助是什么。

4. 照顾残疾人如何影响自己原来的生活，包括家庭成员关系、工作、生活、社会交往等方面。

5. 为什么长期照顾，有什么动力支撑，照顾有什么意义。

三　社会排斥情况

1. 家人、亲友、邻居、社会对残疾人（或精神病人）有无排斥，为什么存在排斥，哪些方面存在排斥，用生活中印象深刻的一两件事举例说明。

2. 成为照顾者后，家人、亲友、邻居、社会对自己有无排斥，为什么存在排斥，哪些方面存在排斥，用生活中印象深刻的一两件事举例说明。自己如何应对这些排斥。

四　过程和变化情况

1. 开始照顾时如何认识和看待残疾（或精神病），现在如何认识和看待残疾，有何不同。

2. 开始如何照顾，现在如何照顾，有何不同。

3. 开始如何对待和争取外界支持，现在如何对待和争取外界支持，有何不同。

4. 开始如何看待照顾工作，现在如何看待照顾工作，有何不同。

5. 开始如何看待自己（或自己的人生），现在如何看待自己（或自己的人生），有何不同。

附 录 4

家属代表写给研究者的信

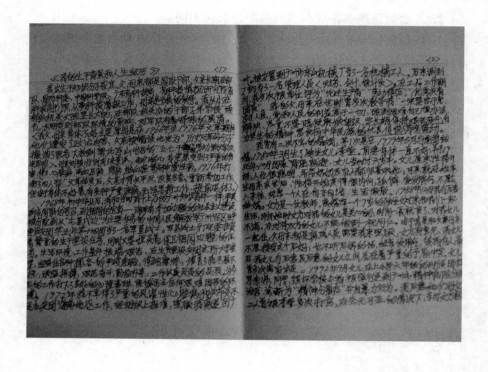

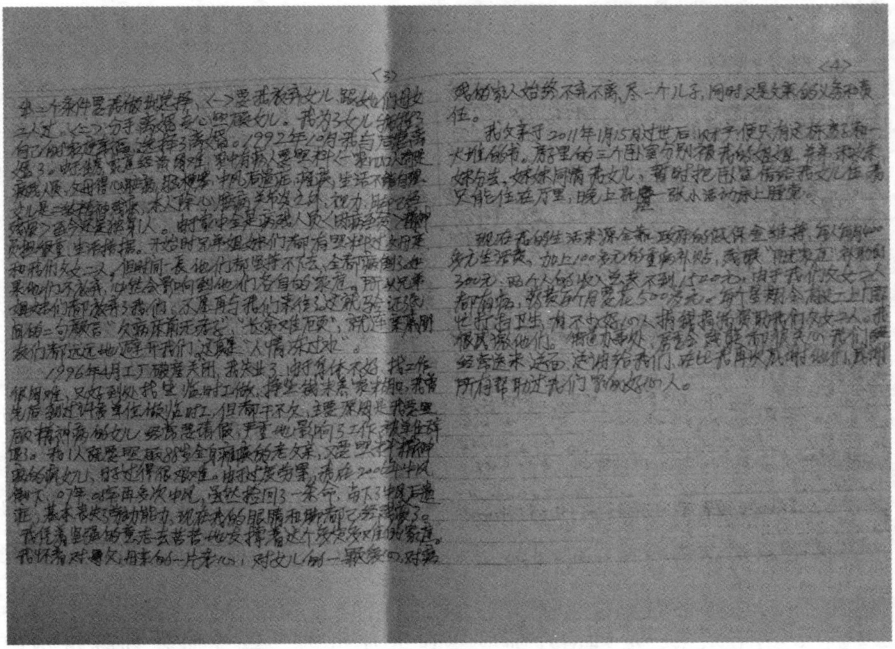

〈3〉

另二个条件是要我做出选择：<一>要求我抛弃女儿，跟她们回去二人过。<二>分手离婚去安心照顾女儿。我为了女儿牺牲了自己的家庭幸福，选择了离婚。1992年10月我与[illegible]离婚了。由于我家庭经济困难，家中有病人要照料（一家四口人有残疾人员，父亲得心脏病、股骨头[illegible]、中风后遗症、瘫痪，生活不能自理，女儿是二级精神残疾，本人除心脏病、关节炎之外，视力[illegible]）至今还是独身1人。由于家中全是残疾人员（[illegible]），精神负担很重，生活拮据。开始时兄弟姐妹们都有照料过父亲和我们父女二人，但时间一长他们都坚持不下去，全都病倒了。如果他们不放弃，必然会影响到他们各自的家庭。所以兄弟姐妹们都放弃了我们，不愿再与我们来往了。这就验证了民间的二句顺言“久病床前无孝子”、“长贫难顾”，就连亲朋好友们都远远地避开我们，这真是“人情冷过冰”。

1996年4月工厂破产关闭，我失业了。由于身体不好，找工作很困难，只好到处找些临时工做，挣些钱来养家糊口。我曾先后到过许多单位做临时工，但都干不久，主要原因是我要照顾精神病的女儿，经常要请假，严重地影响了工作，被单位辞退了。我1人既要照顾88岁全身瘫痪的老父亲，又要照料精神病的病女儿，日子过得很艰难。由于过度劳累，我在2005年中风倒下，07年、08年再多次中风，虽然捡回了一条命，留下了中风后遗症，基本丧失了劳动能力，现在我的眼睛和脚部已经残废了。我凭着坚强的意志去苦苦地支撑着这个多灾多难的家庭。我怀着对老父、母亲的一片孝心，对女儿的一颗爱心，对家

〈4〉

庭的家人始终不弃不离，尽一个儿子，同时又是父亲的义务和责任。

我父亲于2011年1月15日过世后，家中只有这栋房子和一大堆的书。房子里的三个卧室分别被我的姐姐、弟弟、妹妹分去，妹妹同情我女儿，暂时把卧室借给我女儿住，我只能住在厅里，晚上就睡一张小活动床上睡觉。

现在我的生活来源全靠政府的低保金维持，每人每月400多元生活费，加上100多元的重病补贴，我领“低保家庭”补助约300元，两个人的收入总共不到1500元。由于我们父女二人都有病，我每个月要花500多元。每个星期会有[illegible]上门帮忙打扫卫生，有不少好心人捐钱捐物资助我们父女二人。我很感激他们。街道办事处、居委会、残联都很关心我们，经常送米、送面、送油给我们。在此我再次感谢他们，感谢所有帮助过我们的好心人。

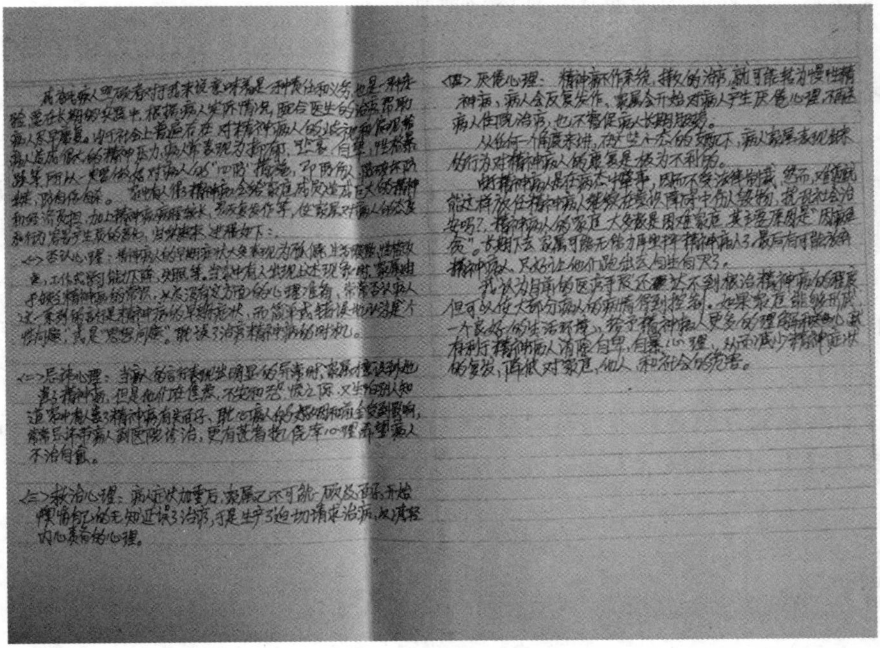

病人家属照顾精神病人对于家属来说意味着是一种责任和义务，也是一种考验。要在长期的实践中，根据病人实际情况，配合医生的治疗，帮助病人早日康复。由于社会上普遍存在对精神病人的歧视和偏见，给病人造成很大的精神压力，病人常表现为抑郁、悲观、自卑、性格孤僻等，所以一定要做好对病人的“四防”措施，即防病人跳楼、防自杀、防自伤、防伤人。家中有人得了精神病，会给家庭成员造成巨大的精神和经济负担，加上精神病病程较长、易反复发作等，使家属对病人的态度和行为容易产生很大的变化，归纳起来过程如下：

<一>否认心理：精神病人的早期症状大多表现为敏感、失眠、多疑、性格改变，工作或学习能力下降、失眠等。当家中有人出现上述现象时，家属由于缺乏精神病的常识，以及没有这方面的心理准备，常常否认病人这一系列的言行是精神病的早期症状，而简单或错误地认为是“个性问题”、“是思想问题”，耽误了治疗精神病的时机。

<二>忌讳心理：当病人的言行表现出明显的异常时，家属才意识到他患了精神病，但是他们碍于情面，不安和恐慌之际，又害怕别人知道家中有人患了精神病有失面子，担心病人的婚姻和前途会受到影响，常常忌讳带病人到医院诊治，更有甚者抱侥幸心理，希望病人不治自愈。

<三>救治心理：病人症状加重后，家属已不可能顾及面子，开始懊悔自己的无知延误了治疗，于是产生了迫切请求治疗、及渴望[illegible]的心理。

<四>厌倦心理：精神病不作系统、持久的治疗，就可能转为慢性精神病，病人会反复发作，家属会开始对病人产生厌倦心理，不再送病人住院治疗，也不督促病人长期服药。

从任何一个角度来讲，在上述的状况下，病人家属表现出来的行为对精神病人的康复是极为不利的。

由于精神病人是在病态中肇事，因而不受法律制裁，然而，难道就能这样放任精神病人继续在意识障碍中伤人毁物，扰乱社会治安吗？精神病人的家庭大多数是困难家庭，其主要原因是“因病致贫”。长期下去家属可能无能力再监护精神病人了，最后有可能放弃精神病人，只好让他们跑出去自生自灭了。

我认为目前的医疗手段还达不到根治精神病的程度，但可以使大部分病人的病情得到控制。如果家庭能够形成一个良好的生活环境，给予精神病人更多的理解和关心，就有利于精神病人消除自卑、自暴心理，从而减少精神病症状的复发，降低对家庭、他人和社会的危害。

家属代表对《精神卫生法》草案的修改建议

一、热烈欢迎国家《精神卫生法》草案诞生，并希望能早日颁布实施。

二、第十八条，第二段"心理咨询人员不能从事心理咨询治疗"的一段文字应予以删除（C 伯的意思是在心理咨询的过程中可以有治疗的效果）。

三、第十六条，心理治疗师应当在医疗机构（或在康复训练机构内或在特发事件的场所展开心理咨询活动）。

四、第四十八条，乡镇卫生院应配备精神科医生，并应对医院的医生提出规范。不应"定期进行随访"，要进行家访。

五、第五十五条，加大对精神障碍治疗的支持力度，提高在精神卫生中投入的经费和比例，即由 1% 提高至 5%—10%。财政要透明公开，使用情况也要向社会交代。

六、第六十条，予以养护、救济，对 18 周岁以上，没有就业，没有固定经济收入的精神障碍者给予最低社会保障（其中应包含医疗和生活保障）。不应与家庭经济收入挂钩，就残疾人个人生活而言。

医院剥夺精神病人的人权自由，精神病人被家属无理送入医院，医院收钱后限制精神病人人身自由，不让他们出来。

参 考 文 献

论文类

边燕杰、张文宏：《经济体制、社会网络与职业流动》，《中国社会科学》
2001 年第 3 期。

程玲、向德平：《艾滋孤儿社会支持状况及社会支持系统建构》，《中南民
族大学学报》（人文社会科学版）2012 年第 5 期。

董晓媛：《照顾提供、性别平等与公共政策——女性主义经济学的视角》，
《人口与发展》2009 年第 6 期。

高文珺、李强：《心理疾病污名社会表征公众影响初探》，《应用心理学》
2008 年第 4 期。

桂罗敏：《基本三角与家庭事务决策权》，《社会》2004 年第 5 期。

唐咏：《成年子女照顾者和老年人居家养老研究，女性照顾者的压力与因
应研究：基于深圳的个案》，《社会工作》（学术版）2006 年第 12 期。

唐咏：《成年子女照顾者的性别差异研究》，《广西师范学院学报》2007
年第 7 期。

黄何明雄等：《老年父母家庭照顾中的性别研究概观——以香港的个案研
究为例》，《社会学研究》2003 年第 1 期。

胡荣：《社会资本与城市居民的政治参与》，《社会学研究》2008 年第
5 期。

吕宝静、陈景宁：《女性家属照顾者之处境与福利建构》，均见刘毓秀主
编《女性·国家·照顾工作》，台北女书文化事业有限公司 1997 年版。

李强、高文珺：《中国人心理困扰的应对方式及其社会文化根源》，《理论
与现代化》2007 年第 5 期。

李强、高文珺、许丹:《心理疾病污名形成理论述评》,《心理科学进展》
　　2008 年第 4 期。

李宗华、许永霞:《照顾者视野中的自闭症儿童家长的压力因应策略》,
　　《中国校外教育》2008 年第 8 期。

刘晓、黄希庭:《社会支持及其对心理健康的作用机制》,《心理研究》
　　2010 年第 3 期。

李卫东、尚子娟:《男孩偏好作为一种生育文化的生产与再生产》,《妇女
　　研究论丛》2012 年第 3 期。

孟昉、黄佳豪:《"社会排斥"概念内涵及其本土化探讨》,《长江论坛》
　　2009 年第 5 期。

宋立升:《精神病患者对家庭的影响:家庭负担》,《国外医学精神病分
　　册》1991 年第 4 期。

宋金文:《当代日本家庭论与老年人扶养》,《社会学研究》2001 年第
　　5 期。

石艳:《学校空间与不平等性别关系的再生产》,《当代教育科学》2007
　　年第 15 期。

唐咏:《成年子女照顾者社会支持与心理健康的路径分析研究》,《四川教
　　育学院学报》2008 年第 8 期。

佟新:《不平等性别关系的生产与再生产:对中国家庭暴力的分析》,《社
　　会学研究》2000 年第 1 期。

王来华、约瑟夫·施耐德:《论老年人家庭照顾的类型和照顾中的家庭关
　　系》,《社会学研究》2000 年第 4 期。

王建侠:《近十年国内自我效能感的研究进展》,《社会心理科学》2007
　　年第 1 期。

吴帆:《中国妇女发展状况评估:基于家庭领域性别平等指标体系》,《社
　　会》2007 年第 3 期。

王晓刚、尹天子、黄希庭:《心理疾病内隐污名述评》,《心理科学进展》
　　2012 年第 3 期。

向德平、唐莉华:《农村艾滋病患者的社会排斥——以湖北农村的调查为
　　例》,《华东师范大学学报》(哲学社会科学版)2006 年第 1 期。

谢碧珠、陈国贲:《隐私在家庭:中国人的隐私观念及隐私在家庭中的展

现模式》,《浙江学刊》2006 年第 2 期。

徐晓军:《内核—外围:传统乡土社会关系结构的变动——以鄂东乡村艾
滋病人社会关系重构为例》,《社会学研究》2009 年第 1 期。

张永健:《家庭与社会变迁——当代西方家庭史研究的新动向》,《社会学
研究》1993 年第 2 期。

谭深:《家庭社会学研究概述》,《社会学研究》1996 年第 2 期。

周月清:《残障照顾与女性公民身份》,刘毓秀主编《女性·国家·照顾
工作》,台北女书文化事业有限公司 1997 年版。

周玉:《制度排斥与再生产——当前农村社会流动的限制机制分析》,《东
南学术》2006 年第 5 期。

周海旺、寿莉莉:《支持老年照顾者 应对高龄化社会的老年照护挑战》,
《重庆工学院学报》(社会科学版)2007 年第 7 期。

朱健刚:《打工者社会空间的生产——番禺打工者文化服务部的个案研
究》,参见《中国制度变迁的案例研究(第六集)》,中国财政经济出版
社 2008 年版。

周颖、孙耀南:《精神病医院建筑的相关基础研究》,《中国科学》2010
年第 9 期。

学位论文

高立宇:《华人社会排斥现象之探讨:情境因素与个人因素对反应策略的
影响》,硕士学位论文,中原大学,2009 年。

金碧华:《支持的过程——社区矫正假释犯的社会支持网络研究》,博士
学位论文,上海大学,2007 年。

杨倩华:《失能老人的主要照顾者之需求研究——以屏东县接受居家服务
者为例》,硕士学位论文,长荣大学,2010 年。

张东枚:《残疾人日常生活能力与家庭负担研究》,硕士学位论文,暨南
大学,2003 年。

张谌:《布迪厄的文化再生产理论研究》,硕士学位论文,东北财经大学,
2012 年。

著作类

[美] 艾琳·伯林·雷等：《健康传播：个人、文化与政治的综合视角》，李利群等译，北京大学出版社 2006 年版。

[法] 阿兰·图海纳：《行动者的归来》，商务印书馆 2008 年版。

[美] 彼得·伯格：《现实的社会构建》，北京大学出版社 2009 年版。

[英] 鲍曼：《现代性与大屠杀》，译林出版社 2002 年版。

[英] 鲍曼：《作为实践的文化》，北京大学出版社 2009 年版。

[英] 鲍曼：《工作、消费、新穷人》，吉林出版集团 2010 年版。

陈树强：《成年子女照顾老年父母日常生活的心路历程·以北京市 15 个案例为基础》，中国社会科学出版社 2003 年版。

陈向明：《质的研究方法与社会科学研究》，教育科学出版社 2000 年版。

方巍：《社会排斥及其发展性对策》，格致出版社 2009 年版。

[美] 戈夫曼：《污名——受损身份管理札记》，商务印书馆 2009 年版。

黄盈盈：《身体、性、性感：对中国城市年轻女性日常生活研究》，社会科学文献出版社 2008 年版。

[美] 凯西·卡麦兹：《建构扎根理论：质性研究实践指南》，边国英译，重庆大学出版社 2009 年版。

[美] 凯博文：《苦痛与疾病的社会根源》，郭金华译，上海三联书店 2008 年版。

管健：《身份污名与认同融合：城市代际移民的社会表征研究》，社会科学文献出版社 2012 年版。

[美] 柯林斯：《互动仪式链》，商务印书馆 2009 年版。

梁其姿：《面对疾病：传统中国社会的医疗观念与组织》，中国人民大学出版社 2012 年版。

林宗义等编：《文化与行为：古今华人的正常与不正常行为》柯永河等译，中文大学出版社 1990 年版。

刘毓秀：《女性·国家·照顾工作》，台北女书文化事业有限公司 1997 年版。

[澳] 迈克尔·A. 豪格等：《社会认同过程》，高明华译，中国人民大学出版社 2011 年版。

［法］米歇尔·福柯：《不正常的人：法兰西学院演讲系列》（1974—1975），钱翰译，上海人民出版社 2010 年版。

［法］米歇尔·福柯：《疯癫与文明：理性时代的疯癫史》，刘北成等译，生活·读书·新知三联书店 2003 年版。

［法］米歇尔·福柯：《规训与惩罚》，刘北成等译，生活·读书·新知三联书店 2007 年版。

彭华民：《福利三角中的社会排斥》，格致出版社 2007 年版。

［美］乔治·福斯特等：《医学人类学》，陈华等译，桂冠图书 1992 年版。

汪民安：《身体、空间与后现代性》，江苏人民出版社 2006 年版。

［美］维克多·特纳：《仪式过程：结构与反结构》，中国人民大学出版社 2006 年版。

［美］威廉·考克汉姆：《医学社会学》（第 11 版），高永平等译，中国人民大学出版社 2012 年版。

行红芳：《社会支持、污名与需求满足》，社会科学文献出版社 2011 年版。

薛亚利：《村庄里的闲话：意义、功能和权力》，上海书店 2009 年版。

叶肃科：《健康、疾病与医疗：医学社会学新论》，台北三民书局 2008 年版。

余新忠主编：《清以来的疾病、医疗和卫生》，生活·读书·新知三联书店 2009 年版。

杨念群：《再造"病人"：中西医冲突下的空间政治（1832—1985）》，中国人民大学出版社 2010 年版。

［加拿大］约翰·奥尼尔：《身体五态：重塑关系形貌》，北京大学出版社 2010 年版。

朱建刚：《行动的力量》，商务印书馆 2012 年版。

熊岳根：《需要、互惠和责任分担》，格致出版社 2010 年版。

赵鼎新：《社会与政治运动讲义》（第二版），社会科学文献出版社 2006 年版。

［美］詹姆斯·C. 斯科特：《弱者的武器》，郑广怀译，译林出版社 2011 年版。

英文文献

Angermeyer M. C. , Matschinger, H. , *Casual beliefs and attitude to people with schizophrenia: trend analysis based on data from two population surveys in Germany*, Br. J. Psychiatry, 2005.

Atkirson R. , "Citizenship and Struggle against Social Exclusion inthe Context of Welfare State Reform", *Citizenship and Welfare State Reform in Europe*, London: Rutledge/ECPR Studies in Political Science, 1999.

Bartley B. , "Exclusion, invisibility and the neighbourhood in West Dublin", *Social exclusion in European cities: process, experience and response*; New York: Routledge, 2003.

Brereton, L. & Nolan, M. , "You do know he's had a stroke don' t you? Preparation for family caregiving – the neglected dimension", *Journal of Clinical nursing*, 2000.

Chou K. R. , "Caregiver Burden: Structural Equation Modeling", *Nursing Research*, 1998.

Cox. E. O and Dooley, A. C. , "Care – receivers' perception of their role in the care process", *Journal of Gerontological Social Work*, 1996.

Day, A. M. & Alston, P. P. , "Stress in primary caretakers of chronic physically disabled children and adults", *Rehabilitation Psychology*, 1988.

De Hann, "Social Exclusion: Towards a Understanding of Deprivation", *Villa Borsig Workshop Series*, 1998.

Friedrich, W. N. , Grennberg, M. T. & Crnic, K. "A Shortform of the Questionnaire on Resoures and Stress ", *American Journal of Mental Deficiency*, 1983.

Hoening J. , Hamilton M. , *The desegregation of the mentally ill*, UK: Routledge and Kegan Paul, 1969.

Heller T. , & Factor A. "Aging Family Caregivers: Support Resources and Changes in Burden and Placement Desire", *American Journal on Mental Retardation*, 1993.

Holroyd, J. , Brown N. , Wikler, L. , & Simmon J. Q. , "Stress in families of institutionalized and noninstitutionalized austic children", *Journal of Clinical Psychology*, 1975.

Iils. Social exclusion and anti – poverty policy: a debate, Research Series, No 110, Geneva: International Institute For Labor Studies, 1997.

Johannes J., Bettina W., and Sandra D., et al., *The disregarded Caregivers: Subjective burden in spounses of schizophrenia patients*, Schizophr Bull, 2004.

Law K. Y. & Lee K. M., "Citizenship, economy and social exclusion of Mainland Chinese, immigrants in Hong Kong", *Journal of Contemporary Asia*, 2006.

L. Todman, *Reflections on Social Exclusion: What is it? How is it different US conceptualisations of disadvantage? And, why might Americans consider integrating it into US social policy discourse*, 2004.

Montgomery, R. J. V., Gonyea, J. G. & Hooyman, N. R., "Caregiving and the experience of subjective and objective burden", *Family Relations*, 1985.

Mas A., Hatim A., "Stigma in mental illness: Attitudes of medical students towards mental illness", The Medical Journal of Malaysia, 2000.

Room G., "Social exclusion, solidarity and the challenge of globalization", *International Journal of Social Welfare*, 1999.

Ruth Levitas, *The inclusion society: Social Exlusion and New Labour*, Hampshire: Macmilla, 1998.

"Social Exclusion and the EU's Social Inclusion Agenda", *Paper Prepared for the EU8 Social Inclusion Study*, Document of World Bank, 2007.

Snyder, B. & Keefe and K. "The Unmet Needs of Family Caregivers for frail and disabled adults", *Social Work in Health Care*, 1985.

Seltzer, M. M., "Family Caregiving across the full life span", *In Mental Retardation in the Year 2000*, New York: Springer – Verlag, 1992.

Satcher D., *Mental Health: A Report of the Surgeon General*, Washington DC: Department of Health and Human Services, 1999.

Szasz, T. S., "The Myth of Mental Illness", *American Psychologist*, 1970.

Snyder, B. & Keefe, K. , *The Unmet Needs of Family Caregivers for frail and disabled adults*, *Social Work in Health Care*, 1985.

Thompson A. H. , Stuart H, Bland R. C. , et al. , "Attitudes about schizophrenia from the pilot site of the WPA worldwide campaign against thestigma of schizophrenia", *Social Psychiatry and Psychiatric Epidemiology*, 2002.